JN115887

新訂版

図解
ワンポイント

解剖学

第2版

人体の構造と機能

編著

渡辺　皓

山形大学名誉教授

scio
Publishers Inc.
サイオ出版

執筆者一覧＜執筆順＞

渡辺　皓　　山形大学名誉教授

加茂　敦子　順天堂大学大学院医療看護学研究科准教授

石田　陽子　山形大学大学院医学系研究科看護学専攻准教授

三浦奈都子　岩手県立大学看護学部准教授

松田　友美　山形大学大学院医学系研究科看護学専攻教授

菅野　恵美　東北大学大学院医学系研究科保健学専攻看護技術開発学分野教授

はじめに

　看護を学ぶ学生諸君は、初年度の新学期から専門基礎科目の1つとして人体構造学を履修することになる。これは人体の形と仕組みを理解する構造学が、いかなる医療分野においても最も基礎となる学問であることにほかならない。人体構造の基本を理解することなしに、人体の機能や病態を正しく理解することはできないからである。

　筆者はこれまで、医学部で人体解剖の教育を担当する傍ら、看護師養成の大学や短大、専門学校等で30年間ほど人体構造の講義と解剖実習の教育にかかわってきた。1993年から定年退職するまでの15年間は、医学部看護学科で人体構造学の教育と研究に携わってきた。本書は、筆者がこれまで看護学生を対象に行ってきた講義内容をもとにまとめたものである。人体構造を正しく理解してもらうために、できるだけ構造に忠実な図を掲載し、略図はあえて多用しなかった。読者諸君には、詳細な図を参考に略図を描く習慣を身につけてもらいたい。

　一般的に学生諸君は、人体構造学は覚えることが多すぎる、難しすぎると感じているといわれる。筆者の経験では人体の構造について簡単な略図を描いて説明できる学生ほどよく理解し、興味を感じているようである。人体各部の名称を何の脈絡もなく覚えようとしたら、誰でも興味はもてないし、理解もしづらいであろう。

　本書では、各章とも原則として見開き2ページにテーマをまとめ、図を参照しながら理解できるように編集してある。各章の冒頭には理解の目安となる到達目標を提示した。各章を読み始める前と、ひととおり学習した後に理解の程度を自己点検してもらいたい。

　第2版の改訂にあたり、初版の記述内容に関しては必要最小限の修正と追加にとどめ、難解な解剖学用語については、原則としてページごとに初出の用語に「ふりがな」を併記した。

　掲載された図版に関しては、読者諸君の理解がより深められるよう、すべてカラーに変更した。また、本書の記載内容にそって編集されている既刊の「ワンポイント問題集：解剖学」と併せて、定期試験や国家試験の対策などにも活用していただければ幸いである。

　今回の改訂にあたり、初版と同様に各地の看護大学で研究、教育に第一線で活躍中の5名の教員に、各章の改訂に分担して協力をいただいた。

　最後に、第2版の刊行にあたり、長引く新型コロナ禍などの大変な社会状況にもかかわらず、図譜のカラー化をはじめ、編集作業に引き続き多大なご尽力を賜りました株式会社サイオ出版の中村雅彦氏に深く感謝申し上げる。

2022年10月

執筆者代表

渡辺　皓

山形大学名誉教授

第 2 版 に 寄 せ て

　ここ数年、新型コロナウイルス感染症(COVID-19)感染拡大の影響で、解剖学の学習スタイルは大きく変化しました。オンライン授業が導入され、自分で板書をしたり、略図を描いたりする機会が少なくなったのではないかと思います。また、わからないことがあっても、すぐに教員に質問などする機会も減り、わからないことが解決しないまま積み重なって、解剖を学ぶことをつまらなく感じている学生さんもいるのではないかと心配しています。

　本書は初版から、解剖をただ用語や図を暗記するのではなく、人のからだのつくりやしくみに興味をもって楽しく学んでもらえるよう、ポイントをわかりやすく示すことを心がけてつくられました。今回、第2版を改訂するにあたり、さらに二つの点をパワーアップしています。

　一つ目は、解剖学用語にふりがなを併記したことです。解剖学用語は読み方が難しく、説明文のなかにそれらの用語が出るたび読み進むのにつまずき、学習がストップしてしまうことが多いようです。そこで、それぞれの用語にふりがなを併記し、説明文をスムーズに読めるよう工夫しました。

　二つ目は、これまで2色印刷であった図をオールカラーに変更したことです。解剖図では、一本の線が重要な部位を表現していたり、小さく描かれていても、人のからだを理解するうえでは重要な意味合いをもっています。今版、解剖図においてそれぞれの部位をカラーで区別したことで、人のからだとしくみについてより詳細に、正しく理解することができるのではないかと思います。

　試験勉強や学内演習、臨地実習や国家試験対策といった看護学生時代の各場面でも、ナースとして臨床実践に取り組む場面でも、どの場面でも解剖学の知識は必須です。人のからだについて理解を深めようとするときに、このテキストがその一助になることを願っています。

2022年10月

石田　陽子
山形大学大学院医学系研究科看護学専攻准教授

Contents

chapter I

細胞、組織と器官

　細胞は人体をつくる機能的な最小単位をなす。その形、大きさ、機能もいろいろで、細胞の特徴的な形は、その機能的な性質をよく反映している。

　これらの特徴的な細胞のうち類似した細胞どうしが集合し、それぞれの細胞が生み出す物質を含む細胞間質とともに、組織をつくる。

　また、ある一定の働きをもつ組織がいくつか集まって器官をつくる。このように、人体はいろいろな器官からつくられるが、器官は組織から、組織は細胞と細胞間質から構成されている。

本章の到達目標

1 細胞の構造を略図で描き、細胞膜や細胞小器官の役割を簡潔に説明できる。

2 形の異なる細胞をいくつか略図で示し、構造と機能の特徴を説明できる。

3 人体を構成する４つの組織について簡潔に説明できる。

4 いろいろな形の上皮細胞について例をあげて説明できる。

5 人体にみられる筋を３つに分類し、それぞれの構造的特徴と機能的役割を説明できる。

6 神経系を構成する細胞とその役割について簡潔に説明できる。

7 人体を構成するいくつかの器官系について、その役割と構成器官を簡潔に説明できる。

1 細胞

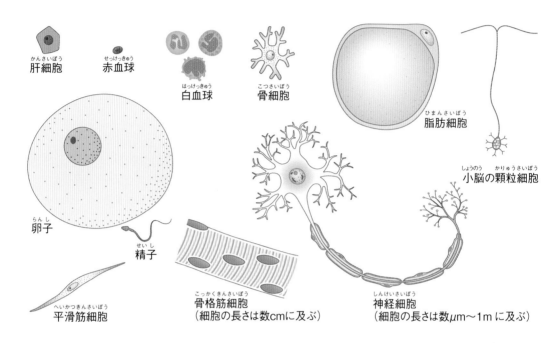

図1-1　さまざまな大きさ・形をした細胞

肝細胞（かんさいぼう）
赤血球（せっけっきゅう）
白血球（はっけっきゅう）
骨細胞（こつさいぼう）
脂肪細胞（ひまんさいぼう）
小脳の顆粒細胞（しょうのう　かりゅうさいぼう）
卵子（らんし）
精子（せいし）
平滑筋細胞（へいかつきんさいぼう）
骨格筋細胞（こっかくきんさいぼう）（細胞の長さは数cmに及ぶ）
神経細胞（しんけいさいぼう）（細胞の長さは数µm～1mに及ぶ）

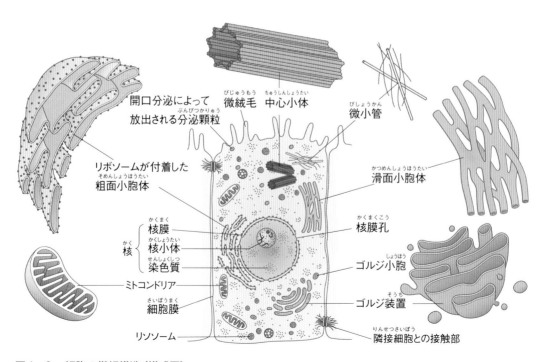

開口分泌によって放出される分泌顆粒
微絨毛（びじゅうもう）
中心小体（ちゅうしんしょうたい）
微小管（びしょうかん）
リボソームが付着した粗面小胞体（そめんしょうほうたい）
滑面小胞体（かつめんしょうほうたい）
核膜（かくまく）
核小体（かくしょうたい）
核（かく）
核膜孔（かくまくこう）
染色質（せんしょくしつ）
ゴルジ小胞（しょうほう）
ミトコンドリア
細胞膜（さいぼうまく）
ゴルジ装置（そうち）
リソソーム
隣接細胞との接触部（りんせつさいぼう）

図1-2　細胞の微細構造（模式図）

細胞

- 人体に活動をもたらす機能的な単位となる構造が細胞cellである。
- ヒトの身体をつくる細胞の数は正確にはわからないが、おおよそ新生児では3兆個、成人では37兆個程度といわれる。
- 細胞の大きさはさまざまで、直径5μmほどの小さなものから、200μmほどの直径をもつ大きなものもある。しかし、一般的には10〜30μmの直径をもつ細胞が多くみられる（図1-1）。
- 機能的に同じ性質をもつ細胞が集合して組織をつくる。さらに、これらの組織がいくつか集まり、一定の働きを営む器官をつくる。
- ヒトの身体にはさまざまな形をした細胞がみられ、構造的な特徴は、その細胞の機能的特徴をよく反映していることを理解すべきである。

細胞の構造

- 細胞は細胞膜とよばれる薄い膜でおおわれ、その内部には細胞核と細胞質がある（図1-2）。
- 細胞膜cell membraneは脂質2重層からなり、その中にタンパク質分子が組み込まれている。これらのタンパク質分子には、細胞膜を貫通するイオンチャンネルや、ホルモンなどさまざまな活性物質に対する受容体がある。
- 細胞質cytoplasmは細胞内基質とよばれる液性成分と、そこに浮かんでいる細胞内小器官からなる。細胞内小器官には、ミトコンドリア、ゴルジ装置、小胞体、リソソームなどがある。
- ミトコンドリアmitochondriaは、酵素の働きによってエネルギーを産生する装置として機能する。
- ゴルジ装置Golgi apparatusは、細胞外から摂取した物質と細胞内でつくられた分泌物を貯蔵する。
- 小胞体endoplasmic reticulumは扁平または管状の内腔をもつ膜構造で、滑面小胞体と粗面小胞体とが区別される。滑面小胞体は脂質やステロイドの合成にかかわり、リボソームを表面に付着させた粗面小胞体はさまざまなタンパク質を合成する場として機能する。
- リソソームlysosomeは水解小体ともよばれ、ゴルジ装置でつくられる球形の膜に包まれた小体である。内部にさまざまな酵素を含んでおり、細胞内の小器官や巨大分子の断片を分解、消化する。
- 細胞質のなかには、微細線維microfilamentsや微小管microtubulesのような線維性構造があり、細胞内小器官の運動や輸送、線毛の運動にも関与する。さらに、これらの線維性構造は個々の細胞の形を維持する働きをするため、細胞骨格cytoskeletonともよばれる。
- 細胞核（核）nucleusは、通常では細胞に1個存在するが、骨格筋や破骨細胞などは例外的に多数の核をもつ。
- 核は球形、楕円形、分葉形などさまざまな形をしている。
- 核はさまざまなタンパク質の合成に関与して、細胞の活動や成長、再生、増殖を調節する。
- 核の内部には1〜2個の核小体と微細な粒子状の染色質が散在している。
- 細胞分裂期には、染色質は染色体chromosomeに変化する。

2 組織①

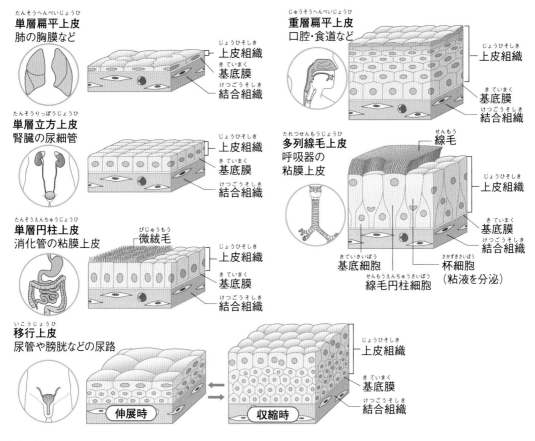

単層扁平上皮
肺の胸膜など

上皮組織
基底膜
結合組織

単層立方上皮
腎臓の尿細管

上皮組織
基底膜
結合組織

単層円柱上皮
消化管の粘膜上皮

微絨毛
上皮組織
基底膜
結合組織

移行上皮
尿管や膀胱などの尿路

上皮組織
基底膜
結合組織
伸展時 収縮時

重層扁平上皮
口腔・食道など

上皮組織
基底膜
結合組織

多列線毛上皮
呼吸器の
粘膜上皮

線毛
上皮組織
基底膜
結合組織
基底細胞
線毛円柱細胞
杯細胞
（粘液を分泌）

図1-3 いろいろな上皮の形

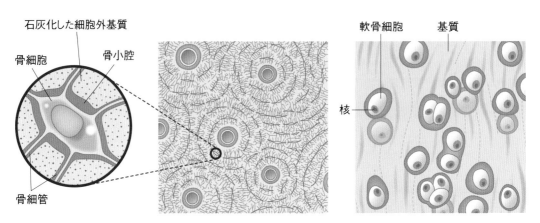

石灰化した細胞外基質
骨細胞
骨小腔
骨細管

軟骨細胞 基質
核

図1-4 さまざまな支持組織①（骨組織、軟骨組織）

組織

- 組織 *tissue* とは、ある特定の構造と機能をもつ細胞が集合してつくられたものであり、ヒトの身体は上皮組織、支持組織、筋組織、神経組織の４つから構成される。
- 組織には、それぞれの組織に特有の細胞のほか、細胞間にある膠原線維や弾性線維のような線維構造、基質とよばれる細胞間物質も含まれる。

▶上皮組織

- 上皮組織 *epithelial tissue* は体表の皮膚や、消化管、呼吸器の管腔構造の内表面をおおう上皮細胞からなり、細胞の形や細胞層の構成によって扁平上皮、立方上皮、円柱上皮に分類される（図1-3）。また、上皮は細胞の配列の形によって単層上皮、多列上皮、重層上皮に分けられ、重層上皮の特殊形として尿路にみられる移行上皮がある。上皮組織の細胞は互いに密着しており、細胞間の物質透過を制限している。
- 皮膚を形成する上皮細胞は数層からなるため重層扁平上皮とよばれ、細菌や異物が侵入しにくい仕組みをつくっている。一方、消化管の上皮は粘膜上皮とよばれ、上皮細胞に角質化がみられない点で皮膚の上皮細胞と異なっている。
- 空気の流通路をなす気道の上皮細胞は、線毛 *cilia* を備えていることから線毛上皮とよばれる。線毛上皮細胞は、吸入された空気中の粉塵などをとらえて、肺に侵入するのを防ぐ。
- 尿管や膀胱にかぎってみられる上皮は移行上皮とよばれ、尿の充満の程度によって上皮細胞の形態と層の厚さが変化する特徴をもつ。

▶支持組織

- 支持組織 *supporting tissue* は身体を支えたり、互いを結びつけたりする組織で、骨や軟骨、腱、結合組織など、身体のなかに広く分布している（図1-4、図1-5）。
- 支持組織は細胞間の隙間が豊富で、そこに膠原線維や弾性線維に代表される線維成分を多量に含んでいる。血液やリンパのような液性成分も支持組織に分類される。
- 骨組織は、骨芽細胞、骨細胞、破骨細胞の３種類の細胞と、カルシウム塩を多量に含んだ骨基質とよばれる構造からなる。
- 軟骨組織 *cartilage tissue* は、軟骨細胞とそのまわりを取り囲む軟骨基質からなる。軟骨基質は、タンパク質とコンドロイチン硫酸などのムコ多糖類との複合体である。
- 軟骨組織は、関節軟骨、椎間円板、耳介、外鼻、喉頭、気管などの軟骨にみられる。
- 結合組織は、膠原線維の分布量の違いによって緻密性結合組織と疎性結合組織とに分けられる。前者は、皮膚の真皮層、腱や靱帯などにみられ、後者は皮下組織層や、体内の組織・器官に広くみられる。疎性結合組織には多量の脂肪細胞が集まり、脂肪組織をつくる。

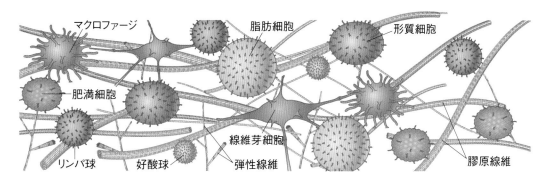

図1-5　さまざまな支持組織②（疎性結合組織）

2 ▶ 組織②

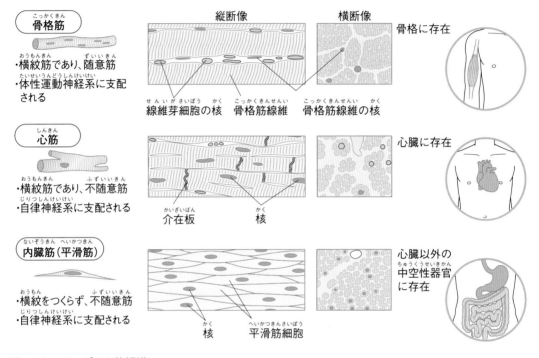

図1-6　さまざまな筋組織

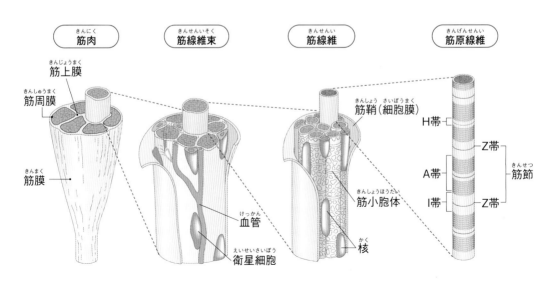

図1-7　骨格筋の微細構造

筋組織

- 筋組織 *muscular tissue* には、骨格に結合して運動をもたらす**骨格筋** *skeletal muscle*、血管や消化管などの内臓の壁を形成する**平滑筋** *smooth muscle*、それに心臓の壁をつくる**心筋** *cardiac muscle* が区別される。骨格筋や心筋は、顕微鏡で観察すると規則的な横縞がみられることから**横紋筋** *striated muscle* とよばれる（図1-6）。骨格筋が運動神経の支配を受ける随意筋であるのに対して、心筋は横紋筋ではあるが、平滑筋と同様、自律神経の支配を受ける不随意筋である。

▶骨格筋

- 骨格筋は上肢や下肢、体幹の筋のほか、舌や食道の上半、咽頭、喉頭の壁をつくる筋、横隔膜に含まれる筋も骨格筋からできている。

- 骨格筋細胞は細胞周辺部に多数の核をもつ多核性細胞で、長い形をしているため**筋線維** *muscle fiber* ともよばれる（図1-7）。

- 筋線維には、筋の収縮を引き起こすミオシンフィラメントとアクチンフィラメントとよばれる筋原線維が含まれる。これらは規則的に交互に並ぶことから、横紋として観察できる。

- 骨格筋は多数の筋線維からなり、筋線維束をつくる。また、筋線維束はこれを養う血管や支配する神経を含む結合組織の鞘で包まれている。この鞘構造は**筋周膜** *perimysium* とよばれる。解剖学的に命名されている個々の筋は、多数の筋線維束が筋上膜によって束ねられたものである。さらに、筋の周囲は**筋膜** *fascia* とよばれる結合組織性の被膜に包まれる。

- 骨格筋の多くは、腱とよばれる白くて丈夫な膠原線維の束に移行して骨に結合している。

▶平滑筋

- 平滑筋は、食道の下部以降の消化管や泌尿生殖器などの内臓の壁をつくる筋である。また、血管の壁をつくるのも平滑筋である。

- 平滑筋は横紋をつくらず、細胞の中央に1個の核をもつ細長い紡錘形をしている。

- 平滑筋の収縮は自律神経によって調節される。

▶心筋

- 心筋は心臓壁をつくる筋で、特殊な横紋筋である。顕微鏡下では骨格筋と同様に横紋がみられるが、平滑筋のように細胞の中央にたいていの場合1個の、まれに2個の核をもつ。

- 隣り合う心筋細胞どうしが**介在板** *intercalated disk*（ギャップ結合からなる）によって連結しており、互いに刺激情報や代謝に関しても協調的に機能する。

- 心筋がポンプとしての働きを円滑に行うためには、心房と心室の間を順序よく収縮しなければならない。このリズミカルな収縮機能を調節するのが刺激伝導系の特殊な心筋組織である。

- この特殊な心筋細胞は、一般の心筋細胞と比較してアクチンやミオシンの量が少なく、細胞質に富んでいる。

- 特殊心筋系における刺激の伝導速度は神経に比べて遅いが、一般の心筋細胞より速い。

2 組織③

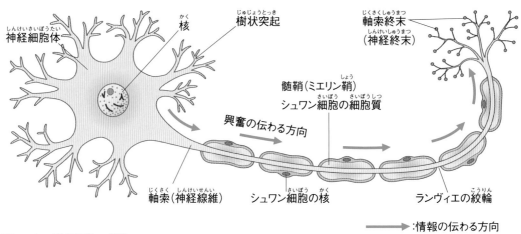

図1-8　神経細胞の構造

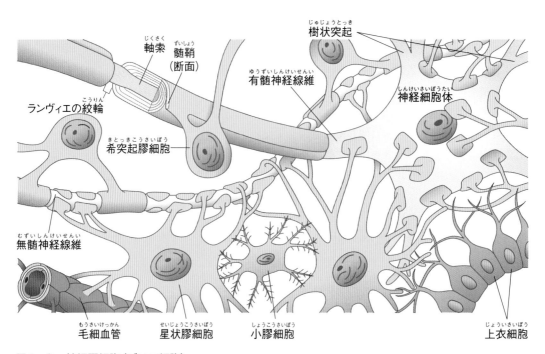

図1-9　神経膠細胞 (グリア細胞)

神経組織

● 脳と脊髄からなる中枢神経と、そこから伸びる脳神経と脊髄神経を末梢神経とよぶが、これらの神経系をつくるのが神経組織 *nervous tissue* である。神経組織は、情報の伝達にかかわる神経細胞 *neuron* と、これを支持する神経膠細胞 *neuroglia cell*（グリア細胞 *glia cell*）からなる。

▶ 神経細胞

● 神経細胞は核周部に樹状突起 *dendrite* とよぶ突起を伸ばし、ほかの神経終末とシナプス *synapse* をつくり、さまざまな情報を受け取るアンテナの役割をはたす（図1-7）。

● 神経細胞は1本の細長い軸索 *axon* とよばれる突起を伸ばし、神経の情報を別の神経に、または支配する臓器の細胞に情報を伝える。

● 一般に神経線維 *nerve fiber* とよばれるものは、樹状突起と軸索の束のことを指す。

● 軸索には、髄鞘 *medullary sheath* またはミエリン鞘 *myelin sheath* とよばれる鞘構造によって取り囲まれているものと、髄鞘をもたないものとがある。前者を有髄神経、後者を無髄神経とよぶ。

● 軸索の末梢部にある神経終末にはシナプス小胞が多数含まれている。シナプス小胞にはそれぞれの神経に特有の化学伝達物質 *chemical transmitter* が貯蔵されている。

▶ 神経膠細胞

● 神経膠細胞はグリア細胞ともよばれ、神経細胞に栄養を供給したり、軸索のまわりを取り囲んで髄鞘をつくり神経伝導の電気信号の絶縁構造として機能したり、神経機能を支援する役割をしている（図1-8）。

● 中枢神経では、星状膠細胞（アストログリア *astroglia*）、小膠細胞（ミクログリア *microglia*）、希突起膠細胞（オリゴデンドログリア *oligodendroglia*）があり、末梢神経ではシュワン細胞がある。希突起膠細胞とシュワン細胞は、それぞれ有髄神経の髄鞘形成にかかわる。

いろいろな神経細胞の形

● 神経細胞体から起こる突起数によって、単極、偽単極、双極、多極に分けられる（図1-9）。ヒトでは偽単極、双極、多極神経細胞がみられるが、多極神経細胞が最も多い。偽単極の神経は、脊髄神経後根の脊髄神経節がその例である。双極神経は網膜や内耳などの感覚性の神経にみられる。

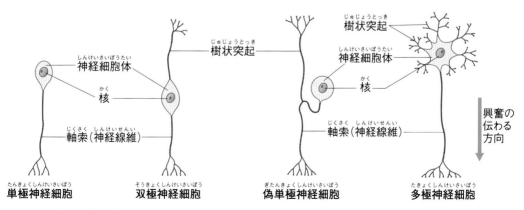

図1-10 神経細胞の基本的な形

3　器官

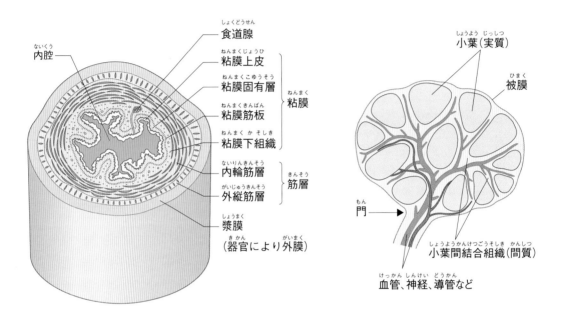

図1-11　中空性器官の構造（消化管など）

図1-12　実質性器官の構造（脾臓など）

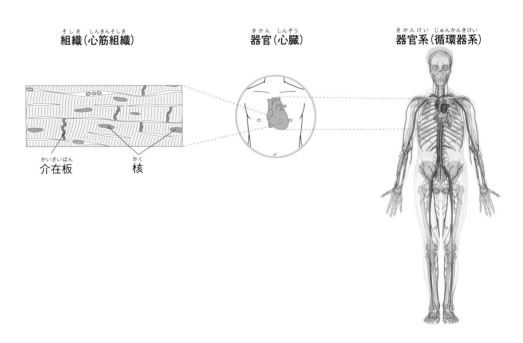

図1-13　組織、器官、器官系のつながり

器官系

- いくつかの組織が集まって、ヒトの身体で特別な機能を発揮する器官がつくられる。内部が空洞で、囊状または管状の器官を中空性器官とよぶ。一方、内腔をつくらず、内部まで組織が充実している器官を実質性器官とよぶ。
- 中空性器官の例として、食道、胃、腸管、気管、卵管、膀胱などがある。中空性器官の壁は、内側から粘膜、筋層、漿膜からなる（図1-10）。
- 実質性器官としては、肝臓、膵臓、唾液腺、精巣、卵巣などがあげられる。実質性器官に特有の機能を発揮する部分を実質 parenchyma とよび、実質の間に介在する結合組織性の部分を間質 stroma とよぶ（図1-11）。実質性器官の表面は被膜におおわれる。被膜は実質の内部に伸びだして中隔をつくり実質を葉または小葉に分ける。実質性器官を支配する神経や血管の出入口を門 porta（腎門、肺門など）という。

器官

- 共通の機能をもつ器官をまとめて器官系 organ system という。器官系は一般的に次の10種類に区別される。
- 骨系 skeletal system：骨と軟骨からなり、身体の支えをつくるとともに関節によって骨格どうしが連結している。
- 筋系 muscle system：通常は骨格筋系のことを指し、多くの骨格筋は骨と連結して身体に運動性をもたせる。筋と骨格をあわせて運動器系とよぶ。
- 消化器系 digestive system：口腔にはじまり、食道や胃、大腸、小腸などの消化管と、これに付属する唾液腺、肝臓、膵臓などの消化腺からなる。
- 呼吸器系 respiratory system：鼻から吸い込んだ空気中の酸素を肺で血液に取り込むための通路を気道とよぶ。気道は鼻腔にはじまり、咽頭、喉頭、気管、気管支を経て肺に至る。
- 泌尿器系 urinary system：細胞の活動により産生された老廃物や過剰の物質は、腎臓で血液から尿として濾しだされ、水分とともに排泄される。このような尿の産生と輸送および排泄にかかわる腎臓、尿管、膀胱や尿道をあわせて泌尿器系という。
- 生殖器系 reproductive system：子孫を残すために必要な器官系である。男性では精子をつくる精巣、精子を運ぶ精管および交接器としての陰茎からなる。女性では卵子をつくる卵巣、卵子を運び受精の場となる卵管、受精卵が着床する子宮、交接器および産道としての腟と外陰部からなる。
- 内分泌系 endocrine system：下垂体など、ホルモンを分泌する器官のことで、外界の変化に対応するための調節を行い、体内のさまざまな器官の円滑な働きを促す。
- 循環器系 circulatory system または脈管系 vascular system：心臓のポンプ作用により血液を全身に運び、細胞に酸素と栄養を与え、炭酸ガスや老廃物を心臓に持ち帰るのが血管系である。また、組織のなかに貯まった液体成分や異物を汲み上げ、これを血管に回収するリンパ系 lymphatic system がある。心臓・血管系とリンパ系をあわせて循環器系という。
- 神経系 nervous system：脳と脊髄からなる中枢神経と、脳から起こる12対の脳神経、脊髄から起こる31対の脊髄神経からなる末梢神経がある。また、末梢神経のなかには交感神経と副交感神経からなる自律神経が含まれる。
- 感覚器系 sensory system：外界からの刺激を受けて神経系に伝えるための器官であり、身体の表面をおおう皮膚、舌にあって味を感受する味蕾、鼻腔にある嗅覚器、眼の網膜にあり光や色彩を感受する視覚器、内耳にある平衡聴覚器などがある。

看護師国家試験の過去問題

問1　核酸で正しいのはどれか。

（第91回、2002年）

1．mRNAがアミノ酸をリボソームへ運ぶ。
2．DNAは1本のポリヌクレオチド鎖である。
3．DNAは遺伝子の発現を調節する部分がある。
4．RNAの塩基配列によってアミノ酸がつながることを転写という。
5．DNAの遺伝情報からmRNAがつくられることを翻訳という。

問2　組織の再生能力で正しいのはどれか。

（第94回、2005年）

1．心筋は再生能力がない。
2．結合組織は再生能力が弱い。
3．骨格筋は再生能力が強い。
4．神経膠組織は再生能力がない。

問3　遺伝で正しいのはどれか。

（第95回、2006年）

1．細胞は器官によって異なる遺伝情報をもつ。
2．3つの塩基で1種類のアミノ酸をコードする。
3．動物と植物のDNAは異なる塩基をもつ。
4．遺伝情報に基づき核内で蛋白合成が行われる。

問4　漿膜はどれか。　（第98回、2009年）

1．腹膜
2．結膜
3．髄膜
4．滑膜

問5　細胞内におけるエネルギー産生や呼吸に関与する細胞内器官はどれか。

（第102回、2013年）

1．ミトコンドリア
2．リボソーム
3．ゴルジ体
4．小胞体
5．核

問6　タンパク合成が行われる細胞内小器官はどれか。　（第104回、2015年）

1．核
2．リボソーム
3．リソソーム
4．ミトコンドリア
5．Golgi＜ゴルジ＞装置

問7　単層円柱上皮はどれか。

（第106回、2017年）

1．表皮
2．腹膜
3．膀胱
4．胃

▶解答
問1　3　問2　1　問3　2　問4　1　問5　1　問6　2　問7　4

22

chapter II

骨格系

　骨格は文字どおり人体の骨組みをつくり、体格を決定する。ヒトの身体は新生児では約 350 個の骨で構成されているが、成長過程で癒合がみられ、成人では 206 個の骨から構成されている。骨と骨は間に関節をはさんで骨格筋と結びつき、人体に運動性をもたらす。

　骨格は脳や内臓を保護するとともに、カルシウムの貯蔵庫として働く。また、骨の中心部に存在する骨髄は造血機能を備えている。

本章の到達目標

1　骨にみられる 3 つの細胞について説明できる。

2　関節の構造について説明できる。

3　膜性骨、置換骨について説明できる。

4　硝子軟骨、線維軟骨、弾性軟骨はそれぞれ人体のどこにみられるかを説明できる。

5　骨の長さと太さの成長は、骨組織のどの部位でみられるかを説明できる。

6　骨密度と骨粗鬆症について簡潔に説明できる。

7　骨髄穿刺を行う目的と、これに利用される骨について説明できる。

8　内頭蓋底にある孔をいくつかあげ、そこを通過する神経や血管について説明できる。

9　縫合や泉門とは何かを説明できる。

10　頚部、胸部、腰部、仙部における椎骨の構造的特徴を比較して説明できる。

11　胸骨角とは何かを説明できる。

12　胸郭上口、胸郭下口とは何かを説明できる。

13　胸郭や骨盤の形成に参加する骨の名称を述べることができる。

14　分界線、骨盤上口、骨盤下口について説明できる。

15　体表から触れる骨突起部として、隆椎、胸骨角、上前腸骨棘、坐骨結節、恥骨結節、肩峰などを正確に説明できる。

1 骨格の役割と骨組織

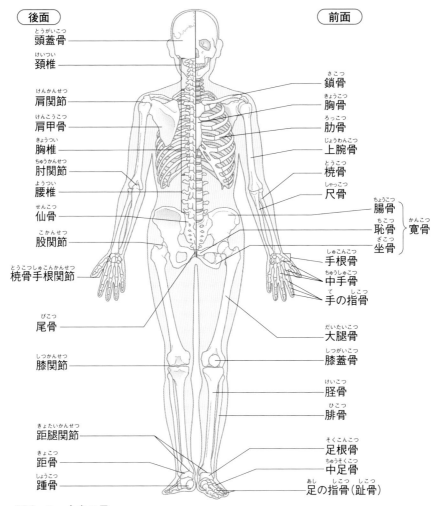

後面 前面

頭蓋骨 （とうがいこつ）
頚椎 （けいつい）
肩関節 （けんかんせつ）
肩甲骨 （けんこうこつ）
胸椎 （きょうつい）
肘関節 （ちゅうかんせつ）
腰椎 （ようつい）
仙骨 （せんこつ）
股関節 （こかんせつ）
橈骨手根関節 （とうこつしゅこんかんせつ）
尾骨 （びこつ）
膝関節 （しつかんせつ）
距腿関節 （きょたいかんせつ）
距骨 （きょこつ）
踵骨 （しょうこつ）

鎖骨 （さこつ）
胸骨 （きょうこつ）
肋骨 （ろっこつ）
上腕骨 （じょうわんこつ）
橈骨 （とうこつ）
尺骨 （しゃっこつ）
腸骨 （ちょうこつ）
恥骨 （ちこつ） 寛骨 （かんこつ）
坐骨 （ざこつ）
手根骨 （しゅこんこつ）
中手骨 （ちゅうしゅこつ）
手の指骨 （て しこつ）
大腿骨 （だいたいこつ）
膝蓋骨 （しつがいこつ）
脛骨 （けいこつ）
腓骨 （ひこつ）
足根骨 （そくこんこつ）
中足骨 （ちゅうそくこつ）
足の指骨（趾骨） （あし しこつ しこつ）

図2-1　全身の骨

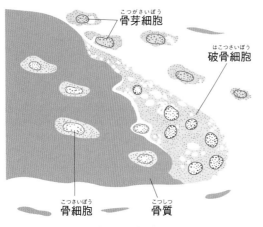

骨芽細胞 （こつがさいぼう）
破骨細胞 （はこつさいぼう）
骨細胞 （こつさいぼう）　骨質 （こつしつ）

図2-2　骨芽細胞と破骨細胞

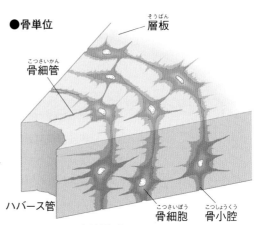

●骨単位
層板 （そうばん）
骨細管 （こつさいかん）
ハバース管
骨細胞 （こつさいぼう）　骨小腔 （こつしょうくう）

図2-3　骨の立体模型図

骨格の役割

- 骨格skeletonは、骨、軟骨、靱帯とともに身体の支柱をなし、骨格筋と結合してヒトの身体に運動性をもたらす。
- ヒトの身体は、大小さまざまな206個の骨からつくられ、その総重量は体重の約18%を占める。主な全身の骨を図2-1に示す。
- 上腕や前腕、大腿や下腿などにある長くて円筒形の骨は長管骨とよばれる。長管骨の両端を骨端とよび、中央の部分を骨幹とよぶ。脳を保護する頭蓋骨や、肩甲骨は扁平骨とよばれる。また、骨の内部に蜂の巣状の小さな多数の空洞をもつ骨は含気骨とよばれ、上顎骨や側頭骨などがその例である。
- 骨の中心には骨髄bone marrowとよばれるやわらかい部分があり、ここで血球成分が産生される。また、骨の主体をなし、緻密質とよばれる硬い部分には膠原線維が豊富に含まれており、そこにはリン酸カルシウムや炭酸カルシウムなどのカルシウム塩が多量に沈着している。このように骨は身体の支柱をなすとともに、造血機能をもちカルシウムの貯蔵庫としても重要な働きをする。

骨組織

- 骨組織は、骨細胞osteocyteと細胞間物質である多量の骨基質からなる。骨には、骨芽細胞osteoblast、骨細胞、破骨細胞osteoclastの3種の細胞がみられ、骨の形成、改築、吸収にかかわっている（図2-2）。
- 骨芽細胞は骨の主要な成分である膠原線維を産生する。ここにカルシウム塩が沈着して骨質をつくる。このような造骨機能が進行すると、やがて骨芽細胞は活動を低下させ、自身が産生した膠原線維のなかに閉じこめられて骨細胞となる。
- 骨細胞は細長い無数の突起を伸ばして、血管から酸素と栄養分を吸収している。
- 破骨細胞は数十個の核をもち、塩酸や加水分解酵素を産生して古くなった骨を溶かし、膠原線維を分解する。
- 骨髄は骨の中心部を満たすやわらかい組織である。造血機能が活発な骨髄は、赤くみえるため赤色骨髄とよばれる。
- 乳児や小児期では、すべての骨の骨髄が赤色骨髄であるが、成人になると上肢や下肢の骨にみられる長管骨では、しだいに脂肪組織に置き換えられ黄色骨髄になる。
- 骨質の内部には、骨の長軸方向に走る多数の層板からなる円柱状の構造がある。この円柱構造を骨単位という（図2-3）。円柱構造の中心にはハバース管とよばれる血管の通路があり、ここを通る血管が骨質を養う。ハバース管が骨の長軸方向に走行するのに対して、ハバース管を横方向に連結して、骨の内部と表層部をつないでいるのがフォルクマン管である。
- 骨質のなかには、多数の紡錘形の骨小腔があり、骨細胞がこの小腔にある。骨細胞は小腔間に伸びる骨細管のなかに、多数の細い突起を出している。

2 骨の発生と成長

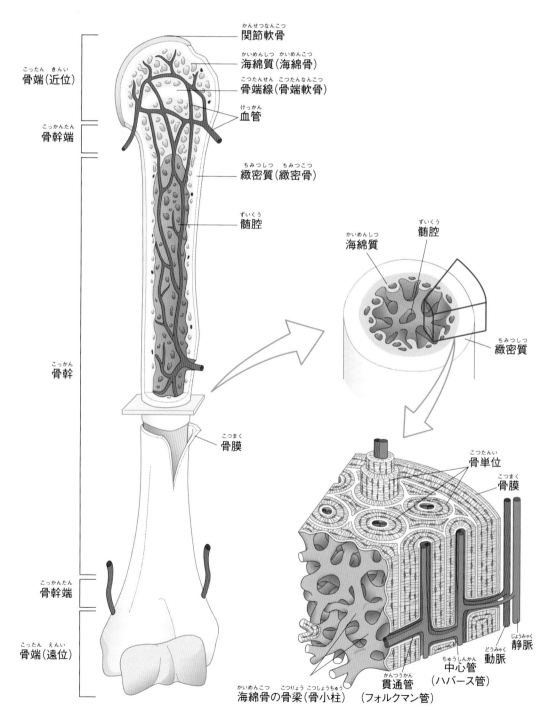

図2-4　長管骨の構造

骨の発生

● 骨は2つの異なる様式で形成される。1つは脳をおおう薄い頭蓋や顔面の骨、鎖骨などにみられる形成様式で、結合組織の膜のなかに骨芽細胞が分化し、骨を形成する。このような骨形成の様式を膜性骨または結合組織骨という。

● これに対し、人体の大部分の骨ははじめに軟骨の雛形をつくり、それが骨組織に置き換えられる。この様式でつくられる骨を置換骨という。

骨の成長

● 図2-4のように、骨は骨端の表面に関節軟骨を、骨幹との境界部に骨端軟骨をもつが、骨端軟骨は骨幹に向けて軟骨細胞を作り出し、骨の長さを成長させる。

● 骨端軟骨は、成長期では活発に細胞分裂するが、成人では骨に置き換えられるため、骨端線とよばれる軟骨層は不明瞭になる（骨端線閉鎖）。

● また、骨膜periosteumは関節軟骨を除く骨のすべての表面をおおい、その内面で骨芽細胞をつくり骨の太さを成長させる。

● 骨膜には血管や神経が豊富に分布し、骨に栄養を与えるほか、骨の新生や再生にも関与する。骨膜と骨質との結合は強固で、両者を容易に引き剥がすことはできない。

● 骨折が起こった場合には、骨膜から骨質が新生されて修復が進行する。

骨の血管と神経

● 骨を養う動脈は、骨膜に分布した後、フォルクマン管を通って緻密質に至り、さらにハバース管を通って骨質に分布する。このほか、動脈は栄養孔を通って骨髄に至り、骨髄に栄養を運ぶ。静脈は動脈に伴行する。

● 骨の神経は、主に骨膜に分布している。これらの神経は知覚性のものであり、骨折などに伴う痛みは、この神経により伝えられる。関節包には骨膜よりもさらに豊富な知覚神経が分布している。

3 軟骨組織・関節と靱帯

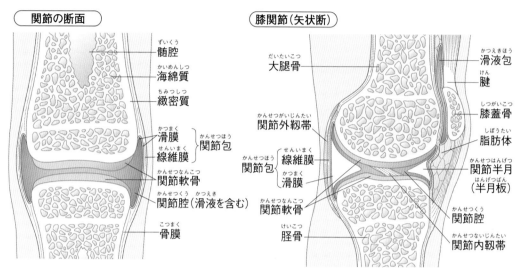

図2-5 関節の構造

関節の断面
- 髄腔（ずいくう）
- 海綿質（かいめんしつ）
- 緻密質（ちみつしつ）
- 滑膜（かつまく）／線維膜（せんいまく）＝関節包（かんせつほう）
- 関節軟骨（かんせつなんこつ）
- 関節腔（滑液を含む）（かんせつくう・かつえき）
- 骨膜（こつまく）

膝関節（矢状断）
- 大腿骨（だいたいこつ）
- 関節外靱帯（かんせつがいじんたい）
- 関節包（かんせつほう）／線維膜（せんいまく）／滑膜（かつまく）
- 関節軟骨（かんせつなんこつ）
- 脛骨（けいこつ）
- 滑液包（かつえきほう）
- 腱（けん）
- 膝蓋骨（しつがいこつ）
- 脂肪体（しぼうたい）
- 関節半月（かんせつはんげつ）（半月板）（はんげつばん）
- 関節腔（かんせつくう）
- 関節内靱帯（かんせつないじんたい）

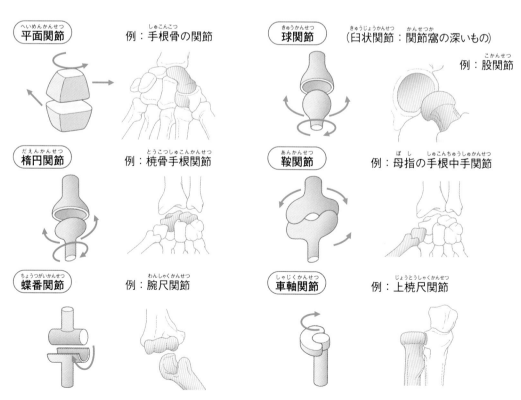

図2-6 さまざまな関節

平面関節（へいめんかんせつ）　例：手根骨の関節（しゅこんこつ）

球関節（きゅうかんせつ）（臼状関節：関節窩の深いもの）（きゅうじょうかんせつ・かんせつか）　例：股関節（こかんせつ）

楕円関節（だえんかんせつ）　例：橈骨手根関節（とうこつしゅこんかんせつ）

鞍関節（あんかんせつ）　例：母指の手根中手関節（ぼし・しゅこんちゅうしゅかんせつ）

蝶番関節（ちょうつがいかんせつ）　例：腕尺関節（わんしゃくかんせつ）

車軸関節（しゃじくかんせつ）　例：上橈尺関節（じょうとうしゃくかんせつ）

軟骨組織

- 軟骨組織には、数はそれほど多くない軟骨細胞が存在し、細胞周囲の基質には膠原線維や弾性線維が多量に分布している。膠原線維と弾性線維の分布密度の違いから、硝子軟骨、線維軟骨、弾性軟骨が区別される。
- 硝子軟骨は関節にみられる軟骨で、基質には多量のコンドロイチン硫酸と膠原線維が含まれ、かたく滑らかな構造をなす。
- 線維軟骨は椎間円板などにみられ、基質には膠原線維が密に分布している。
- 弾性軟骨は耳介や喉頭蓋にみられ、基質のなかに多量の弾性線維を含んでいる。

関節と靱帯

- 骨と骨は関節 *joint* により結合している（図2-5）。向かいあう骨の関節面は一方が突出し、他方が陥凹し、それぞれを関節頭、関節窩とよぶ。関節頭と関節窩の形によって、図2-6に示したように分類される。関節をつくる骨は関節包 *joint capsule* とよばれる膠原線維を主とする強靱な結合組織で包まれている。関節包の内腔面はやわらかな滑膜でおおわれ、潤滑液の役割をする滑液により潤い、関節面の運動を滑らかにしている。
- 滑膜は血管に富む結合組織からなり、ここに炎症が起こると関節液が増加し、関節包に貯留する。
- 関節の運動性と安定性を高めるために、向かいあう骨の間に半月状あるいは円板状の線維軟骨をもつ関節がある。膝関節の関節半月（半月板）や顎関節の関節円板がその例である。
- 関節包の外側は、さらに丈夫な結合組織からなる靱帯で補強されている。靱帯 *ligament* は、膝関節の十字靱帯や、股関節の大腿骨頭靱帯のように関節の内部にも形成される（関節内靱帯）。

Nursing Eye

骨密度と骨粗鬆症

　骨質の密度は、骨組織の吸収と沈着のバランスにより維持されている。骨粗鬆症ではこのバランスがとれず、骨組織が量的に減少する。骨と血液のカルシウム濃度は、カルシトニンやパラトルモンといったホルモンの調節を受けるが、女性ホルモンの1つであるエストロゲンも骨へのカルシウムの蓄積を促す働きをもっている。閉経後の女性や、卵巣摘出を受けた若い女性、すなわちエストロゲンが減少した場合にみられる骨粗鬆症は骨組織の減少が加速されて起こると考えられている。したがって、しりもちをついたり、転んだりしたときに骨折が起こりやすく、また治りにくくなるため注意が必要となる。

骨髄穿刺

　骨髄に針を刺して少量の骨髄組織を採取し、顕微鏡を用いて造血機能を検査する。これを骨髄穿刺とよび、白血病など血液疾患の診断のために行われる。胸骨や肋骨、腸骨など皮下の浅いところにある骨で、成人になっても赤色骨髄として造血機能を持ち続ける骨が用いられる。

捻挫

　関節の周囲を包む靱帯が過度に引き伸ばされ、部分的に断裂した状態である。足をくじいた状態がすなわち捻挫である。

4 頭部の骨

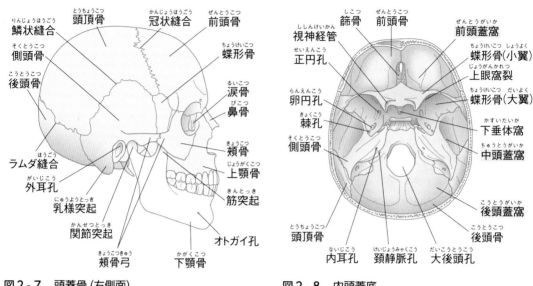

図2-7　頭蓋骨（右側面）

図2-7の左図ラベル:
- りんじょうほうごう 鱗状縫合
- とうちょうこつ 頭頂骨
- かんじょうほうごう 冠状縫合
- ぜんとうこつ 前頭骨
- そくとうこつ 側頭骨
- ちょうけいこつ 蝶形骨
- こうとうこつ 後頭骨
- るいこつ 涙骨
- びこつ 鼻骨
- きょうこつ 頬骨
- じょうがくこつ 上顎骨
- ラムダ縫合
- ほうごう
- がいじこう 外耳孔
- にゅうようとっき 乳様突起
- きんとっき 筋突起
- かんせつとっき 関節突起
- きょうこつきゅう 頬骨弓
- かがくこつ 下顎骨
- オトガイ孔

図2-8の右図ラベル:
- しこつ 篩骨
- ぜんとうこつ 前頭骨
- ししんけいかん 視神経管
- ぜんとうがいか 前頭蓋窩
- せいえんこう 正円孔
- ちょうけいこつ しょうよく 蝶形骨（小翼）
- じょうがんかれつ 上眼窩裂
- らんえんこう 卵円孔
- ちょうけいこつ だいよく 蝶形骨（大翼）
- きょくこう 棘孔
- そくとうこつ 側頭骨
- かすいたいか 下垂体窩
- ちゅうとうがいか 中頭蓋窩
- とうちょうこつ 頭頂骨
- ないじこう 内耳孔
- けいじょうみゃくこう 頚静脈孔
- だいこうとうこう 大後頭孔
- こうとうがいか 後頭蓋窩
- こうとうこつ 後頭骨

図2-8　内頭蓋底

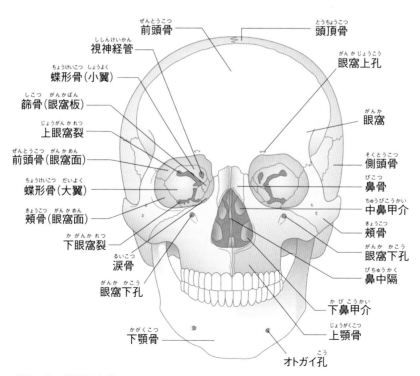

図2-9のラベル:
- ぜんとうこつ 前頭骨
- とうちょうこつ 頭頂骨
- ししんけいかん 視神経管
- がんかじょうこう 眼窩上孔
- ちょうけいこつ しょうよく 蝶形骨（小翼）
- しこつ がんかばん 篩骨（眼窩板）
- がんか 眼窩
- じょうがんかれつ 上眼窩裂
- そくとうこつ 側頭骨
- ぜんとうこつ がんかめん 前頭骨（眼窩面）
- びこつ 鼻骨
- ちょうけいこつ だいよく 蝶形骨（大翼）
- ちゅうびこうかい 中鼻甲介
- きょうこつ がんかめん 頬骨（眼窩面）
- きょうこつ 頬骨
- かがんかれつ 下眼窩裂
- がんかかこう 眼窩下孔
- るいこつ 涙骨
- びちゅうかく 鼻中隔
- がんかかこう 眼窩下孔
- かびこうかい 下鼻甲介
- かがくこつ 下顎骨
- じょうがくこつ 上顎骨
- こう オトガイ孔

図2-9　眼窩と鼻腔

頭部の骨

- 頭部の骨は脳頭蓋*cranium*と顔面頭蓋に区別される。脳頭蓋は脳を入れている頭蓋腔を取り囲む前頭骨、頭頂骨、側頭骨、後頭骨などからなる（図2-7）。一方、顔面頭蓋は鼻骨、上顎骨*maxilla*、頬骨、下顎骨*mandibula*などからなっている。脳をヘルメット状に取り囲む頭蓋冠は扁平な骨からなり、縫合*suture*により互いに結合している。

- 新生児の頭蓋は、結合組織から膜性骨化した瓦状の扁平な骨でできており、出生時、扁平な骨が隣接する部位では比較的広い結合組織性の骨化していない部分がみられる。これを泉門*fontanel*という。出生時には頭蓋骨が重なり合って産道を容易に通過することができ、出生後も脳はさらに成長することができる。

脳頭蓋

- 脳を入れている頭蓋腔の底部を頭蓋底という。内頭蓋底は前方から、前頭蓋窩、中頭蓋窩、後頭蓋窩が区別される。頭蓋底の構造は頭蓋冠と比較して複雑であり、脳に出入りする神経や血管の通路をなす多数の孔がある（図2-8）。

- 下垂体が納められる下垂体窩のすぐ前に、視神経が通る視神経管があり、三叉神経の3本の枝が通る上眼窩裂、正円孔、卵円孔がある。脳からの静脈血を運び出す血管が通る頚静脈孔、延髄から脊髄への移行部にある大後頭孔*foramen magnum*などがみられる。

顔面頭蓋

- 顔面中央部にある鼻のつけ根には小さな1対の鼻骨があり、これにいくつかの軟骨が加わって鼻の形がつくられる。上顎骨の外側上部には頬骨があり、頬の張り出しをつくる。

- 眼球をいれる眼窩*orbita*は、前頭骨、上顎骨、頬骨のほか、蝶形骨や涙骨などでつくられた骨性の深いくぼみである。眼窩の奥には、視神経、動眼神経などの脳神経や血管が通る細長いすきまがある（図2-9）。

- 鼻腔*nasal cavity*は、副鼻腔や鼻中隔、鼻甲介の存在によって複雑な構造をしているが、この構造と機能的意味については呼吸器の項で述べる。

- 顔面の外側では、側頭骨と頬骨から突出した骨が連結して頬骨弓をつくる。側頭骨では、頬骨弓のつけ根の下に外耳孔が開口しており、このすぐ後方の下には乳様突起がある。側頭骨にある外耳孔の前方、頬骨弓の後端下面に、顎関節の関節窩がつくられる。下顎骨は下顎をつくり、下顎体と、これと直角に上方に伸びた下顎枝からなる。下顎体の上面には歯が並び、歯列をつくる。上顎骨と同様、下顎骨の歯槽とよばれるくぼみには、歯がはめ込まれている。下顎枝の上端部は2つに分かれており、前方を筋突起、後方を関節突起とよぶ。

- 関節突起の先端は下顎頭となり、下顎窩との間に顎関節をつくる。また、筋突起には顎関節の運動にかかわる咀嚼筋がついている。

- 舌骨は、下顎骨の後下方にある小さなU字状の骨で、下顎骨や甲状軟骨と筋や靱帯で結ばれている。この骨は、甲状軟骨のすぐ上方で皮下に触れることができる。

Nursing Eye **顎関節の脱臼**
　　顎関節をつくる関節窩は比較的浅いため、過度に口を大きく開くと関節突起が関節窩を乗り越えて脱臼してしまう（顎が外れる）。

5 体幹の骨① -1

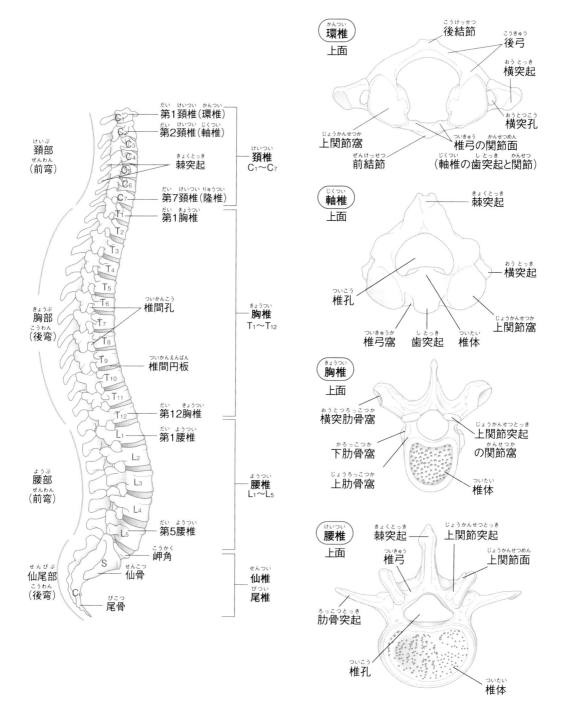

図2-10 脊椎の全景（右からみる）　　図2-11 さまざまな椎骨

脊柱

- 頭を支える脊柱 *vertebral column* の骨は、32から34個の椎骨 *vertebra* が積み重なっている（図2 -10）。椎骨は上から、頚椎（7個）、胸椎（12個）、腰椎（5個）、仙椎（5個）、尾椎（3〜5個）に区別される。椎骨は椎体と椎弓からなる（図2 -11）。

▶ 頚椎

- 第1頚椎（環椎 *atlas*）は椎体を欠き、環状の上面に頭蓋の後頭骨の関節面をのせる2つの関節面がある。この関節によって頭蓋を前後に傾けることができる。
- 第2頚椎は軸椎 *axis* とよばれ、環椎の輪の前方に歯突起を伸ばして関節をつくる。この歯突起は環椎と環軸関節を形成し、頭の回転運動を可能にしている。
- 頚椎の横突起には横突孔とよばれる孔があり、そこには脳を養う動脈の1つである椎骨動脈が通過している。また、第1から第6頚椎では、後方に突出する棘突起を体表から触れることができないが、第7頚椎の棘突起がとくに長いため、この突起を最も上方で体表から触れる。それゆえ第7頚椎は隆椎 *prominent vertebra* とよばれ、体表から椎骨の高さを確認するときの指標になる。

▶ 胸椎

- 胸椎 *thoracic vertebrae* は肋骨と関節結合するため椎体と横突起に関節窩をもつ。下方にいくほど椎体は大きさを増し、棘突起も大きく後下方に長く伸びている。また、肋骨との関節面を2か所もつ。

▶ 腰椎

- 腰椎 *lumber vertebrae* は体重を支えるために大きな椎体をもち、下位に向かうほど大きさを増し、棘突起も幅広く大きい。
- 椎体の後外側には肋骨突起と小さな副突起がある。腰椎の横突起は、発生学的にみると肋骨にあたる骨が癒合してできたもので、肋骨突起とよばれる。また、本来の横突起は肋骨突起の後に、副突起とよばれる小さな突起として存在している。

▶ 仙椎

- 仙椎 *sacral vertebrae* は5個からなるが、17〜18歳ころ癒合を開始して、やがて1個の仙骨 *sacrum bone* をつくる（p.34、図2 -12）。仙骨の前後の両面に前仙骨孔、後仙骨孔がみられる。また、後面には棘突起が連なって正中仙骨稜を形成するが、この骨突起部が褥瘡の好発部位となる。
- 第5腰椎と仙骨の間にある椎間円板が骨盤腔内にもっとも深く入りこんでいるが、第1仙椎の上部全面の突出部分は岬角 *promontorium* とよばれる。
- 仙骨の両外側には、寛骨と関節をつくる、ざらざらした耳状面とよばれる関節面がある。
- 仙骨の下方には、尾の退化した3〜5個の小さな尾椎の骨が、1つの尾骨をつくる。

5 体幹の骨①-2

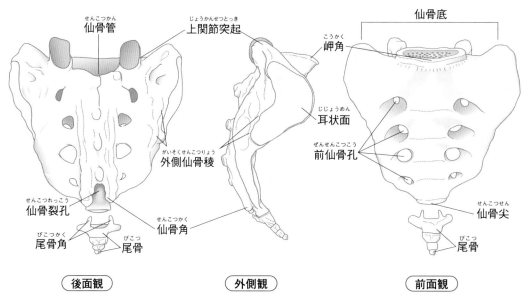

図2-12　仙骨

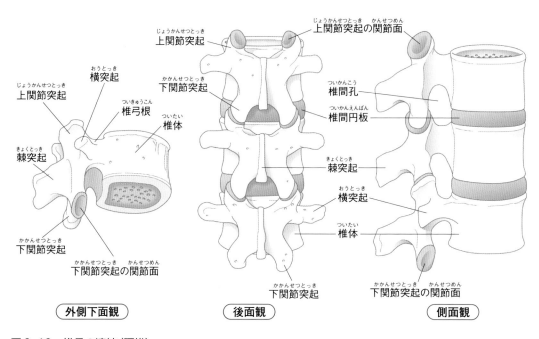

図2-13　椎骨の連結 (腰椎)

椎体の連結

- 椎骨は上下に積み重なって脊柱をつくるが、上下の椎体の間には**椎間円板** *intervertebral disc* とよばれる厚い線維軟骨があり、上下の椎体を結合している（図2-13）。また、椎体の前後には上下に走る**前縦靱帯**と**後縦靱帯**があり、椎体を前方、後方からしっかり補強している。
- 椎間円板の中心部は髄核とよばれ水分に富むゼリー状の物質があり、その周囲を膠原線維からなる**線維輪**が取り囲んでいる。したがって、椎間円板は脊柱にかかる体重のクッションの役割をしている。髄核は加齢とともに水分を失い、厚みが減少する。
- 上下の椎弓は、関節突起で連結される。また、椎孔は上下に重なって管状をなし、**脊柱管** *spinal canal* を形成する。仙骨部を除き、各椎体の間にある**椎間孔**は左右に開いており、ここを脊髄神経が通過する。仙骨部では、脊柱管は前後の仙骨孔によって外部に通じており、ここを脊髄神経が通る。

Nursing Eye

むち打ち症

　車の追突などによる衝撃のため、頭部が鞭のようにしなることが原因で頸部に障害が起こる。追突の衝撃により、頸椎に過度の進展や屈曲が起こり、頸椎捻挫（むち打ち症）になる。

椎間板ヘルニア

　腰部の椎間円板に急激な負荷が加わると、髄核が圧迫されて線維輪を離解してはみ出すことがある。この状態が椎間板ヘルニアとよばれるものである。ヘルニアが後外側方向に起こると、脊柱管にある脊髄やそこから伸びる脊髄神経を圧迫し、痛みや運動性の障害を引き起こす。

円背と老化

　胸椎は通常後方に弯曲しているが、これがとくに強く現れるのが円背である。とくに高齢者では背中が円くなりやすく、老人性円背が起こる。これは、椎体の前部が骨粗鬆症のためにつぶされ、椎間円板も水分を失い萎縮する傾向がみられるためである。

二足歩行と腰痛

　ヒトは、直立二足歩行を行うため、脊柱は水平方向から垂直方向へと立ち上がることとなった。ところが、骨盤を形成する仙骨が30～35度しか起き上がっていないため、腰椎と仙骨の結合部や腰椎に無理な負荷が加わると椎間円板や靱帯に損傷が起こり、腰椎捻挫、いわゆるギックリ腰を起こしてしまう。

　したがって、ヒトは直立二足歩行を獲得した結果、腰痛という障害を宿命的に背負ってしまったと理解される。

5 体幹の骨②

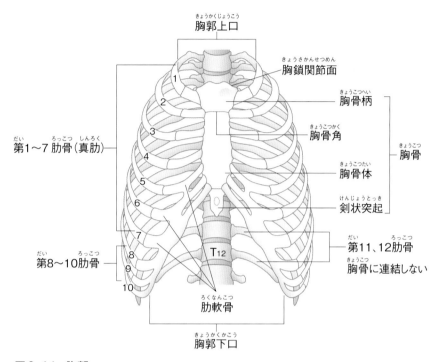

図 2 -14　胸郭

胸郭上口（きょうかくじょうこう）

胸鎖関節面（きょうさかんせつめん）

胸骨柄（きょうこつへい）

胸骨角（きょうこつかく）

胸骨（きょうこつ）

胸骨体（きょうこつたい）

剣状突起（けんじょうとっき）

第1～7肋骨（真肋）（だい ろっこつ しんろく）

第8～10肋骨（だい ろっこつ）

第11、12肋骨（だい ろっこつ）

胸骨に連結しない（きょうこつ）

肋軟骨（ろくなんこつ）

胸郭下口（きょうかくかこう）

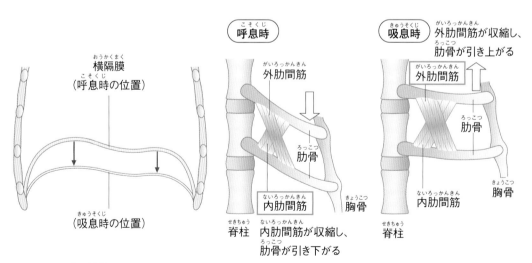

図 2 -15　呼吸運動

横隔膜（おうかくまく）（呼息時の位置）（こそくじ）

（吸息時の位置）（きゅうそくじ）

呼息時（こそくじ）

外肋間筋（がいろっかんきん）

肋骨（ろっこつ）

内肋間筋（ないろっかんきん）

胸骨（きょうこつ）

脊柱（せきちゅう）

内肋間筋が収縮し、肋骨が引き下がる（ないろっかんきん）（ろっこつ）

吸息時（きゅうそくじ）

外肋間筋が収縮し、肋骨が引き上がる（がいろっかんきん）（ろっこつ）

外肋間筋（がいろっかんきん）

肋骨（ろっこつ）

内肋間筋（ないろっかんきん）

胸骨（きょうこつ）

脊柱（せきちゅう）

胸郭と肋骨

- 胸郭 thorax とは、12個の胸椎、12対の肋骨および1個の胸骨 sternum から構成されるバスケット状の骨格構造である（図2-14）。
- 第1胸椎、左右の第1肋骨、胸骨の上縁に囲まれたバスケット状構造の入口で、頚部内臓や大血管が通過する部位を胸郭上口とよぶ。
- 胸郭下口とは、胸郭の下方の出口、つまり第12胸椎、左右の肋骨弓と胸骨の下端部に囲まれた部分を指し、ここに横隔膜が位置して胸部と腹部を区分している。

▶肋骨

- 肋骨 costa は弓状に弯曲し、後方では椎骨と前方では胸骨と結合する。胸骨に結合する部分は軟骨からなり、肋軟骨 costal cartilage という。第1から第7の上位肋骨では、それぞれの肋軟骨が直接胸骨に結合するが、第8から第10肋骨ではそれぞれがすぐ上の肋軟骨と結合して合同の肋骨弓をなして胸骨に結合する。
- 肋軟骨は胸郭の可動性を増加させるとともに、外圧に対する緩衝装置として機能するが、肋骨は人体の骨のなかで最も骨折の多い骨である。
- 第11および12肋骨は胸骨に結合せず、遊離端をもって終わる。
- 上下の肋骨の間のすき間を肋間隙という。

▶胸骨

- 胸骨はネクタイの位置にある細長く扁平な骨であり、胸骨柄、胸骨体、剣状突起が区別される。
- 胸骨柄の外側には鎖骨と第1肋骨との関節が形成される。胸骨柄と胸骨体との境界を胸骨角とよび、いくぶん前方に隆起している。この胸骨角は体表から触れることができるが、ここに第2肋骨がつくので、肋骨の番号を数えるときの目安として重要である。
- 剣状突起とは胸骨の下端部で下方に突出した部分をいう。この部位は生体では多少くぼんでおり、いわゆるミゾオチとよばれる。

呼吸と胸郭

- 肋骨は後部の肋骨頭と肋骨結節の2か所で胸椎と関節をつくるため、肋骨が上方に引き上げられると胸郭が拡大し、引き下げられると胸郭は狭められる（図2-15）。このような肋骨の上下運動によって起こる胸郭の拡大と縮小は、おもに肋間隙の間を埋める肋間筋の収縮と弛緩によって調節されており、胸郭内にある肺が空気を吸い込んだり吐き出したりする。これが胸郭の呼吸運動である。外肋間筋の収縮は吸息（吸気）に、内肋間筋の収縮は呼息（呼気）を引き起す。

Nursing Eye　**胸骨穿刺**

　胸骨の骨髄は、赤色骨髄として成人になっても造血機能を持ち続けるため、しばしば骨髄組織を採取するときに用いられる。採取した骨髄組織を顕微鏡で観察することによって骨髄の造血機能の状態を調べることができる。

---

6 体幹と上肢をつなぐ骨

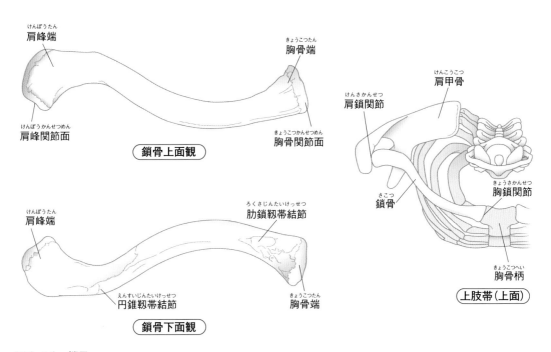

図2-16　鎖骨

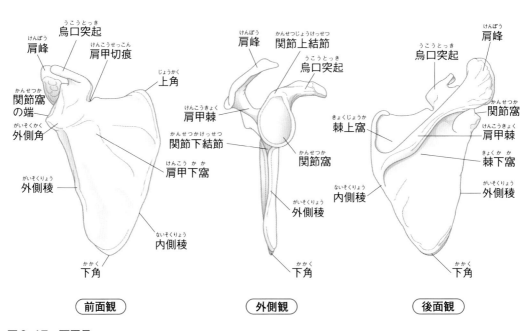

図2-17　肩甲骨

上肢帯の骨

- 体幹と自由上肢の間に介在して両者をつなぐ部分を上肢帯とよぶ。上肢帯の骨は、鎖骨と肩甲骨からなる。体幹をなす胸郭の上部を帯状に取り囲んでいることから、この部分を「帯」という。

▶鎖骨

- 頚部と胸部の境界にあり、ゆるくS字状にカーブした骨で、体表からも触れることができる。鎖骨 *clavicula* の内側端では胸骨柄と胸鎖関節を、外側端で肩甲骨の肩峰 *acromion* との間に肩鎖関節を形成する（図2-16）。

- 鎖骨の胸骨端は太くなっているが、肩峰端では上下に扁平であることから、両者を容易に識別することができる。鎖骨は、肩関節を体幹からの距離を一定に保持するとともに、肩関節の可動範囲を大きくしている。多くの動物では鎖骨を欠くため、これらの動物の肩関節の運動性は制限されている。鎖骨はその構造および位置的な特徴により、外圧を直接受けやすく、転倒などで肩や手をついた場合に骨折することが多い。

▶肩甲骨

- 胸郭の外側背面をおおう扁平な骨が肩甲骨 *scapula* である。肩甲骨の後面には肩甲棘とよばれる突起があり、その外側先端部を肩峰という（図2-17）。肩峰は鎖骨の外側端と関節結合することは先に述べた。肩甲骨の上外側には関節窩とよばれるくぼみがある。関節窩の上内側には指を曲げたような形の突起がみられ、これを烏口突起という。肩甲骨の上縁と烏口突起の基部との間には、肩甲切痕とよばれる小さな切れ込みがある。

- 関節窩は、上腕骨頭と肩関節をつくる。

- 肩甲骨や肩峰は体表からも触れることができて、とくに肩峰は上肢の長さを測定するとき、また筋肉内注射部位の選定の際の基準点となる。肩甲骨の前面は平滑で、胸郭の後部に面している。肩甲骨の可動性は大きく、上肢を水平より上にあげるときに重要な役割をしている。

▶肩関節

- 肩関節 *shoulder joint* は肩甲骨の関節窩と上腕骨頭との間にある球関節で、関節窩が浅く靱帯によるおおいも緩やかであるため、いろいろな関節のなかで最も可動性が大きい。したがって、脱臼を起こしやすい関節であることを理解すべきである。

- 肩甲骨の関節窩の周辺部には、関節唇とよばれる結合組織性の構造があり、関節窩のくぼみに深さを加えている。関節腔の上半を上腕二頭筋長頭の腱が貫いている。

Nursing Eye　関節の老化

　関節の老化は、関節軟骨の摩耗などによる変性が主たる原因となる。いわゆる変形性関節症は、慢性的な疼痛と運動障害を特徴とする。罹患部の疼痛は運動痛が主症状である。変形性関節症の進行を遅らせるためには、体重コントロールなど、関節への荷重を軽減することが有効である。また、症状に応じた適度の運動を行い血行の改善をはかり、関節運動にかかわる筋力の強化をはかることも大切である。とくに、温浴中の運動療法は有効とされている。

　罹患部に発赤や腫脹など炎症がみられる場合は、ある程度の安静を保持し、抗炎症剤の投与や冷罨法が行われる。

7 上肢の骨

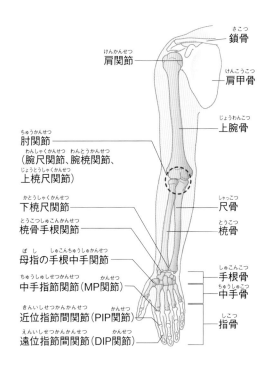

鎖骨 さこつ
肩関節 けんかんせつ
肩甲骨 けんこうこつ
上腕骨 じょうわんこつ
肘関節 ちゅうかんせつ
（腕尺関節 わんしゃくかんせつ、腕橈関節 わんとうかんせつ、
上橈尺関節 じょうとうしゃくかんせつ）
下橈尺関節 かとうしゃくかんせつ
橈骨手根関節 とうこつしゅこんかんせつ
母指の手根中手関節 ぼし しゅこんちゅうしゅかんせつ
中手指節関節（MP関節）ちゅうしゅしせつかんせつ
近位指節間関節（PIP関節）きんいしせつかんかんせつ
遠位指節間関節（DIP関節）えんいしせつかんかんせつ
尺骨 しゃっこつ
橈骨 とうこつ
手根骨 しゅこんこつ
中手骨 ちゅうしゅこつ
指骨 しこつ

図2-18 上肢の骨

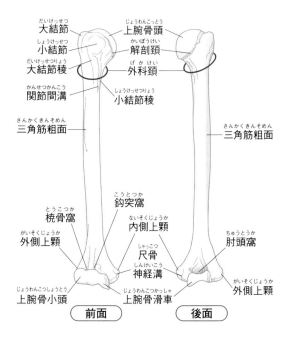

大結節 だいけっせつ
小結節 しょうけっせつ
大結節稜 だいけっせつりょう
関節間溝 かんせつかんこう
三角筋粗面 さんかくきんそめん
上腕骨頭 じょうわんこっとう
解剖頚 かいぼうけい
外科頚 げかけい
小結節稜 しょうけつせつりょう
三角筋粗面 さんかくきんそめん
橈骨窩 とうこつか
外側上顆 がいそくじょうか
尺骨神経溝 しゃっこつ しんけいこう
上腕骨小頭 じょうわんこつしょうとう
鈎突窩 こうとつか
内側上顆 ないそくじょうか
尺骨 しゃっこつ
上腕骨滑車 じょうわんこつかっしゃ
肘頭窩 ちゅうとうか
外側上顆 がいそくじょうか
前面
後面

図2-19 上腕骨（右側）

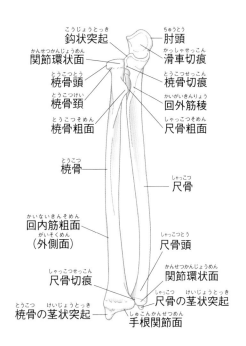

鈎状突起 こうじょうとっき
関節環状面 かんせつかんじょうめん
橈骨頭 とうこつとう
橈骨頚 とうこつけい
橈骨粗面 とうこつそめん
橈骨 とうこつ
回内筋粗面 かいないきんそめん
（外側面）がいそくめん
橈骨切痕 しゃっこつせっこん
橈骨の茎状突起 とうこつ けいじょうとっき
肘頭 ちゅうとう
滑車切痕 かっしゃせっこん
橈骨切痕 とうこつせっこん
回外筋稜 かいがいきんりょう
尺骨粗面 しゃっこつそめん
尺骨 しゃっこつ
尺骨頭 しゃっこつとう
関節環状面 かんせつかんじょうめん
尺骨の茎状突起 しゃっこつ けいじょうとっき
手根関節面 しゅこんかんせつめん

図2-20 前腕骨（橈骨・尺骨、右側前面）

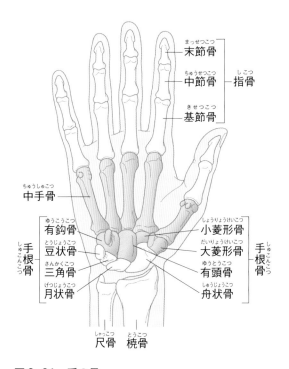

末節骨 まっせつこつ
中節骨 ちゅうせつこつ
基節骨 きせつこつ
指骨 しこつ
中手骨 ちゅうしゅこつ
有鈎骨 ゆうこうこつ
豆状骨 とうじょうこつ
三角骨 さんかくこつ
月状骨 げつじょうこつ
手根骨 しゅこんこつ
小菱形骨 しょうりょうけいこつ
大菱形骨 だいりょうけいこつ
有頭骨 ゆうとうこつ
舟状骨 しゅうじょうこつ
手根骨 しゅこんこつ
尺骨 しゃっこつ
橈骨 とうこつ

図2-21 手の骨

上肢の骨

- 自由上肢の肩と肘の間を上腕、肘から手首の間を前腕とよび、上腕には上腕骨、前腕には橈骨と尺骨がある（図2-18）。また、手は手根、中手、指を区別し、手根部には8個の小さな手根骨があり4個ずつ2列に並び、互いに靱帯で結ばれている。中手骨は5本の細長い骨からなる。指をつくる指骨は基節骨、中節骨、末節骨の3個からなる。ただし、母指は中節骨を欠く。

▶上腕の骨

- 上腕骨*humerus*の先端は上腕骨頭とよばれ、肩甲骨の関節窩と肩関節をつくる。上腕骨頭とその他の骨端部との境界には溝のような深いくびれがあり、この部位を解剖頚とよぶ。骨端の外側部には大結節、その前には小結節があり、その間に結節間溝がある。この結節間溝を上腕二頭筋長頭の腱が通る。
- 上骨端部の終わりの部分がわずかにくびれているが、この部分を外科頚とよぶ。
- 上腕骨の下端部後面には肘頭窩とよばれる深いくぼみがみられる（図2-19）。上腕骨下端部には内側上顆と外側上顆とよばれる骨の突出がみられる。

▶前腕の骨

- 前腕には平行に走る橈骨*radius*と尺骨*ulna*がある（図2-20）。橈骨は前腕の外側すなわち母指側にあって、上部が細く下部が太い。橈骨頭とよばれる上端部には、環状の関節面がある。この関節の回旋運動により橈骨の下端は尺骨のまわりを回転する。
- 尺骨は前腕の内側にあり、上部が太く下部は細い。上端部には深い切れ込みがあり、ここに上腕骨の下端部がはまりこみ肘関節をつくる。尺骨上端部の後方を肘頭とよび、肘をつく部位がここである。

▶肘関節

- 肘関節*elbow joint*は上腕骨、橈骨、尺骨の間に形成され、腕尺関節、腕橈関節、上橈尺関節からなる。これらの関節が1つの関節包で包まれて、共通の関節腔をつくるため、まとめて肘関節と総称される。肘関節での運動は、主に腕尺関節で行われ、蝶番関節としての肘の屈伸運動である。

▶手根骨と指の骨

- 8個ある手根骨は、4個ずつ2列に並んだ小さな骨で、橈骨の下端との間に橈骨手根関節をつくる（図2-21）。
- 近位には舟状骨、月状骨、三角骨、豆状骨があり、遠位には大菱形骨、小菱形骨、有頭骨、有鈎骨がある。
- 個々の手根骨の間にも関節がつくられるが、靱帯でしっかり結ばれているため運動性は乏しい。
- 5本の中手骨は手のひらの部分にある。
- 手の指は上記のとおり母指が中節骨を欠くが、他の指は基節骨、中節骨、末節骨の3つからなる。

8 体幹と下肢をつなぐ骨・骨盤をつくる骨

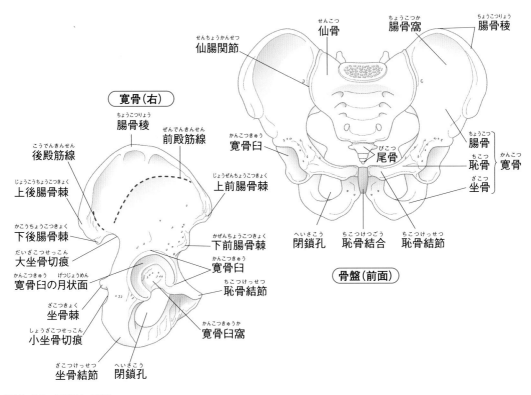

寛骨（右）

腸骨稜（ちょうこつりょう）
前殿筋線（ぜんでんきんせん）
後殿筋線（こうでんきんせん）
上後腸骨棘（じょうこうちょうこつきょく）
下後腸骨棘（かこうちょうこつきょく）
大坐骨切痕（だいざこつせっこん）
寛骨臼の月状面（かんこつきゅう げつじょうめん）
坐骨棘（ざこつきょく）
小坐骨切痕（しょうざこつせっこん）
坐骨結節（ざこつけっせつ）
閉鎖孔（へいさこう）
上前腸骨棘（じょうぜんちょうこつきょく）
下前腸骨棘（かぜんちょうこつきょく）
寛骨臼（かんこつきゅう）
恥骨結節（ちこつけっせつ）
寛骨臼窩（かんこつきゅうか）

仙腸関節（せんちょうかんせつ）
仙骨（せんこつ）
腸骨窩（ちょうこつか）
腸骨稜（ちょうこつりょう）
寛骨臼（かんこつきゅう）
尾骨（びこつ）
腸骨（ちょうこつ）
恥骨（ちこつ）
坐骨（ざこつ）
寛骨（かんこつ）
閉鎖孔（へいさこう）
恥骨結合（ちこつけつごう）
恥骨結節（ちこつけっせつ）

骨盤（前面）

図2-22　寛骨と骨盤

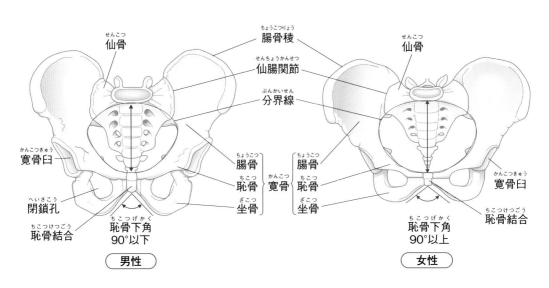

仙骨（せんこつ）
腸骨稜（ちょうこつりょう）
仙腸関節（せんちょうかんせつ）
分界線（ぶんかいせん）
仙骨（せんこつ）
寛骨臼（かんこつきゅう）
腸骨（ちょうこつ）
恥骨（ちこつ）
坐骨（ざこつ）
寛骨（かんこつ）
閉鎖孔（へいさこう）
恥骨結合（ちこつけつごう）
恥骨下角（ちこつげかく）90°以下
腸骨（ちょうこつ）
恥骨（ちこつ）
坐骨（ざこつ）
寛骨臼（かんこつきゅう）
恥骨結合（ちこつけつごう）
恥骨下角（ちこつげかく）90°以上

男性　　　女性

図2-23　骨盤の性差

下肢帯の骨

- ヒトは直立二足歩行するため、下肢の骨格は上肢の骨にくらべて全体的に大きく頑丈にできている。上肢と同様、体幹と下肢をつなぐ部位を下肢帯とよび、寛骨が体幹と自由下肢骨とを連結している。左右一対の寛骨は後内側で仙骨と連結し、骨盤 pelvis を形成している。寛骨 coxal bone は腸骨 ilium bone、恥骨 pubic bone、坐骨 ischial bone の3個の骨からなり、幼少児期に軟骨であるが、思春期のころに骨化と骨癒合が起こり、1個の寛骨をつくる（図2-22）。寛骨の外面には寛骨臼とよぶ深いくぼみがあり、ここに大腿骨頭がはまりこんで股関節 hip joint を形成する。

- 股関節は代表的な球関節である。関節包は寛骨臼の周縁から起こって大腿骨頸につき、腸骨大腿靱帯などいくつかの靱帯によって補強されている。

- 腸骨は大きく広がった部分に腸をのせていることが、その名称の由来である。また、腸骨は後内側方で仙骨の外側面にある耳状面との間に仙腸関節を形成する。腸骨の上縁を腸骨稜とよび、腰部の皮下に、その全体を触れることができる。腸骨稜の前端部を上前腸骨棘とよぶ。

- 坐骨は寛骨の後下部を占め、その下端部が厚みを増して坐骨結節をつくる。椅子に座ると上半身の体重を左右の坐骨結節で支えることになる。

- 恥骨は寛骨の前下部を占め、左右の恥骨が正中で結合する。ここが恥骨結合である。

骨盤をつくる骨

- 骨盤は左右の寛骨、第5腰椎、仙骨および尾骨からなり、底のぬけた、すり鉢状の骨格をなす。

- 仙骨の上部は前方に突出しており、ここを岬角 promontorium とよぶ。岬角から骨盤の内面を前方に向かって伸びる曲線を分界線とよび、分界線より上方を大骨盤、下方を小骨盤に区分する。また、分界線に囲まれた平面を骨盤上口とよび、小骨盤の出口を骨盤下口とよぶ。

- 骨盤は全骨格のなかで、最も性差の著しいことで知られる。一般に骨盤腔の口径は女性のほうが大きい（図2-23）。また、左右の恥骨が正中部で恥骨結合をつくるが、その下の恥骨下角の開き角は、男性が60度前後であるのに対して、女性では90度以上とされる。

....

Nursing Eye

骨盤の計測

　女性の骨盤では、子宮で胎児が成長し分娩時には産道となるため、骨盤の大きさは分娩と関係深い。そのため骨盤の大きさを計測する意味がある。一般に、骨盤上口は左右に長く前後に短いが、骨盤下口は左右が短く前後に長い。

　骨盤の計測線として、前後の長さを示す前後径、左右の横径、対角線方向の斜径などがあるが、臨床的に最も重要なものは、岬角から恥骨結合の後面を結ぶ真結合線である（図2-24）。

　胎児の頭は前後に長いため、骨盤上口では頭を横位に向けている。また、胎児は骨盤腔を通過する間に頭を回転し、前後方向に向きを変える。したがって、骨盤の上口、下口が胎児の頭より小さいと分娩は困難となる。これを狭骨盤という。

先天性股関節脱臼

　先天的に寛骨の関節窩（寛骨臼）が浅いために、関節が外れて脱臼が起こる。乳幼児、とくに女児に多くみられる。

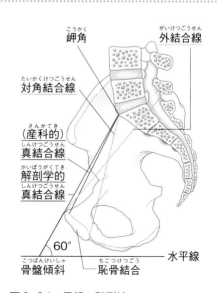

図2-24　骨盤の計測線

（岬角、外結合線、対角結合線、（産科的）真結合線、解剖学的真結合線、60°、骨盤傾斜、恥骨結合、水平線）

9 下肢の骨

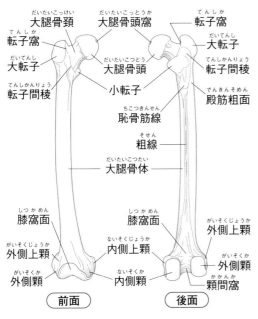

図2-25　大腿骨（右側）

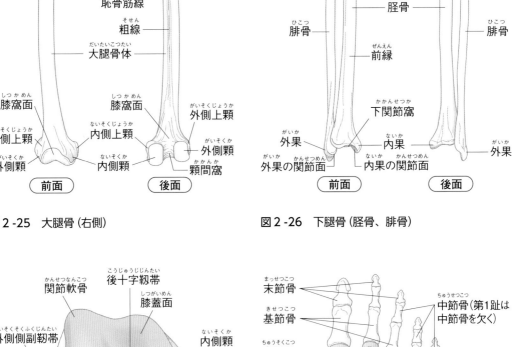

図2-26　下腿骨（脛骨、腓骨）

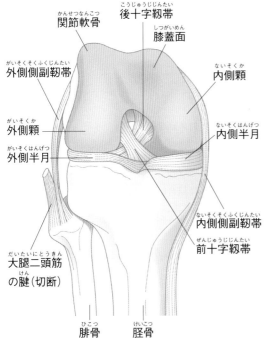

図2-27　膝関節（右前面・屈曲）

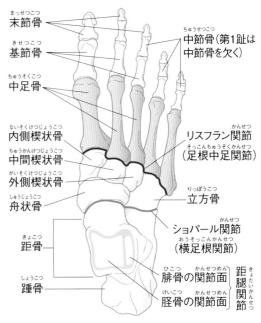

図2-28　足の骨

下肢の骨

▶大腿の骨

● 大腿部には人体で最も長く大きな**大腿骨**femurがある（図2-25）。大腿骨の長さは、およそ身長の1／4を占めるといわれる。大腿骨の上端には大腿骨頭があり、その下方にはいくぶん細い大腿骨頸がある。

● 大腿骨頸のすぐ下には、外側に向かって大転子とよぶ大きな突出がある。また、前内側には小転子とよばれる小さな突出がある。

● 大腿骨の下端部は太く、内側顆、外側顆がつくられる。内側顆と外側顆の上方にそれぞれ内側上顆、外側上顆とよばれる骨突出部があり、体表から触れることができる。

▶下腿の骨

● 下腿は**脛骨**tibiaと**腓骨**fibulaからなる（図2-26）。

● 脛骨は、下腿の内側すなわち母指側にある太い骨である。上端部には内外両側に浅いくぼみがあり、大腿骨下端のそれぞれ内側顆、外側顆の関節面となり、膝関節を形成する。脛骨の前縁と前内側面は全長にわたり皮下に触れ、前縁にものをぶつけた場合には激しい痛みを感じる「弁慶の泣きどころ」といわれる部位である。下端部は内側に突出し、内果すなわちウチクルブシを形成する。

● 腓骨は、脛骨の外側に位置する細長い骨である。上端は腓骨頭とよばれ、膝の外側下方で皮下に触れる。下端部は外側に外果とよばれる突出部がある。

● 腓骨の下端は脛骨の下端とともに、足根骨のひとつである距骨に対する関節窩をなし、関節をつくる。

● 脛骨の内果と腓骨の外果は、それぞれ内外のクルブシとして皮下に触れ、褥瘡の好発部位となる。

▶膝関節

● **膝関節**knee jointは大腿骨の下端と脛骨の上端、および**膝蓋骨**patellaの間にある（図2-27）。関節包は大腿骨下端の周縁から起こって脛骨上端の周縁につくが、その他、内側側副靱帯、外側側副靱帯をはじめ、多くの靱帯によって補強されている。

● 関節腔内には、前十字靱帯、後十字靱帯を合わせて十字靱帯とよばれる互いに交叉する関節内靱帯がある。

● また、関節内には半月状の関節板である関節半月（内側半月、外側半月）がつくられ、浅い関節窩に深さを与えている。

▶足の骨

● 足は手と同様に足根、中足、指に分けられ、それぞれ足根骨、中足骨、趾骨からなる（図2-28）。

● 足根骨は7個からなり、下腿の脛骨と腓骨との関節をつくる距骨や、踵をつくる踵骨などがある。踵骨はアキレス腱が停止する踵の後方に突き出た骨である。

● 手の指と同様、5本の中足骨がある。足の指をつくる趾骨は手の指にくらべて短い。

● 足根骨の間にある関節のうち、踵骨と立方骨の間、距骨と舟状骨の間の関節をあわせたものをショパール関節とよぶ。また、3個の楔状骨と立方骨はそれぞれ中足骨と足根中足関節をつくるが、これが別名リスフラン関節とよばれるものである。

問1　骨について正しいのはどれか。

(第103回、2014年)

1．リンの貯蔵場所である。

2．骨髄で骨の形成が行われる。

3．骨芽細胞によって骨の吸収が行われる。

4．カルシトニンによって骨からカルシウムが放出される。

問2　骨で正しいのはどれか。

(第96回、2007年)

1．骨芽細胞は骨の吸収を行う。

2．カルシトニンは骨の破壊を促す。

3．長管骨の成長は骨膜で行われる。

4．血清カルシウム値の調節に関わる。

問3　関節滑膜で正しいのはどれか。

(第91回、2002年)

a．関節液は滑膜細胞から分泌される。

b．滑膜の炎症によって関節液が減少する。

c．変形性関節症では滑膜が消失する。

d．慢性関節リウマチでは滑膜細胞が増生する。

　　1．a、b　2．a、d　3．b、c　4．c、d

問4　車軸関節はどれか。2つ選べ。

(第107回 、2018年)

1．正中環軸関節

2．腕尺関節

3．上橈尺関節

4．指節間関節

5．顎関節

問5　球関節はどれか。　(第109回、2020年)

1．肩関節

2．膝関節

3．下橈尺関節

4．手根中手関節

問6　脊柱で正しいのはどれか。

(第90回、2001年)

1．頭蓋骨の回旋運動は環軸関節による。

2．椎体の関節は横突起にある。

3．椎間板は上下の関節突起の間にある。

4．構築性側弯は一過性の姿勢異常である。

問7　前腕の図を示す。矢印で示す骨がどれか。

(第99回、2010年)

1．腓骨

2．橈骨

3．脛骨

4．尺骨

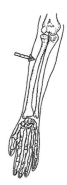

問8　成人の骨格で線維軟骨結合があるのはどれか。

(第109回、2020年)

1．頭蓋冠

2．脊　柱

3．寛　骨

4．仙　骨

問9　肩峰があるのはどれか。

(第111回、2022年)

1．鎖　骨

2．胸骨柄

3．肩甲棘

4．上腕骨

5．烏口突起

▶解答

問1　1　問2　4　問3　2　問4　1、5　問5　1　問6　1　問7　2　問8　2　問9　3

chapter **III**

筋系

　ヒトの身体にみられる筋は骨格筋、心筋、平滑筋の3種類に分けられるが、ここで扱うのは一般的に筋肉とよばれる骨格筋のことである。

　骨格筋の総重量は体重の約半分を占める。骨格筋は主に骨についており、顕微鏡で観察すると横紋がみられるため横紋筋ともよばれ、また、自分の意志で調節できるため随意筋ともよばれる。

　骨格筋は、骨格と協動して身体に運動性をもたらすが、収縮することによって熱を産生するため、体温の保持にも重要な役割を果たしている。

本章の到達目標

1 骨格筋の起始と停止について説明できる。

2 頭部の筋を機能的に2群に分類し、それぞれの筋の具体的名称と支配する神経について説明できる。

3 浅背筋と固有背筋の性質の違いを支配神経の違いをもとに説明できる。

4 呼吸にかかわる筋群について説明できる。

5 腹圧の調節にかかわる腹壁の筋群の構築について説明できる。

6 腹直筋鞘について説明できる。

7 横隔膜の働きと、起始・停止、貫通する構造物、支配する神経について説明できる。

8 鼠径靱帯について説明できる。

9 鼠径管と鼠径ヘルニアについて説明できる。

10 上肢の筋を伸筋群と屈筋群に分類し、それぞれの主要な筋の支配神経と、その神経麻痺によってもたらされる変化を説明できる。

11 下肢の筋群を機能的に分類し、主要な筋の支配神経を説明できる。

Ⅲ 筋系

1 骨格筋

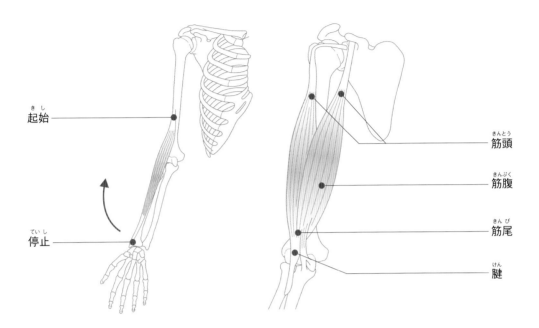

図3-1　骨格筋の起始と停止

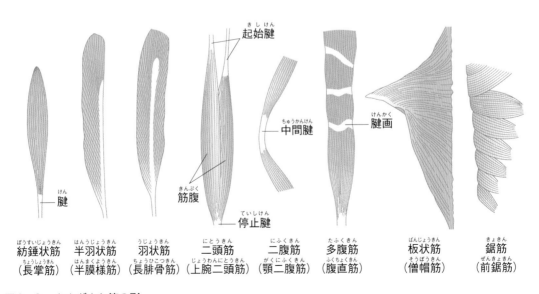

| 紡錘状筋
（長掌筋） | 半羽状筋
（半膜様筋） | 羽状筋
（長腓骨筋） | 二頭筋
（上腕二頭筋） | 二腹筋
（顎二腹筋） | 多腹筋
（腹直筋） | 板状筋
（僧帽筋） | 鋸筋
（前鋸筋） |

図3-2　さまざまな筋の形

骨格筋

- 骨格筋 skeletal muscle は、たいていの場合、関節を間にはさんで骨と骨とを結び、人体に運動をもたらす随意性の筋である。しかし、顔面にある表情筋、尿道や肛門周囲にある骨格筋性の括約筋などは、必ずしも骨と骨を結んではいない。

- 個々の骨格筋はさまざまな形をしているが、一般に中央の太い部分を筋腹とよび、筋の両端は細いか、あるいは薄い丈夫な腱となって骨に結合している。

- 筋腹には骨格筋細胞が集合しており、細胞内にはアクチンフィラメントやミオシンフィラメントなどの収縮性線維タンパクが規則的に配列し、特有の横紋がみられる。骨格筋の筋線維はすべて横紋筋である。一方、腱には多量の膠原線維が密に配列している。

- 手や足の指を屈伸させる筋の結合部では長い腱が形成されるが、これらの腱は腱鞘とよばれる鞘状の膜に取り囲まれている。

- 筋が2つの骨と結合するとき、体幹あるいは身体の中心に近い結合部を骨格筋の起始とよび、からだの中心から遠い結合部を停止とよぶ(図3-1)。一般に骨格筋の停止部は起始部よりも運動性が大きい。

▶筋の形

- 全身の骨格筋は、その形状によって紡錘形をした紡錘状筋、筋頭が2つある二頭筋、3つの筋頭をもつ三頭筋などと名付けられている。このほか、筋の中央部に腱をもつ二腹筋、鋸の歯のようなギザギザをつくる鋸筋などの名称がある(図3-2)。

▶赤筋と白筋

- 骨格筋はしばしば赤筋、白筋、その中間型の中間筋に分類される。赤筋 red muscle は筋線維に含まれるミオグロビンを多く含む。赤筋はまた、持続性のある収縮力をもち、疲労しにくい骨格筋である。一方、白筋 white muscle はミオグロビンの含有量が少なく、すばやく収縮するが疲労しやすい。収縮の速さの違いから、赤筋は遅筋、白筋は速筋ともよばれる。

筋の廃用性萎縮

- 骨格筋を支配する運動神経の障害などによって筋を長期間使わないでいると、筋が萎縮して細くなり、収縮力も低下する。1週間程度の臥床によって筋力が20%も低下するといわれる。

Nursing Eye

肉ばなれ
　激しい運動を行うとき、骨格筋の急激で瞬間的な収縮によって筋膜や筋線維束が部分的に断裂することがある。これが肉ばなれである。

筋の肥大と萎縮
　激しい運動を継続すると筋は太くなり、収縮力も増大する。これが活動性肥大である。これに対し、長期臥床や運動麻痺などにより筋が収縮できない状態が継続すると、筋は萎縮し、収縮力も低下する。このように、骨格筋を萎縮させないためには絶えず活動させている(骨格筋を動かしている)ことが大切である。

---

2 頭部の筋

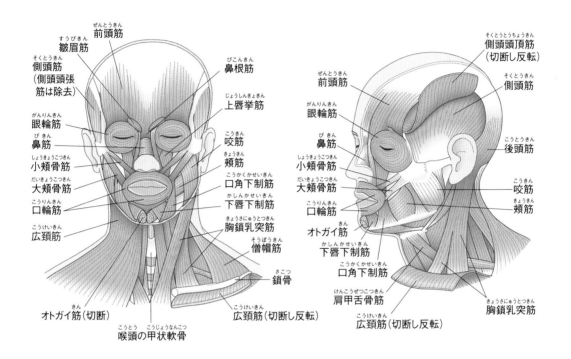

図3-3　頭頚部の筋

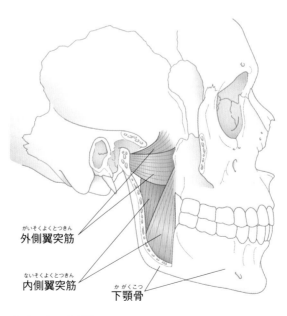

図3-4　咀嚼筋

頭部の筋

- 頭部の筋は顔面の皮下にある**顔面筋**（または**表情筋**）と、顎関節の運動にかかわる**咀嚼筋**とに分けられる。ヒトの顔面筋はとくに発達し、顔面の皮膚を微妙に変化させることにより感情表現を行う。このことから、顔面の皮膚を動かす筋のことを表情筋とよぶ。

▶ 表情筋

- 骨格筋は通常、骨と骨とを結んでいることは前述したが、この表情筋は少なくともその一端（起始部）が皮膚についているため**皮筋**ともよばれ、ヒトの喜怒哀楽を表現するのに役立っている。

- 表情筋には、眉毛を引き上げたり、額にしわを寄せたりする**前頭筋**、眼瞼を閉じる働きをする**眼輪筋**、口の周囲を取り囲んで口をすぼめる**口輪筋**がある（図3-3）。頬の粘膜につく**頬筋**は、収縮することにより口腔内圧を高め、飲み物を吸い込むために重要な表情筋である。頬筋の表層には**頬脂肪体**とよばれる脂肪組織が集合して、子どもの頬に丸みをつくる。また、顎から頸にかけて広く分布する**広頸筋**は、頸部の皮膚に縦に走るしわをつくる。

- これらの表情筋はすべて第7脳神経である**顔面神経**の支配を受ける。

▶ 咀嚼筋

- 咀嚼筋は顎関節を介して下顎骨を引き上げる筋であり、口腔内の食物を咀嚼する際に重要な働きをしている（図3-4）。咀嚼筋は、**側頭筋**、**咬筋**、**内側翼突筋**、**外側翼突筋**からなる。

- 奥歯を強く噛みしめると、側頭筋や咬筋が固くなるのが体表からも触れる。

- 側頭筋は側頭にある扇形の筋で、頭蓋の側面から起こり、下顎骨の筋突起に停止する。咬筋は頬骨弓から起こって下顎骨に停止する。

- 内側および外側翼突筋は下顎骨の裏側にある骨格筋で、前者は下顎を引き上げ、後者は下顎を前方に引く働きをする。咀嚼筋は第5脳神経である**三叉神経の第3枝**（下顎神経）の支配を受ける。

Nursing Eye　顔面神経麻痺

　表情筋を支配する顔面神経は第7番目の脳神経である。この神経が麻痺を起こすと、自分の感情を表現できなくなるなど、表情に特有の変化がみられる。

　眼輪筋が麻痺すると、瞼を閉じることができなくなり、口輪筋の麻痺では口をうまく閉じることができなくなるため、話し言葉がはっきりせず、食べ物や飲み物をこぼしたり、よだれを垂らしたり、嚥下にも影響を及ぼすことになる。

---

3 体幹の筋①

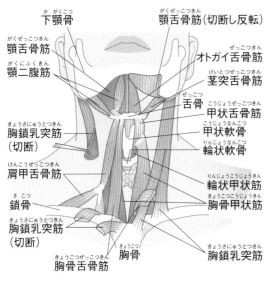

下顎骨（かがくこつ）
顎舌骨筋（がくぜっこつきん）
顎二腹筋（がくにふくきん）
顎舌骨筋（がくぜっこつきん）（切断し反転）
オトガイ舌骨筋
茎突舌骨筋（けいとつぜっこつきん）
舌骨（ぜっこつ）
甲状舌骨筋（こうじょうぜっこつきん）
胸鎖乳突筋（きょうさにゅうとつきん）（切断）
甲状軟骨（こうじょうなんこつ）
輪状軟骨（りんじょうなんこつ）
肩甲舌骨筋（けんこうぜっこつきん）
輪状甲状筋（りんじょうこうじょうきん）
鎖骨（さこつ）
胸骨甲状筋（きょうこつこうじょうきん）
胸鎖乳突筋（きょうさにゅうとつきん）（切断）
胸骨（きょうこつ）
胸骨舌骨筋（きょうこつぜっこつきん）
胸鎖乳突筋（きょうさにゅうとつきん）

図3-5 頚部の筋

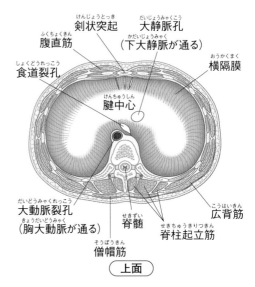

剣状突起（けんじょうとっき）
腹直筋（ふくちょくきん）
大静脈孔（だいじょうみゃくこう）（下大静脈が通る）（かだいじょうみゃく）
食道裂孔（しょくどうれっこう）
横隔膜（おうかくまく）
腱中心（けんちゅうしん）
大動脈裂孔（だいどうみゃくれっこう）（胸大動脈が通る）（きょうだいどうみゃく）
広背筋（こうはいきん）
脊髄（せきずい）
脊柱起立筋（せきちゅうきりつきん）
僧帽筋（そうぼうきん）

（上面）

図3-6 横隔膜

（浅層）　　　　　　　　　　　　　　　　　（深層）

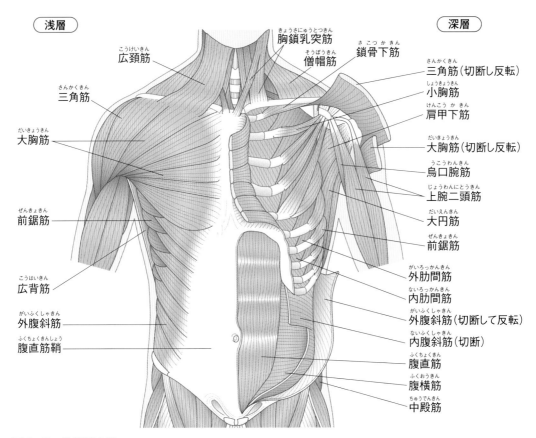

胸鎖乳突筋（きょうさにゅうとつきん）
鎖骨下筋（さこつかきん）
広頚筋（こうけいきん）
僧帽筋（そうぼうきん）
三角筋（さんかくきん）（切断し反転）
三角筋（さんかくきん）
小胸筋（しょうきょうきん）
肩甲下筋（けんこうかきん）
大胸筋（だいきょうきん）
大胸筋（だいきょうきん）（切断し反転）
烏口腕筋（うこうわんきん）
上腕二頭筋（じょうわんにとうきん）
前鋸筋（ぜんきょきん）
大円筋（だいえんきん）
前鋸筋（ぜんきょきん）
外肋間筋（がいろっかんきん）
内肋間筋（ないろっかんきん）
広背筋（こうはいきん）
外腹斜筋（がいふくしゃきん）（切断して反転）
外腹斜筋（がいふくしゃきん）
内腹斜筋（ないふくしゃきん）（切断）
腹直筋鞘（ふくちょくきんしょう）
腹直筋（ふくちょくきん）
腹横筋（ふくおうきん）
中殿筋（ちゅうでんきん）

図3-7 胸腹部の筋

頚部の筋(図3-5)

- 胸鎖乳突筋は、その名が示すように胸骨と鎖骨から起こり、後上方に向かい耳の後に触れる乳様突起につく筋である。この筋の左右いずれかが収縮すると頭部は斜めに傾く。

- 前頚部には、下顎を下方に引き、嚥下の際に喉頭を上下に動かす働きをする舌骨筋群がある。この筋群は舌骨との位置関係から、舌骨上筋群と舌骨下筋群に分けられる。

- 頚部の外側には、頚椎の横突起から起こり、第1、2肋骨に停止する斜角筋群があり、前・中・後斜角筋の3つからなる。

横隔膜

- 横隔膜 diaphragm は胸腔と腹腔とを分ける膜状の構造であるが、骨格筋を含み、収縮能力をもつことから呼吸筋として重要な働きをする(図3-6)。横隔膜は、上位の腰椎、下位の肋骨および胸骨の剣状突起から起こり、胸腔に向かいドーム状に盛りあがり、中央部の腱様化した腱中心に停止する。横隔膜が収縮するとドーム状の高まりが平坦になるため、胸腔が拡大し吸気が起こる。横隔膜を貫く下大静脈、食道、大動脈は、それぞれ大静脈孔、食道裂孔、大動脈裂孔を通過する。

- 胸腔が広げられると、それだけ腹腔が狭くなるため腹壁が前方に膨らむ。このように、横隔膜の収縮と弛緩によって呼吸が起こると同時に腹壁も動くため、横隔膜による呼吸は腹式呼吸 abdominal breathing とよばれる。

- 横隔膜の運動性を調節する神経は横隔神経とよばれ、頚部の脊髄頚髄から起こり、心臓と肺の間を下行し横隔膜に至る。

胸部の筋

- 胸部の前部および外側部には、浅層にあって、体表から触れる大胸筋と、その下の小胸筋がある(図3-7)。大胸筋は幅広く鎖骨と胸骨から起こり、上外方に向かって細くまとめられて上腕骨の上部に停止する。

- 前鋸筋は第1から第9肋骨の広い範囲から起こり、胸郭を外側から後方に向かい肩甲骨の内側縁に停止する。この筋は、肩甲骨を胸郭に沿って前に引き、上方に回転させる働きをする。

- また、肋骨と肋骨の間(肋間隙)にも内外2層の肋間筋がある。表層にある外肋間筋は肋骨の外上方から内下方に向けて斜めに走り、その下層にある内肋間筋は後下方から前上方に向けて直交する。外肋間筋の収縮により、胸郭が前後、左右に拡大し、胸郭内部にある肺も拡大するため空気が吸い込まれる。これが吸気(吸息)である。一方、内肋間筋の収縮により胸郭が引き下げられると、肺が縮小し空気を吐き出す。これを呼気(呼息)とよぶ(p.36、図2-15参照)。

- このように肋間筋は呼吸筋として働くが、この筋の収縮により行われる呼吸が胸式呼吸 thoracic breathing である。

- 上述した大胸筋や前鋸筋も肋骨についているため、呼吸運動の補助筋としても機能する。深呼吸をする際に、無意識に左右の上腕をあげるのはこのためである。

3 体幹の筋②

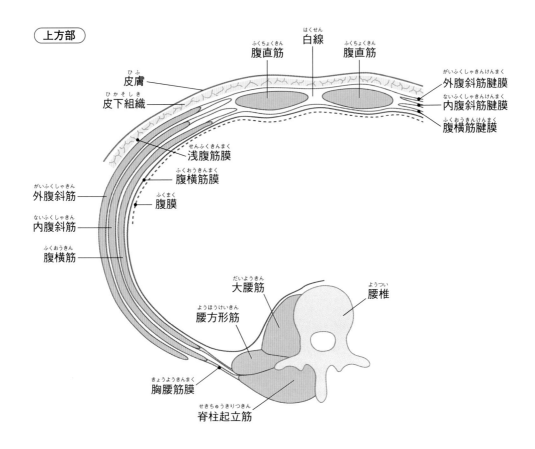

上方部

- 白線（はくせん）
- 腹直筋（ふくちょくきん）
- 皮膚（ひふ）
- 皮下組織（ひかそしき）
- 外腹斜筋腱膜（がいふくしゃきんけんまく）
- 内腹斜筋腱膜（ないふくしゃきんけんまく）
- 腹横筋腱膜（ふくおうきんけんまく）
- 浅腹筋膜（せんふくきんまく）
- 腹横筋膜（ふくおうきんまく）
- 外腹斜筋（がいふくしゃきん）
- 腹膜（ふくまく）
- 内腹斜筋（ないふくしゃきん）
- 腹横筋（ふくおうきん）
- 大腰筋（だいようきん）
- 腰椎（ようつい）
- 腰方形筋（ようほうけいきん）
- 胸腰筋膜（きょうようきんまく）
- 脊柱起立筋（せきちゅうきりつきん）

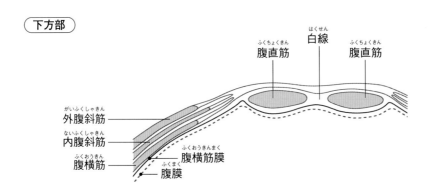

下方部

- 白線（はくせん）
- 腹直筋（ふくちょくきん）
- 腹直筋（ふくちょくきん）
- 外腹斜筋（がいふくしゃきん）
- 内腹斜筋（ないふくしゃきん）
- 腹横筋膜（ふくおうきんまく）
- 腹横筋（ふくおうきん）
- 腹膜（ふくまく）

図3-8　腹直筋鞘

腹部の筋

- 腹壁をつくる筋群として、腹直筋、外腹斜筋、内腹斜筋、腹横筋がある。
- 腹直筋は腹部の前面を縦に走る細長い筋であり、胸骨下端の剣状突起および下位肋骨の軟骨部と、恥骨結節の上縁を結んでいる。腹直筋は正中を走る白線を間にはさみ、筋の途中に3から4個の腱様化した腱画をつくる（図3-6参照）。また、この腹直筋は腹直筋鞘とよばれる厚い鞘状の腱膜によって包まれる（図3-8）。
- 側腹、いわゆる「わきばら」の筋は3層からなる。最外層をなす外腹斜筋は第5から第12肋骨に起始をもち、外側上方から内側下方に斜めに走り腱膜となって腹直筋鞘をつくる。その深部にある内腹斜筋は、外腹斜筋と直交するように内側上方から外側下方に走る。内腹斜筋の深部にある腹横筋とあわせ、これらの3層の筋は腱膜となり、腹直筋鞘をつくって腹直筋を前後から包み、正中で白線をつくることは前述した。
- これらの筋群は、腰部で身体をねじるときに重要な働きをするが、横隔膜とともに排尿や排便の際に腹圧を上昇させるのに役立っている。

鼠径靱帯と鼠径管

- 外腹斜筋の停止部の下縁が腱膜となり、上前腸骨棘と恥骨結合の間を結んでいる。これが鼠径靱帯 inguinal ligamentである。この構造が腹部と大腿部を解剖学的に区分している。
- 鼠径靱帯の上方には、後外側から前内側に向かって鼠径管 inguinal canalがある。この管のなかを、男性では精管を含む精索 spermatic cord、女性では子宮円索 round ligamentが通る。

Nursing Eye

腹壁の筋と腹圧

　腹直筋は体幹を前屈させるときにはたらくが、外・内腹斜筋や腹横筋は体幹をねじる働きをする。また、これらの筋群は横隔膜と協調して腹壁を緊張させ、腹圧を高める働きをもつため、排便、排尿、嘔吐、分娩などの際の「いきみ（努責）」に重要な役割を担う。

臍ヘルニア

　腹部の正中にみられる白線には、臍のところに臍輪とよばれる臍帯が通ったあとがある。臍輪は出生後まもなく閉じるが、乳児では腹圧に対する抵抗が弱いため、腹腔の消化管の一部がはみ出すことがある。これが臍ヘルニアである。

鼠径ヘルニア

　精管を含む精索が通る鼠径管は腹圧に対して抵抗力が弱いため、この部分に消化管の一部が押し出されることがある。これが鼠径ヘルニア（脱腸）であり、女児より男児に多く陰嚢がふくれる。

III 筋系

4 背部の筋

浅層

深層

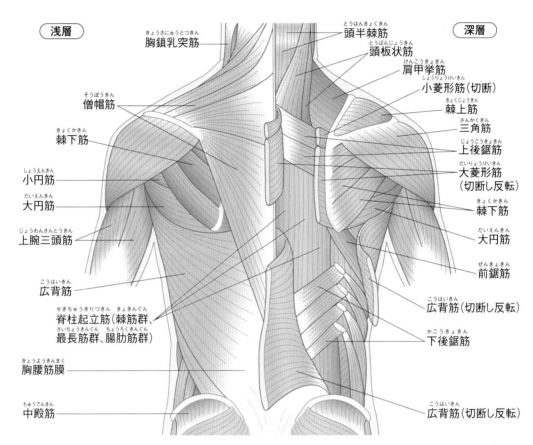

胸鎖乳突筋（きょうさにゅうとつきん）

頭半棘筋（とうはんきょくきん）
頭板状筋（とうばんじょうきん）
肩甲挙筋（けんこうきょきん）
小菱形筋（切断）（しょうりょうけいきん）
棘上筋（きょくじょうきん）
三角筋（さんかくきん）
上後鋸筋（じょうこうきょきん）
大菱形筋（切断し反転）（だいりょうけいきん）
棘下筋（きょくかきん）
大円筋（だいえんきん）
前鋸筋（ぜんきょきん）
広背筋（切断し反転）（こうはいきん）
下後鋸筋（かこうきょきん）

僧帽筋（そうぼうきん）
棘下筋（きょくかきん）
小円筋（しょうえんきん）
大円筋（だいえんきん）
上腕三頭筋（じょうわんさんとうきん）
広背筋（こうはいきん）
脊柱起立筋（棘筋群、最長筋群、腸肋筋群）（せきちゅうきりつきん きょきんぐん さいちょうきんぐん ちょうろくきんぐん）
胸腰筋膜（きょうようきんまく）
中殿筋（ちゅうでんきん）

広背筋（切断し反転）（こうはいきん）

図3-9　背部の筋

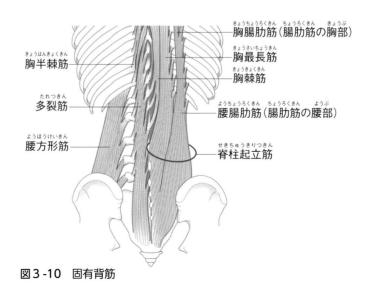

胸腸肋筋（腸肋筋の胸部）（きょうちょうろくきん ちょうろくきん きょうぶ）
胸最長筋（きょうさいちょうきん）
胸棘筋（きょうきょくきん）
腰腸肋筋（腸肋筋の腰部）（ようちょうろくきん ちょうろくきん ようぶ）
脊柱起立筋（せきちゅうきりつきん）

胸半棘筋（きょうはんきょくきん）
多裂筋（たれつきん）
腰方形筋（ようほうけいきん）

図3-10　固有背筋

背部の筋

- 背部には、後頭部から腰部におよぶ多くの筋群がみられる（図3-9）。これらの筋は、浅背筋群_{せんはいきんぐん}と深背筋群_{しんはいきんぐん}とに分けられる。

▶浅背筋群

- 背部の浅層にあって主に脊柱から起こるが、上肢帯_{じょうしたい}の骨や上腕骨_{じょうわんこつ}に停止して上肢の運動にかかわる。

- 背中には大きな僧帽筋_{そうぼうきん}がある。この筋は、後頭骨と頚椎および胸椎の棘突起_{きょくとっき}から起こり、肩甲棘_{けんこうきょく}と鎖骨に停止する。僧帽筋は全体の形が菱形をしており、カトリック僧の帽子に似ていることからこの名がある。この筋は、左右の肩甲骨を背中の正中線に近づけたり、肩甲骨_{けんこうこつ}を回旋させたりする。

- 僧帽筋は第11脳神経である副神経の支配を受ける。

- 広背筋_{こうはいきん}も浅背筋群の1つで、下位の胸椎と腰椎の棘突起、腸骨_{ちょうこつ}のほか、下位の肋骨、肩甲骨の下角から起こり、上腕骨の上部に停止する大きな筋である。広背筋は上腕を体幹に近づけたり、背中にまわしたりする働きがある。広背筋の起始部は、胸腰筋膜_{きょうようきんまく}とよばれる広い筋膜をつくる。

- 僧帽筋におおわれて菱形筋_{りょうけいきん}と上後鋸筋_{じょうこうきょきん}があり、肩甲骨を内側上方に動かす。また、広背筋におおわれた下後鋸筋_{かこうきょきん}は下位の肋骨につき、下に引くため胸郭を狭め、呼気を助ける働きをする。

▶深背筋群

- 脊柱の背面に沿って、意外に多くの筋群が脊柱と肋骨_{ろっこつ}、腸骨、後頭部の間に縦走している。

- 浅背筋群が上肢の運動にかかわるのに対して、深背筋は発生学的にも本来の背中の筋であることから、固有背筋_{こゆうはいきん}とよばれる（図3-10）。身体の大部分の筋群が脊髄神経の前枝の支配を受けているのに対して、固有背筋は、例外的に脊髄神経の後枝の支配を受ける。

- 固有背筋は後頭部から脊柱の全長に渡っておおい、脊柱の屈伸や身体をねじる働きをする。左右の固有背筋が緊張していれば、「せすじ」がまっすぐに伸びる。このため、この筋は脊柱起立筋_{せきちゅうきりつきん}とよばれる。

- 固有背筋は縦に走行する筋群で、棘突起の両外側に板状筋_{ばんじょうきん}、腸肋筋_{ちょうろくきん}、最長筋_{さいちょうきん}、棘筋_{きょくきん}、半棘筋_{はんきょくきん}、多_た裂筋_{れつきん}、回旋筋_{かいせんきん}などがぎっしりと隆起をなして配列している（図3-10）。このうち腸肋筋、最長筋、棘筋の3筋を合わせて脊柱起立筋と総称する。

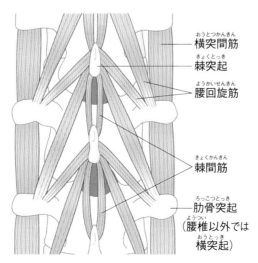

横突間筋_{おうとつかんきん}
棘突起_{きょくとっき}
腰回旋筋_{ようかいせんきん}
棘間筋_{きょくかんきん}
肋骨突起_{ろっこつとっき}
（腰椎以外では_{ようつい}
横突起）_{おうとっき}

図3-11 深背筋群の走行

5 上肢の筋①

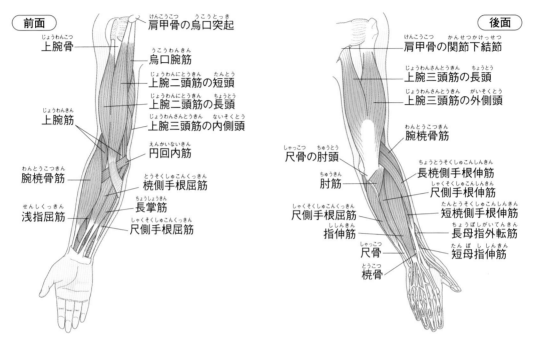

前面

肩甲骨の烏口突起（けんこうこつ　うこうとっき）
上腕骨（じょうわんこつ）
烏口腕筋（うこうわんきん）
上腕二頭筋の短頭（じょうわんにとうきん　たんとう）
上腕二頭筋の長頭（じょうわんにとうきん　ちょうとう）
上腕筋（じょうわんきん）
上腕三頭筋の内側頭（じょうわんさんとうきん　ないそくとう）
円回内筋（えんかいないきん）
腕橈骨筋（わんとうこつきん）
橈側手根屈筋（とうそくしゅこんくっきん）
長掌筋（ちょうしょうきん）
浅指屈筋（せんしくっきん）
尺側手根屈筋（しゃくそくしゅこんくっきん）

後面

肩甲骨の関節下結節（けんこうこつ　かんせつかけっせつ）
上腕三頭筋の長頭（じょうわんさんとうきん　ちょうとう）
上腕三頭筋の外側頭（じょうわんさんとうきん　がいそくとう）
腕橈骨筋（わんとうこつきん）
尺骨の肘頭（しゃっこつ　ちゅうとう）
肘筋（ちゅうきん）
長橈側手根伸筋（ちょうとうそくしゅこんしんきん）
尺側手根伸筋（しゃくそくしゅこんしんきん）
尺側手根屈筋（しゃくそくしゅこんくっきん）
指伸筋（ししんきん）
短橈側手根伸筋（たんとうそくしゅこんしんきん）
長母指外転筋（ちょうぼしがいてんきん）
短母指伸筋（たんぼししんきん）
尺骨（しゃっこつ）
橈骨（とうこつ）

図 3 -12　上肢の筋

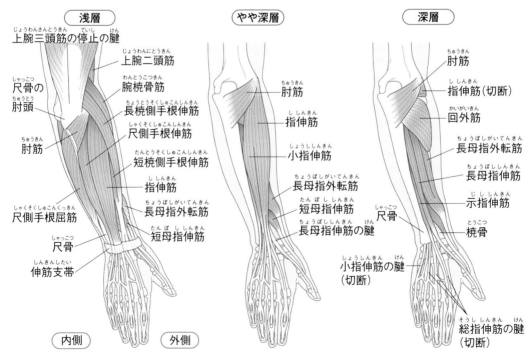

浅層

上腕三頭筋の停止の腱（じょうわんさんとうきん　ていし　けん）
上腕二頭筋（じょうわんにとうきん）
腕橈骨筋（わんとうこつきん）
尺骨の肘頭（しゃっこつ　ちゅうとう）
長橈側手根伸筋（ちょうとうそくしゅこんしんきん）
肘筋（ちゅうきん）
尺側手根伸筋（しゃくそくしゅこんしんきん）
短橈側手根伸筋（たんとうそくしゅこんしんきん）
指伸筋（ししんきん）
尺側手根屈筋（しゃくそくしゅこんくっきん）
長母指外転筋（ちょうぼしがいてんきん）
尺骨（しゃっこつ）
短母指伸筋（たんぼししんきん）
伸筋支帯（しんきんしたい）

やや深層

肘筋（ちゅうきん）
指伸筋（ししんきん）
小指伸筋（しょうししんきん）
長母指外転筋（ちょうぼしがいてんきん）
短母指伸筋（たんぼししんきん）
長母指伸筋の腱（ちょうぼししんきん　けん）

深層

肘筋（ちゅうきん）
指伸筋（切断）（ししんきん）
回外筋（かいがいきん）
長母指外転筋（ちょうぼしがいてんきん）
長母指伸筋（ちょうぼししんきん）
示指伸筋（じししんきん）
尺骨（しゃっこつ）
橈骨（とうこつ）
小指伸筋の腱（切断）（しょうししんきん　けん）
総指伸筋の腱（切断）（そうししんきん　けん）

内側

外側

図 3 -13　前腕の筋

上肢の筋

- 上肢の筋は、体幹と上肢を結ぶ上肢帯の筋、上腕・前腕の筋、手の筋に分けられる。

▶上肢帯の筋

- 上肢帯の骨である鎖骨と肩甲骨から起こり、上腕骨に停止する筋群を指し、肩関節の運動にかかわる。

▶三角筋

- 肩甲骨と鎖骨から起こり、肩関節をおおい上腕骨に停止する（図3-9参照）。肩の膨らみをつくる三角形の厚くて大きな筋で、上腕を水平の高さまで持ち上げる働きをする。
- 三角筋の深部には、肩甲骨から起こる棘上筋、棘下筋、大円筋、小円筋があり、肩関節を包むかたちでこれを保護し、脱臼を防ぐ働きをする。

▶上腕の筋

- 上腕の筋は肘を曲げる屈筋群と、肘を伸ばす伸筋群に分けられる。
- 上腕二頭筋 *biceps brachii* は肘を曲げる際に収縮して力こぶをつくる筋である。この筋は肩甲骨から起こる長頭、短頭の2つの起始をもち、肘の関節を越えて橈骨の上端に停止する（図3-12）。
- 上腕筋は上腕二頭筋の深層にあり、上腕骨の中部から起こって橈骨の上端に停止するため、肘を曲げる働きをする。
- 上腕三頭筋 *triceps brachii* は、肩甲骨、上腕骨の上部と中部から起こる三頭をもつが、それぞれが1つにまとまり下行し、尺骨の肘頭に停止する。この筋は肘を伸ばす働きをする。上腕二頭筋や上腕筋の拮抗筋である。上腕三頭筋と上腕骨の間を太い橈骨神経が通過し、この筋を支配しつつ、斜めに下行する。

▶前腕の筋

- 前腕の筋は上腕骨または前腕の橈骨と尺骨から起こり、手の骨に停止して、手や指の運動にかかわる（図3-13）。前腕の筋は屈筋群と伸筋群に分けられる。いずれも筋腹は前腕の上半にあり、腱様化した停止部は手根部の骨や指の骨に向かって長く伸びている。前腕の屈筋には、橈側手根屈筋、尺側手根屈筋、浅指屈筋、深指屈筋があり、手首や指を屈曲させる。伸筋群として指伸筋、小指伸筋、長・短母指伸筋があり、手首や指を伸展させる。
- 屈筋、伸筋ともに手首の部分で多数の腱が通過するため、互いに滑らかにこすれあうように腱鞘がつくられている。
- また、前腕の橈骨と尺骨の間に回内筋と回外筋があり、前腕をねじる働きをしている。回内筋は手背を前に向け、回外筋は手掌を前に向ける働きをする。

Nursing Eye

三角筋と筋肉内注射

　三角筋はしばしば筋肉内注射に用いられるが、その直近を走行する腋窩神経や橈骨神経に損傷を与える危険性があるため、注射の液量をできるだけ少量にすべきである。

肩関節周囲炎（五十肩）

　肩関節はいくつかの腱様化した筋で取り囲まれているが、加齢とともに腱にリン酸カルシウムが沈着して炎症が起き、関節を動かすたびに痛みや運動障害をもたらすことになる。

5 上肢の筋②

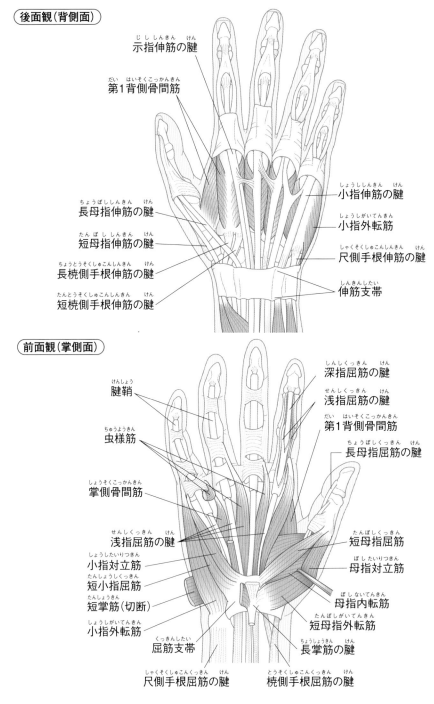

後面観（背側面）

- 示指伸筋の腱
- 第1背側骨間筋
- 長母指伸筋の腱
- 短母指伸筋の腱
- 長橈側手根伸筋の腱
- 短橈側手根伸筋の腱
- 小指伸筋の腱
- 小指外転筋
- 尺側手根伸筋の腱
- 伸筋支帯

前面観（掌側面）

- 腱鞘
- 虫様筋
- 掌側骨間筋
- 浅指屈筋の腱
- 小指対立筋
- 短小指屈筋
- 短掌筋（切断）
- 小指外転筋
- 屈筋支帯
- 尺側手根屈筋の腱
- 深指屈筋の腱
- 浅指屈筋の腱
- 第1背側骨間筋
- 長母指屈筋の腱
- 短母指屈筋
- 母指対立筋
- 母指内転筋
- 短母指外転筋
- 長掌筋の腱
- 橈側手根屈筋の腱

図3-14　手の筋

▶手根部の筋と筋膜

● 手根部の背側にある伸筋支帯は、前腕から手に伸びる伸筋群の腱を包んでいる。伸筋支帯と骨との間には、前腕伸筋群の腱が通過する6個の管がある。これらの管には、それぞれ1個の滑液包がつくられる。

● 手掌側では、浅指屈筋と深指屈筋は共通の、長母指屈筋の腱は単独の滑液包によって包まれ、その表面を屈筋支帯が包んでいる。

▶手の筋

● 前腕の筋も指の屈伸に関与するが、手には指の開閉や屈伸にかかわる筋がある(図3-14)。

● 前腕の筋が手首や指に力強い運動をもたらすのに対して、手の小筋は指先の精密で微妙な運動を生み出す。

● 手にある小筋はすべて屈筋であり、手掌側に存在する。したがって、指の伸筋は前腕から伸びた筋の腱のみである。

● 母指や小指の基部のふくらみ(母指球、小指球)をつくる筋や、指の骨の間にある骨間筋や虫様筋のような小さな筋があり、いずれも、ものをつかんだり、はさんだりする場合に指の特有な働きをする。

● 指先の皮膚には、いろいろな知覚神経が豊富に分布していることも精密で微妙な手と指の運動に深く関係している。

 Nursing Eye

腱鞘炎

　指を屈伸させる筋群の腱は、たがいに密接しているため、筋の伸縮に伴い摩擦が生じないように腱鞘で包まれている。長時間にわたり指の屈伸を繰り返すと、腱や腱鞘が炎症を起こすことがある。これが腱鞘炎である。腱鞘を通る腱がこすれて痛みを生じる。

突き指

　スポーツや事故などによって指先を不意に強く突くことで、指の伸筋の腱が損傷する。これが、いわゆる突き指である。

6 下肢の筋①

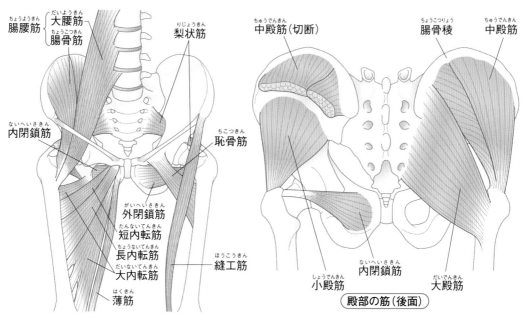

図3-15 下肢帯の筋

前面に示された筋:
腸腰筋（大腰筋・腸骨筋）、梨状筋、内閉鎖筋、恥骨筋、外閉鎖筋、短内転筋、長内転筋、大内転筋、縫工筋、薄筋

殿部の筋（後面）:
中殿筋（切断）、腸骨稜、中殿筋、小殿筋、内閉鎖筋、大殿筋

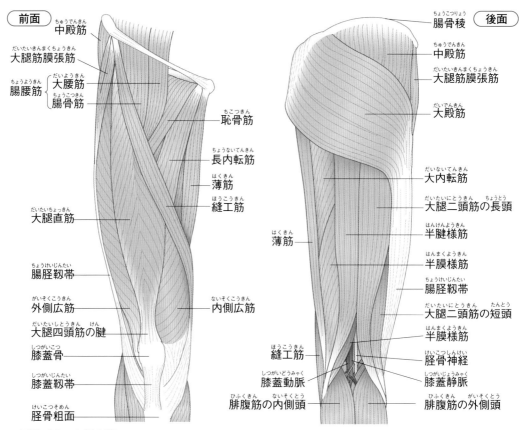

前面の筋:
中殿筋、大腿筋膜張筋、腸腰筋（大腰筋・腸骨筋）、恥骨筋、長内転筋、薄筋、縫工筋、大腿直筋、腸脛靱帯、外側広筋、内側広筋、大腿四頭筋の腱、膝蓋骨、膝蓋靱帯、脛骨粗面

後面の筋:
腸骨稜、中殿筋、大腿筋膜張筋、大殿筋、大内転筋、大腿二頭筋の長頭、半腱様筋、半膜様筋、腸脛靱帯、大腿二頭筋の短頭、半膜様筋、脛骨神経、膝蓋静脈、縫工筋、膝蓋動脈、腓腹筋の内側頭、腓腹筋の外側頭

図3-16 大腿の筋

下肢の筋

- 下肢の筋群は下肢帯の筋、大腿の筋、下腿の筋、足の筋に分けられる。下肢の筋は二足歩行を行うために骨格と同様、大きく発達した筋がみられる。

▶ 下肢帯の筋（図3-15）

- 腰椎や下肢帯の骨である寛骨から起こり、大腿骨に停止する筋群を下肢帯の筋とよぶ。腸腰筋は大腰筋、小腰筋、腸骨筋の3つからなる。大・小腰筋は椎骨から、腸骨筋は腸骨の内面から起こり、3つの筋が合流して大腿骨の小転子に停止する。腸腰筋が収縮すると、大腿は前方へ持ち上げられる（股関節が屈曲する）。

- 大殿筋は腸骨と仙骨の外面から起こり、大腿骨の上部に停止する大きな筋である。大殿筋は皮下の脂肪組織もよく発達しており、殿部のふくらみをつくる。大殿筋は大腿を後方に引く働きをする。大殿筋と腸腰筋は拮抗筋として、歩行の際には両筋が交互に働き、大腿を前後に動かす。

- 中殿筋と小殿筋はともに大殿筋の深部に位置し、腸骨から起こり大転子に停止する。

▶ 大腿の筋

- 大腿の筋は、筋の機能的役割から伸筋、屈筋、内転筋の3つの筋群に分けられる（図3-16）。

- 伸筋群として大腿四頭筋 *iquadriceps muscle* があり、大腿直筋、内側広筋、中間広筋、外側広筋の4つの起始部をもち、合流して1本の腱となって膝蓋骨を包み、さらに膝蓋靱帯 *patellar ligament* となって脛骨上部の前面に停止する。大腿四頭筋は大腿の前面のふくらみをつくり、膝を伸ばす働きをする。大腿四頭筋は大腿神経の支配を受ける。同じく伸筋群である縫工筋は上前腸骨棘から起こり、大腿四頭筋の前面を斜めに内側下方に走り、脛骨の上端部に停止する細くて長い筋である。縫工筋の収縮により股関節と膝関節が屈曲する。

- 内転筋群は恥骨筋、長内転筋、大内転筋などからなり、大腿の内側部にみられる。内転筋群は、恥骨から起こり、斜め外側下方に走って大腿骨に停止する。これらの筋群は大腿を内転し、股を閉じて両膝をつける働きをする。内転筋群は閉鎖神経の支配を受ける。

- 屈筋群は大腿の後面にあり、膝を曲げる働きをする。大腿二頭筋は2つの起始部をもち、それぞれ坐骨結節と大腿骨の後面から起こり、腓骨の上端部に停止する。膝関節を屈曲する働きをもち、膝窩 *popliteal fossa* とよばれる膝の後面には菱形のくぼみがある。菱形の上半分の外側には、大腿二頭筋の停止腱を膝関節後面の皮膚から触れることができる。上半分の内側に触れる腱は、半腱様筋と半膜様筋の停止部が腱様化したものである。大腿の屈筋群は坐骨神経に支配される。

Nursing Eye　殿筋と筋肉内注射

　殿筋は筋肉内注射の部位としてよく用いられる。大殿筋は大きな筋であるが、その深部には太い坐骨神経や動脈が走っているため、注射によりこれらの神経や血管に損傷を与えることのないよう注意が必要である。したがって、殿部での筋肉内注射は大殿筋をさけて中殿筋が用いられる。

6 下肢の筋②

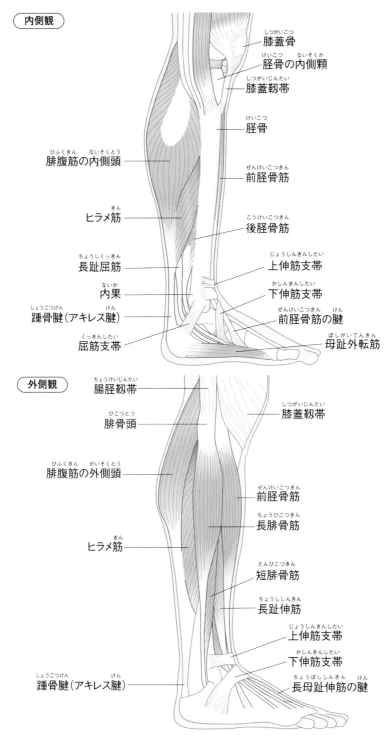

内側観

しつがいこつ
膝蓋骨

けいこつ　ないそくか
脛骨の内側顆

しつがいじんたい
膝蓋靭帯

けいこつ
脛骨

ひふくきん　ないそくとう
腓腹筋の内側頭

ぜんけいこつきん
前脛骨筋

きん
ヒラメ筋

こうけいこつきん
後脛骨筋

ちょうしくっきん
長趾屈筋

じょうしんきんしたい
上伸筋支帯

ないか
内果

かしんきんしたい
下伸筋支帯

しょうこつけん　　　けん
踵骨腱（アキレス腱）

ぜんけいこつきん　けん
前脛骨筋の腱

くっきんしたい
屈筋支帯

ぼしがいてんきん
母趾外転筋

外側観

ちょうけいじんたい
腸脛靭帯

しつがいじんたい
膝蓋靭帯

ひこつとう
腓骨頭

ひふくきん　がいそくとう
腓腹筋の外側頭

ぜんけいこつきん
前脛骨筋

ちょうひこつきん
長腓骨筋

きん
ヒラメ筋

たんひこつきん
短腓骨筋

ちょうししんきん
長趾伸筋

じょうしんきんしたい
上伸筋支帯

かしんきんしたい
下伸筋支帯

しょうこつけん　　　けん
踵骨腱（アキレス腱）

ちょうぼししんきん　けん
長母趾伸筋の腱

図3-17　下腿の筋

▶下腿の筋

- 下腿の筋は伸筋、屈筋、腓骨筋（ひこつきん）の3群に分けられる。
- 伸筋群は脛骨の外側に位置し、前脛骨筋（ぜんけいこつきん）、長指伸筋（ちょうししんきん）、長母指伸筋（ちょうぼししんきん）などがある（図3-17）。前脛骨筋は脛骨の上部から起こり足首の内側をとおり足根骨と第1中足骨に停止する。この筋の収縮によって、足の内側縁が持ち上げられ、いわゆる背屈（足背側に屈曲）がみられる。
- 下腿の屈筋には、ふくらはぎのふくらみをつくる下腿三頭筋（かたいさんとうきん）*triceps surae* がある。この筋は表層にある2腹の腓腹筋（ひふくきん）と、その深部にあるヒラメ筋からなる。腓腹筋は大腿骨の下端から起こり、ヒラメ筋と合流して太い踵骨腱（しょうこつけん）をつくり踵骨に停止する。この腱が、いわゆるアキレス腱（けん）である。この腱は、人体にある腱のなかで最も強靱であることから、ギリシャ神話の英雄として知られるアキレスの名がつけられた。下腿三頭筋の収縮により足首が伸ばされ、いわゆる底屈（ていくつ）（足底側に屈曲）がみられる。歩行の際に重要な役割をはたしているが、急に疾走したり、跳躍したりする際に、しばしば断裂が起こる。
- 腓骨筋群は下腿の外側部にあり、腓骨から起こり、外果（がいか）の後方を回って足の外側縁に停止するため、足を外反させる。

Nursing Eye **膝蓋腱反射**

膝蓋靱帯を叩いて大腿四頭筋を緊張させると、その刺激が知覚神経によって脊髄にもたらされ、さらに、大腿四頭筋を支配する運動神経にもその刺激が伝えられるために、この筋が収縮して膝が伸ばされる（図3-18）。これが膝蓋腱反射とよばれ、臨床の場で検査に用いられる。

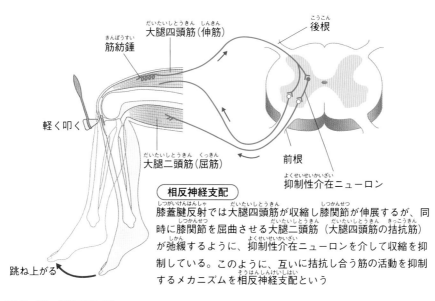

筋紡錘（きんぼうすい）

大腿四頭筋（だいたいしとうきん）（伸筋）（しんきん）

後根（こうこん）

軽く叩く

大腿二頭筋（だいたいしとうきん）（屈筋）（くっきん）

前根

抑制性介在ニューロン（よくせいせいかいざい）

跳ね上がる

相反神経支配

膝蓋腱反射（しつがいけんはんしゃ）では大腿四頭筋（だいたいしとうきん）が収縮し膝関節（しつかんせつ）が伸展するが、同時に膝関節（しつかんせつ）を屈曲させる大腿二頭筋（だいたいしとうきん）（大腿四頭筋（だいたいしとうきん）の拮抗筋（きっこうきん））が弛緩（しかん）するように、抑制性介在ニューロン（よくせいせいかいざい）を介して収縮を抑制している。このように、互いに拮抗し合う筋の活動を抑制するメカニズムを相反神経支配（そうはんしんけいしはい）という

図3-18 膝蓋腱反射

問1 仰臥位での排便に直接関与しないのはどれか。 （第91回、2002年）
1．横隔膜
2．腹直筋
3．外腹斜筋
4．腸腰筋

問2 筋の支配神経の組合わせで正しいのはどれか。 （第103回、2014年）
1．僧帽筋　―――――　横隔神経
2．上腕三頭筋　―――　橈骨神経
3．横隔膜　―――――　肋間神経
4．腓腹筋　―――――　坐骨神経

問3 上腕を外転させる筋肉はどれか。 （第96回、2007年）
1．大胸筋
2．三角筋
3．上腕二頭筋
4．上腕三頭筋

問4 股関節を屈曲させる筋肉はどれか。 （第93回、2004年）
1．腸腰筋
2．大殿筋
3．大腿四頭筋
4．腹直筋

問5 複数の筋腹が腱で直列につながっている筋はどれか。 （第110回、2021年）
1．咬筋
2．上腕二頭筋
3．腹直筋
4．大腿四頭筋

問6 左足で立って右膝を挙上したときに収縮していない筋はどれか。 （第89回、2000年）
1．右の腸腰筋
2．右の大殿筋
3．左の大腿四頭筋
4．左の大腿二頭筋

問7 つま先を引きずって歩行しているとき、障害されているのはどれか。 （第95回、2006年）
1．前脛骨筋
2．大腿二頭筋
3．腓腹筋
4．ヒラメ筋

問8 伸長反射の構成要素はどれか。2つ選べ。 （第104回、2015年）
1．骨膜
2．筋紡錘
3．腱紡錘
4．脊髄側角
5．運動神経

問9 不随意筋はどれか。 （第105回、2016年）
1．心筋
2．僧帽筋
3．大殿筋
4．ヒラメ筋

問10 咀嚼筋はどれか。 （第109回、2020年）
1．頬筋
2．咬筋
3．口輪筋
4．胸鎖乳突筋

▶解答
問1　4　　問2　2　　問3　2　　問4　1　　問5　3　　問6　2　　問7　1　　問8　2、5　　問9　1
問10　2

chapter IV

循環器系

　人体は膨大な数の細胞から構成されている。これらの細胞が本来の働きをするためには、十分な栄養と酸素の供給が必要とされる。また、個々の細胞が活動した結果、産生される老廃物を運び去る経路が必要となる。こうした栄養や酸素の供給、老廃物の除去の役割を担うのが循環器系である。

　循環器系は脈管系ともよばれ、血液やリンパ液の循環を行う器官からなる。血液は血管により輸送され、血管系の中心に心臓がある。リンパ液はリンパ管によって輸送される。

　血液を輸送する血管系は閉鎖回路をつくるが、組織の細胞間から始まるリンパ管は最終的に静脈に合流する。

本章の到達目標

1 心臓の機能血管と心臓を養う栄養血管について説明できる。

2 心臓の内部構造を略図で示し、刺激伝導系の分布を説明できる。

3 大動脈から分枝する主要な動脈の分布領域について、その概略を説明できる。

4 脈拍を触れることのできる動脈の名称と、その部位を指摘できる。

5 腹部内臓を養う動脈の分岐と、それぞれの分布領域を説明できる。

6 大脳動脈輪について略図を描いて説明できる。

7 門脈とは何か、その機能的役割について肝臓の機能と関連させて説明できる。

8 胎児の循環系 (臍動脈、臍静脈) を説明できる。

9 胎児期の動脈管、卵円孔、静脈管が、生後どのように変化するのか説明できる。

10 リンパ管とは何か、リンパ節とがんの転移との関連について説明できる。

11 胸管とは何か、その分布の概略と機能的役割を説明できる。

12 血液の構成、血球成分の分類とそれぞれの機能を簡潔に説明できる。

13 Bリンパ球、Tリンパ球の免疫機能について説明できる。

14 脾臓および胸腺の存在部位と、リンパ器官としてのそれぞれの役割を説明できる。

1 循環器系

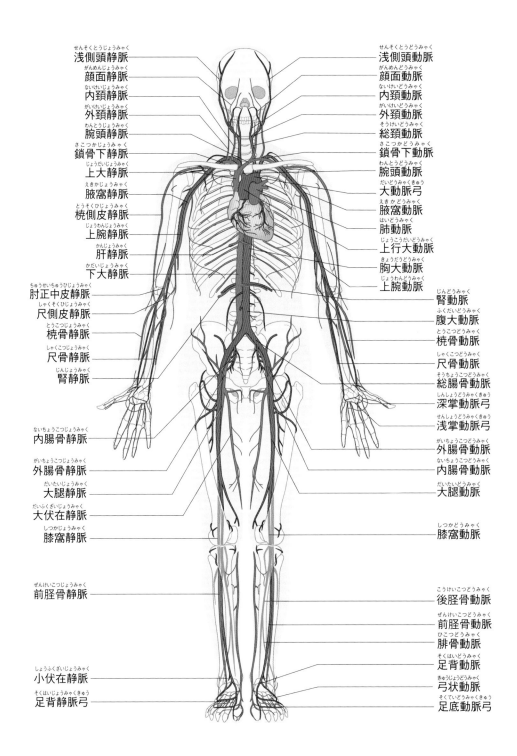

浅側頭静脈 せんそくとうじょうみゃく

顔面静脈 がんめんじょうみゃく

内頚静脈 ないけいじょうみゃく

外頚静脈 がいけいじょうみゃく

腕頭静脈 わんとうじょうみゃく

鎖骨下静脈 さこつかじょうみゃく

上大静脈 じょうだいじょうみゃく

腋窩静脈 えきかじょうみゃく

橈側皮静脈 とうそくひじょうみゃく

上腕静脈 じょうわんじょうみゃく

肝静脈 かんじょうみゃく

下大静脈 かだいじょうみゃく

肘正中皮静脈 ちゅうせいちゅうひじょうみゃく

尺側皮静脈 しゃくそくひじょうみゃく

橈骨静脈 とうこつじょうみゃく

尺骨静脈 しゃくこつじょうみゃく

腎静脈 じんじょうみゃく

内腸骨静脈 ないちょうこつじょうみゃく

外腸骨静脈 がいちょうこつじょうみゃく

大腿静脈 だいたいじょうみゃく

大伏在静脈 だいふくざいじょうみゃく

膝窩静脈 しつかじょうみゃく

前脛骨静脈 ぜんけいこつじょうみゃく

小伏在静脈 しょうふくざいじょうみゃく

足背静脈弓 そくはいじょうみゃくきゅう

浅側頭動脈 せんそくとうどうみゃく

顔面動脈 がんめんどうみゃく

内頚動脈 ないけいどうみゃく

外頚動脈 がいけいどうみゃく

総頚動脈 そうけいどうみゃく

鎖骨下動脈 さこつかどうみゃく

腕頭動脈 わんとうどうみゃく

大動脈弓 だいどうみゃくきゅう

腋窩動脈 えきかどうみゃく

肺動脈 はいどうみゃく

上行大動脈 じょうこうだいどうみゃく

胸大動脈 きょうだいどうみゃく

上腕動脈 じょうわんどうみゃく

腎動脈 じんどうみゃく

腹大動脈 ふくだいどうみゃく

橈骨動脈 とうこつどうみゃく

尺骨動脈 しゃくこつどうみゃく

総腸骨動脈 そうちょうこつどうみゃく

深掌動脈弓 しんしょうどうみゃくきゅう

浅掌動脈弓 せんしょうどうみゃくきゅう

外腸骨動脈 がいちょうこつどうみゃく

内腸骨動脈 ないちょうこつどうみゃく

大腿動脈 だいたいどうみゃく

膝窩動脈 しつかどうみゃく

後脛骨動脈 こうけいこつどうみゃく

前脛骨動脈 ぜんけいこつどうみゃく

腓骨動脈 ひこつどうみゃく

足背動脈 そくはいどうみゃく

弓状動脈 きゅうじょうどうみゃく

足底動脈弓 そくていどうみゃくきゅう

図4-1　全身の血管系

循環器系

- 循環器系circulatory systemは脈管系ともよばれ、血液やリンパを体内に循環させる構造である。血管系は心臓と血管からなり、生体内の細胞が活動するために必要な酸素や栄養分を運び、その結果、産生される炭酸ガスや不要な代謝産物を運び去る働きをする。
- 血管系cardiovascular systemは心臓から末梢の組織・器官に血液を運搬する管で、動脈、毛細血管、静脈からなる（図4-1）。
- 心臓heartは規則正しく収縮を繰り返し、全身に血液を循環させるポンプの役割をしている。心臓から血液を運ぶ動脈arteryは、心臓の拍動に一致して脈を打つ血管であることが、この名が由来である。動脈は、分岐を繰り返してしだいに細くなるが、しばしば隣接する動脈と交通枝で連結する。この連結を吻合anastomosisとよぶ。
- 静脈veinは、全身から心臓に血液を送り返す血管である。門脈のような例外を除き、静脈は血液の逆流を防止するための弁を備えている。静脈は脈拍を打たず静かに血液を輸送するため、静脈とよばれるのである。
- 毛細血管capillaryは、心臓から起こる動脈が末梢に向かうにつれて分岐を繰り返して、しだいに細くなり最終的に毛細血管となる。毛細血管は互いに網目状に吻合し、ここで組織との間の物質交換が行われる。
- 全身に分布する毛細血管の総断面積は、動脈や静脈の断面積に比較してはるかに広い。また、毛細血管では血液の流れが緩やかであるため、組織との間の物質交換に都合がよい。
- リンパ系lymphatic systemはリンパを運び、リンパ管とリンパ節などのリンパ組織からなる。リンパ系にはこのほか、胸腺や扁桃、脾臓などのリンパ器官も含まれる。
- 循環器系は、これらのほかにホルモンの輸送、体内の水分や体温の調節にも深くかかわっている。

血管の構造

- 動脈や静脈の壁は内膜、中膜、外膜の3層が区別される（図4-2）。
- 内膜は内皮細胞とよばれる1層の扁平な細胞と、これを裏打ちするわずかな結合組織からなる。
- 中膜は血管を輪状に取り囲む平滑筋層からなり、細胞間に少量の結合組織を含む。
- 外膜は中膜の周囲を取り囲む結合組織層である。
- 動脈では平滑筋層が発達しており、弾性線維を多量に含む。とくに大動脈などの太い動脈では中膜の弾性線維の量が平滑筋をしのぐ。
- 静脈では平滑筋層が薄く、弾性線維も動脈より少ない。
- 毛細血管の壁は、1層の扁平な内皮細胞のみからなり、中膜や外膜をもたない。
- 内分泌器官にみられる毛細血管や、肝臓の洞様毛細血管（類洞）では、内皮細胞に物質を選択的に透過する特殊な小孔が発達している。

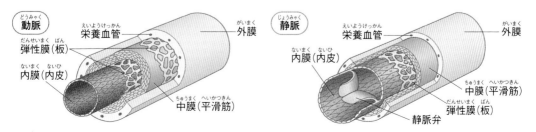

図4-2　血管の構造

IV 循環器系

2 心臓①

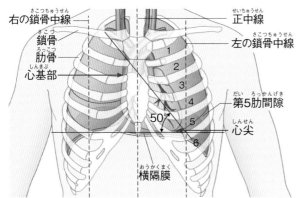

図 4 - 3　心臓の位置

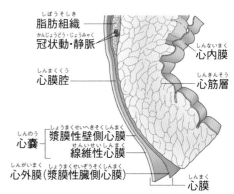

図 4 - 4　心臓の壁

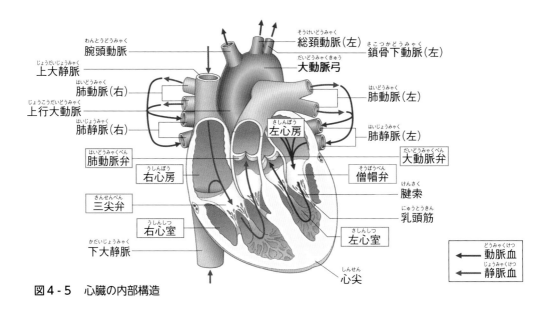

図 4 - 5　心臓の内部構造

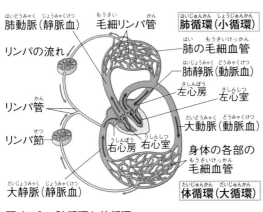

図 4 - 6　肺循環と体循環

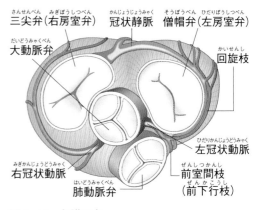

図 4 - 7　心臓の弁

心臓

▶ 心臓の位置

● 心臓は左右の肺の間にある縦隔 *mediastinum* に位置し、横隔膜 *diaphragm* の上にのっている。心臓は伸縮により形を変化させるが、にぎりこぶしの大きさと理解される。心臓の下部はやや左にかたより、心尖 *apex* とよばれる下端部は左第5肋間隙の鎖骨中線の内側付近に位置する（図4-3）。

▶ 心膜と心膜腔

● 心臓は心膜腔 *pericardial cavity* とよばれる閉じた空所に納められており、心臓そのものの表面と空所の壁の内面は漿膜 *serosa* でおおわれている。心臓を直接おおう漿膜は臓側心膜（心膜の臓側板）または心外膜 *epicardium* とよばれ、心膜腔の壁の内面をおおう部分は壁側心膜とよばれる。臓側心膜は心臓に出入りする大血管の基部で折れかえり、壁側心膜（心膜の壁側板）に連続している。壁側心膜は、その外側をおおう線維性心膜と合わせ心嚢となる。心膜腔は少量の漿液で潤っていて、心臓が滑らかに拍動するための潤滑剤の働きをする。

▶ 心臓の壁の構築

● 心臓の壁は内側から内膜、筋層、外膜の3層で構成される（図4-4）。

● 心内膜は血管内膜と同様、内皮とよばれる扁平な細胞と薄い結合組織の層からなる。

● 中層をなす筋層は厚い心筋組織の層であり、心房では薄いが心室、とくに左心室では全身に血液を拍出するため心筋層が厚くなっている。

● 外膜は心臓の外表面をおおう漿膜と、これを裏打ちする結合組織層からなり、結合組織層には心臓を養う血管や支配する神経が通過する。

▶ 心臓の内部構造

● 心臓の内部は上部の心房 *atrium* と下部の心室 *ventricle* からなるが、心房と心室はともに中隔によって左右に区分され、形も働きも異なる4つの部屋をもつ（図4-5）。

● 心房中隔の右心房面には、卵円窩 *oval fossa* とよばれるくぼみがみられる。これは胎生期にあった卵円孔 *foramen ovale* が閉じてできた痕跡構造である。

● 右心房は上・下大静脈から流入する静脈血を受けとり、右心室に運ぶ。右心室から左右の肺動脈により運び出される静脈血は、肺でガス交換されて動脈血となり、左右各2本の肺静脈を通って左心房に運びこまれる。左心房から左心室に運ばれた動脈血は、大動脈を通って全身に運ばれる。心臓からの血液循環は、このように肺循環 *pulmonary circulation* と体循環 *systemic circulation* とに区別される（図4-6）。

▶ 心臓の弁

● 左右の心房と心室の間は房室弁 *atrioventricular valve* で仕切られ、右の房室弁は3枚あり三尖弁 *tricuspid valve*、左は2枚からなり二尖弁または僧帽弁 *mitral valve* とよばれる（図4-7）。それぞれの房室弁の先端付近から数本の腱索 *chordae tendineae* とよばれるヒモ状の構造が伸びて、左右の心室にある乳頭筋 *papillary muscle* の先端部にそれぞれ結合している。

● 肺動脈と大動脈の基部には3枚のポケット状の弁からなる半月弁 *semilunar valve* があり、それぞれの弁が血流の方向性を決めて逆流を防止している。半月弁は腱索をもたない。

Nursing Eye　**心臓弁膜症**

　弁は、心臓の拍動に応じて開閉し、血液の逆流を防いでいる。しかし、弁が完全に開かない状態（狭窄症）になると血液が流れにくくなり、正常に閉じることができない状態（閉鎖不全症）になると、血液が逆流してしまう。症状として疲労感や呼吸困難、めまい、ふらつき、胸痛などがある。

2 心臓②

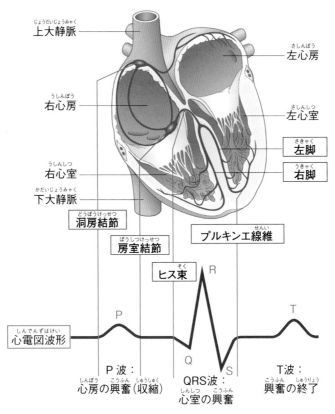

図4-8　刺激伝導系

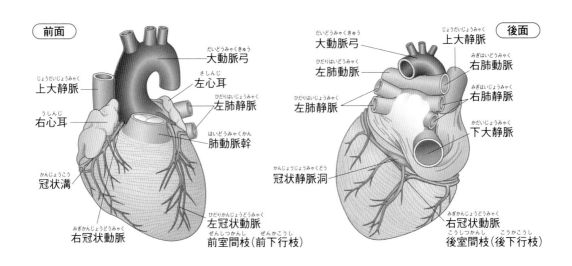

図4-9　冠状動脈

刺激伝導系

- 心臓が血液を規則的に送り続けるためには、心房と心室が順序よく収縮と弛緩を繰り返す必要がある。このような心筋の収縮のリズムを調節するのが、刺激伝導系 conducting system とよばれる特殊な心筋組織からなる構造である（図4-8）。刺激伝導系は以下の順序で興奮を伝導する。

▶洞房結節

- 洞房結節 sinoatrial node（キース・フラックの結節）は上大静脈の基部にある特殊な心筋の集合部で、心臓のペースメーカー（歩調取り）とよばれる。心拍のリズムはここで決められる。心拍リズムは自律神経の調節を受け、交感神経は心拍を速め、副交感神経は抑制的にはたらく。

▶房室結節

- 房室結節 atrioventricular node（田原の結節）は、右心房の下部にある特殊心筋の集合部を指す。洞房結節からの刺激は心房筋を収縮させながら房室結節に伝えられ、ここから続くヒス束への興奮を伝導する。

▶ヒス束

- 房室結節にはじまる特殊心筋線維の束をヒス束 bundle of His とよぶ。ヒス束は心房と心室の間に介在する結合組織を貫き、右脚と左脚の2つに分かれて心室中隔の中を下行し、心室に至る。

▶プルキンエ線維

- 心室中隔の下端部に到達すると、ヒス束は左右の心室の外側壁に枝分かれしながら広く分布する。収縮の興奮は、ヒス束から細く分岐したプルキンエ線維 Purkinje fibers により心室筋、乳頭筋へと伝導される。プルキンエ線維の末端部は、いたるところで一般の心筋に移行する。

心臓自身を養う血管（心臓の栄養血管）

- 心臓には太い血管が出入りするが、いずれも身体各部との血液運搬にかかわる、いわば機能血管とよぶべきものである。これに対して、心臓自身を養う血管は冠状動脈 coronary artery とよばれ、上行大動脈の基部（大動脈洞、バルサルバ洞）からすぐに分岐する最初の動脈の枝で、左右1対向かいあって起こり、心臓全体に新鮮な動脈血を送る（図4-9）。
- 心臓を養った血液は、心臓の後面にある冠状静脈洞 coronary sinus に集められ右心房に戻る。
- 冠状動脈の枝に動脈硬化などによる血液の通過障害が起きると、その動脈に養われる領域の心筋が壊死に陥る。これが心筋梗塞である。
- 心臓壁を養う動脈は、動脈の枝の間に十分な太さの血管による吻合が形成されない。このことから、1本の枝が閉塞すると隣接する動脈では血液の不足を補えず、この枝によって養われている心筋が死滅してしまうのである。

Nursing Eye　心筋梗塞

　心筋梗塞による障害部位は、冠状動脈の閉塞部位によって決まる。障害部位によって前壁、後壁、側壁、下壁梗塞などと臨床的に区別してよばれる。

　右冠状動脈の後室間枝（後下行枝）と右縁枝は、右心室と右心房の間の冠状溝を右回りに走り、心臓の後面に分布している。右冠状動脈が閉塞すると、下壁梗塞をきたす。

---

3 血管系：動脈系①

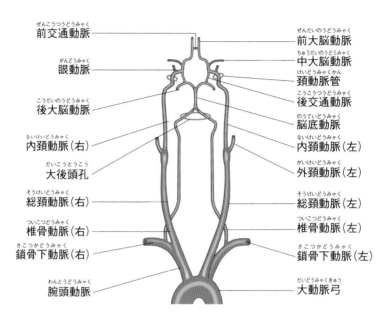

図4-10　内頚動脈と椎骨動脈

前交通動脈 ぜんこうつうどうみゃく
眼動脈 がんどうみゃく
後大脳動脈 こうだいのうどうみゃく
内頚動脈（右）ないけいどうみゃく
大後頭孔 だいこうとうこう
総頚動脈（右）そうけいどうみゃく
椎骨動脈（右）ついこつどうみゃく
鎖骨下動脈（右）さこつかどうみゃく
腕頭動脈 わんとうどうみゃく

前大脳動脈 ぜんだいのうどうみゃく
中大脳動脈 ちゅうだいのうどうみゃく
頚動脈管 けいどうみゃくかん
後交通動脈 こうこうつうどうみゃく
脳底動脈 のうていどうみゃく
内頚動脈（左）ないけいどうみゃく
外頚動脈（左）がいけいどうみゃく
総頚動脈（左）そうけいどうみゃく
椎骨動脈（左）ついこつどうみゃく
鎖骨下動脈（左）さこつかどうみゃく
大動脈弓 だいどうみゃくきゅう

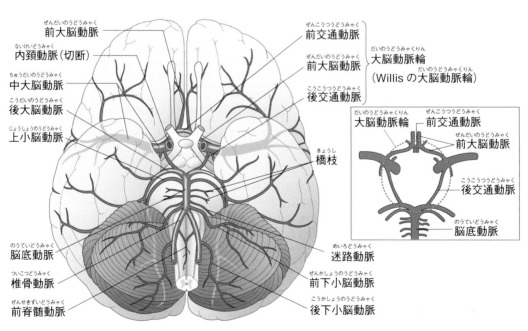

図4-11　脳底の動脈

前大脳動脈 ぜんだいのうどうみゃく
内頚動脈（切断）ないけいどうみゃく
中大脳動脈 ちゅうだいのうどうみゃく
後大脳動脈 こうだいのうどうみゃく
上小脳動脈 じょうしょうのうどうみゃく
脳底動脈 のうていどうみゃく
椎骨動脈 ついこつどうみゃく
前脊髄動脈 ぜんせきずいどうみゃく

前交通動脈 ぜんこうつうどうみゃく
前大脳動脈 ぜんだいのうどうみゃく
後交通動脈 こうこうつうどうみゃく
大脳動脈輪 だいのうどうみゃくりん（Willis の大脳動脈輪）
橋枝 きょうし
迷路動脈 めいろどうみゃく
前下小脳動脈 ぜんかしょうのうどうみゃく
後下小脳動脈 こうかしょうのうどうみゃく

大脳動脈輪 だいのうどうみゃくりん
前交通動脈 ぜんこうつうどうみゃく
前大脳動脈 ぜんだいのうどうみゃく
後交通動脈 こうこうつうどうみゃく
脳底動脈 のうていどうみゃく

動脈系

- 左心室から起こる大動脈aortaは、上行大動脈、大動脈弓、胸大動脈と名称を変え、分枝しながら胸腔の後部を下行する。

▶上行大動脈

- 上行大動脈ascending aortaは心臓から起こる。その基部には大動脈洞(バルサルバ洞)とよばれる膨らみがあり、左右一対に冠状動脈を分枝する。

▶大動脈弓とその枝

- 大動脈弓aortic archから、頭部の右半分と右上肢を養う腕頭動脈が起こり、さらに左総頚動脈と左鎖骨下動脈が分枝する(図4-10)。
- 腕頭動脈brachiocephalic arteryは右総頚動脈と右鎖骨下動脈を分枝する。左右の総頚動脈common carotid arteryは頚部を上行し、甲状軟骨の外側上縁で外頚動脈external carotid arteryと内頚動脈internal carotid arteryとに分枝する。
- 外頚動脈は頭蓋骨の外側に分布し、上甲状動脈、舌動脈、顔面動脈facial arteryを分枝する。また、耳の前から側頭部に向かう浅側頭動脈も外頚動脈の枝であり、耳の前で拍動を触れる。
- 内頚動脈は頚動脈管carotid canalを通り、頭蓋腔ではじめて眼動脈、前大脳動脈、中大脳動脈などを分枝する。これら内頚動脈の枝は眼球に血液を運ぶほか、左右の椎骨動脈vertebral arteryが合流してつくる脳底動脈basilar arteryと交通動脈でつながって大脳動脈輪(Willisの大脳動脈輪cerebral arterial circle)を形成し、脳全体を養う。

▶脳を養う動脈

- 左右の内頚動脈と左右の椎骨動脈が合流した脳底動脈とが交通動脈を介して大脳動脈輪をつくることは前述した。前交通動脈は左右の前大脳動脈を結び、後交通動脈は内頚動脈と脳底動脈を結んでいる。このような大脳動脈輪からの枝である前大脳動脈と中大脳動脈は大脳の前頭葉や側頭葉を養う。また、後下小脳動脈、前下小脳動脈、上小脳動脈、後大脳動脈は延髄、橋、小脳、後頭葉などを養う(図4-11)。
- 大脳動脈輪は特殊な分枝と吻合をつくるため、動脈瘤の好発部位となる。

▶中硬膜動脈

- 中硬膜動脈は外頚動脈の枝でありながら、頭蓋骨を通って脳硬膜に血液を運ぶ例外的な動脈である。
- 中硬膜動脈は、頭蓋底にある棘孔とよばれる小さな孔を通って頭蓋腔に進入し、脳硬膜に広く分布する。しかし、この動脈は脳に血液を運ぶことはない。

Nursing Eye 脳動脈瘤

　　クモ膜下出血の原因として圧倒的に頻度が高いのが脳動脈瘤の破裂によるもので、大脳動脈輪の後交通動脈や中大脳動脈の分枝部に発生する頻度が高い。動脈瘤からの出血はクモ膜下腔に流入するため、血管閉塞の場合と異なり局在性が乏しく、麻痺などの神経性徴候では左右差がはっきりしない、意識レベルの低い症状となる。

---

3 血管系：動脈系②

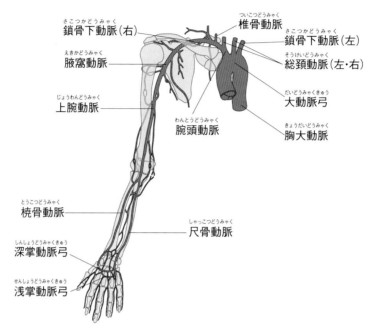

鎖骨下動脈(右) さこつかどうみゃく
椎骨動脈 ついこつどうみゃく
鎖骨下動脈(左) さこつかどうみゃく
腋窩動脈 えきかどうみゃく
総頚動脈(左・右) そうけいどうみゃく
上腕動脈 じょうわんどうみゃく
大動脈弓 だいどうみゃくきゅう
腕頭動脈 わんとうどうみゃく
胸大動脈 きょうだいどうみゃく
橈骨動脈 とうこつどうみゃく
尺骨動脈 しゃっこつどうみゃく
深掌動脈弓 しんしょうどうみゃくきゅう
浅掌動脈弓 せんしょうどうみゃくきゅう

図 4 -12　上肢の動脈

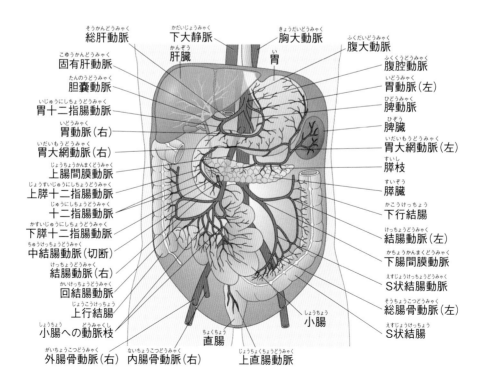

総肝動脈 そうかんどうみゃく
下大静脈 かだいじょうみゃく
胸大動脈 きょうだいどうみゃく
固有肝動脈 こゆうかんどうみゃく
肝臓 かんぞう
胃 い
腹大動脈 ふくだいどうみゃく
胆嚢動脈 たんのうどうみゃく
腹腔動脈 ふくくうどうみゃく
胃十二指腸動脈 いじゅうにしちょうどうみゃく
胃動脈(左) いどうみゃく
胃動脈(右) いどうみゃく
脾動脈 ひどうみゃく
胃大網動脈(右) いだいもうどうみゃく
脾臓 ひぞう
上腸間膜動脈 じょうちょうかんまくどうみゃく
胃大網動脈(左) いだいもうどうみゃく
上膵十二指腸動脈 じょうすいじゅうにしちょうどうみゃく
膵枝 すいし
十二指腸動脈 じゅうにしちょうどうみゃく
膵臓 すいぞう
下膵十二指腸動脈 かすいじゅうにしちょうどうみゃく
下行結腸 かこうけっちょう
中結腸動脈(切断) ちゅうけっちょうどうみゃく
結腸動脈(左) けっちょうどうみゃく
結腸動脈(右) けっちょうどうみゃく
下腸間膜動脈 かちょうかんまくどうみゃく
回結腸動脈 かいけっちょうどうみゃく
S状結腸動脈 えすじょうけっちょうどうみゃく
上行結腸 じょうこうけっちょう
総腸骨動脈(左) そうちょうこつどうみゃく
小腸への動脈枝 しょうちょうへのどうみゃくし
小腸 しょうちょう
S状結腸 えすじょうけっちょう
直腸 ちょくちょう
上直腸動脈 じょうちょくちょうどうみゃく
外腸骨動脈(右) がいちょうこつどうみゃく
内腸骨動脈(右) ないちょうこつどうみゃく

図 4 -13　腹部の動脈

▶鎖骨下動脈とその枝

- 肩から上肢にかけて分布する動脈で、鎖骨の下を通り腋窩に進入すると腋窩動脈axillary artery、上腕に達すると上腕動脈brachial arteryと名称を変え、さらに肘の屈側、すなわち肘窩で橈骨動脈と尺骨動脈とに分枝する（図4-12）。
- 橈骨動脈radial arteryは前腕の橈骨に沿って下行し、手首の前面外側で脈をとる動脈としてよく知られる。
- 尺骨動脈ulnar arteryは尺骨に沿って下行し、橈骨動脈と手掌で吻合して浅・深掌動脈弓とよばれる二重の動脈のループをつくる。このループから、それぞれの指の外側皮下で動脈が分枝するため、指の出血を止めるためには、指の付け根の掌側面を押さえればよい。

▶下行大動脈とその枝

- 下行大動脈が横隔膜を貫くまでの部分を胸大動脈thoracic aortaとよぶ。横隔膜を貫き腹部を下行し骨盤腔の入り口で左右の総腸骨動脈に分枝するまでの部分を腹大動脈abdominal aortaとよぶ（図4-13）。

▶胸大動脈

- 胸大動脈は食道の左を下行しつつ食道の後方にまわり、横隔膜を貫通する。この間に各肋間隙を養う肋間動脈、気管支や肺に酸素と栄養を運ぶ数本の細い気管支動脈、食道を養う食道動脈を分枝する。

▶腹大動脈とその枝

- 腹大動脈の枝は腹部の内臓と腹壁に分布する。
- 腹部と骨盤部の消化管を養う動脈として、上から腹腔動脈celiac artery、上腸間膜動脈superior mesenteric artery、下腸間膜動脈inferior mesenteric arteryをそれぞれ不対性に分枝する。
- 腹腔動脈は、胃や肝臓、胆嚢、膵臓、十二指腸を養う。
- 上腸間膜動脈は十二指腸から、膵臓、空腸、回腸、盲腸、上行結腸、横行結腸の遠位1/3付近に至る消化管を養う。
- 下腸間膜動脈は、横行結腸以降の消化管を養う。
- これら3本の動脈の末梢部では、それぞれの境界領域で互いに吻合を形成する。
- 腹大動脈の枝として、上記のほかに腎動脈renal artery、卵巣動脈、精巣動脈がある。左右の腎動脈は太く、腎門から腎臓に入って分枝し、血液中の老廃物を尿として排泄する重要な働きをする。

▶総腸骨動脈とその枝

- 腹大動脈は第4腰椎の高さで左右の総腸骨動脈common iliac arteryに分かれ、さらに分枝して内腸骨動脈internal iliac arteryと外腸骨動脈external iliac arteryに分かれる。
- 内腸骨動脈は骨盤内臓に分布する動脈で、骨盤の外側壁を下行しつつ膀胱や直腸下部に血液を運ぶほか、女性では子宮、卵管、男性では精管、精嚢、前立腺に分布する。
- 内腸骨動脈の枝として内陰部動脈internal pudendal arteryがある。この動脈は坐骨の内側面を前に進み、肛門周辺から会陰、陰茎または陰核にまで血液を運ぶ。
- 胎生期に活躍する臍動脈umbilical arteryのなごりを示す同名の動脈もあるが、途中から退化して臍につながる結合組織のヒモ状構造として認められる。

Nursing Eye　**上腕動脈の位置の把握**

　　上腕動脈の位置を把握することは、血圧測定の際に重要である。上腕動脈をしっかりと圧迫するためには、マンシェットの中のゴム嚢の中央を上腕内側に合わせて巻く。また、コロトコフ音を正確に聴取するために、肘窩の上腕動脈の上に聴診器を置く。

3 血管系：動脈系③

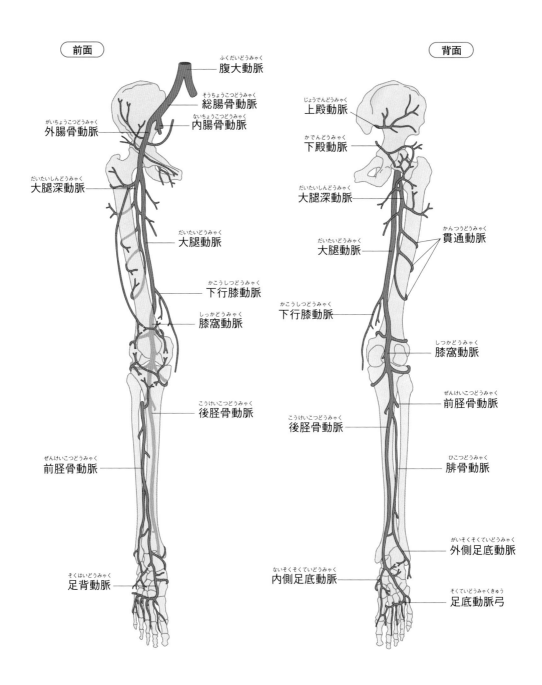

前面

ふくだいどうみゃく
腹大動脈

そうちょうこつどうみゃく
総腸骨動脈

ないちょうこつどうみゃく
内腸骨動脈

がいちょうこつどうみゃく
外腸骨動脈

だいたいしんどうみゃく
大腿深動脈

だいたいどうみゃく
大腿動脈

かこうしつどうみゃく
下行膝動脈

しっかどうみゃく
膝窩動脈

こうけいこつどうみゃく
後脛骨動脈

ぜんけいこつどうみゃく
前脛骨動脈

そくはいどうみゃく
足背動脈

背面

じょうでんどうみゃく
上殿動脈

かでんどうみゃく
下殿動脈

だいたいしんどうみゃく
大腿深動脈

かんつうどうみゃく
貫通動脈

だいたいどうみゃく
大腿動脈

かこうしつどうみゃく
下行膝動脈

しつかどうみゃく
膝窩動脈

ぜんけいこつどうみゃく
前脛骨動脈

こうけいこつどうみゃく
後脛骨動脈

ひこつどうみゃく
腓骨動脈

がいそくそくていどうみゃく
外側足底動脈

ないそくそくていどうみゃく
内側足底動脈

そくていどうみゃくきゅう
足底動脈弓

図4-14　下肢の動脈

▶下肢を養う動脈

- 外腸骨動脈は鼠径靱帯の下を通り、大腿動脈 *femoral artery* と名称を変える。ちなみに、大腿動脈は、鼠径靱帯の下を大腿静脈の外側、大腿神経の内側を通って下行する。そして大腿の前面を下行しながら後方に回り、膝関節の後面を通る部分は膝窩動脈 *popliteal artery* とよばれる。この動脈は前・後の脛骨動脈 *tibial artery* を分枝し、後脛骨動脈 *posterior tibial artery* から腓骨動脈 *fibular artery* が起こる（図4-14）。
- 前脛骨動脈 *anterior tibial artery* は足背部を通って足背動脈 *dorsal pedis artery* をつくる。
- 後脛骨動脈は下腿の後面の深いところを下行し、脛骨の内果の後方をまわって足底に至る。後脛骨動脈は内果の後下方で、皮膚の上から脈拍を触れることができる。
- 足背動脈は、足底部の深層で手掌と同様にループ状の足底動脈弓 *plantar arch* を形成する。足の指に分布する動脈はこの動脈弓から起こる。
- 足背動脈は足首の近くで皮下の浅いところを通過するため、体表から拍動を触れることができる。

Nursing Eye　脈拍を触れる動脈 (図4-15)

・浅側頭動脈では、耳のすぐ前および頬骨弓の後端上部で脈拍を触れることができる。
・頸動脈では、頸の下1/3の高さ、胸鎖乳突筋の内側、甲状軟骨の上縁で触れる。
・上腕動脈では、上腕二頭筋の中央部内側寄りの部位で触れる。
・橈骨動脈は最も一般的に触知する部位であり、手首の橈骨側で触れる。
・大腿動脈では、鼠径靱帯の中央部やや下方で触れる。
・膝窩動脈では、膝関節の後面にある菱形のくぼみ、すなわち膝窩で触れる。
・足背動脈では、足背の中央やや内側寄りで、骨の高まりの部位で触れる。
　このなかで上腕動脈、橈骨動脈、大腿動脈の触知される部位は、血中酸素濃度を調べる際の動脈穿刺部位としても利用される。

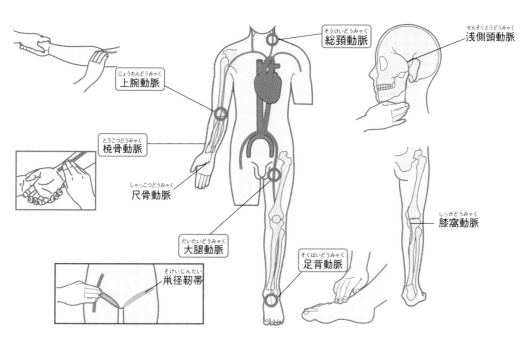

図4-15　脈拍を触れる動脈

4 血管系：静脈系①

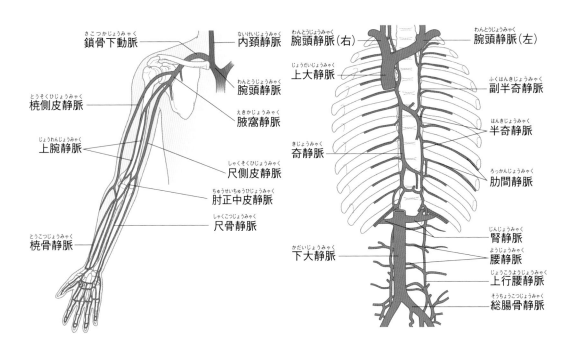

さこつかじょうみゃく
鎖骨下動脈

ないけいじょうみゃく
内頚静脈

わんとうじょうみゃく
腕頭静脈

えきかじょうみゃく
腋窩静脈

とうそくひじょうみゃく
橈側皮静脈

じょうわんじょうみゃく
上腕静脈

しゃくそくひじょうみゃく
尺側皮静脈

ちゅうせいちゅうひじょうみゃく
肘正中皮静脈

しゃくこつじょうみゃく
尺骨静脈

とうこつじょうみゃく
橈骨静脈

図 4 -16　上肢の皮静脈

わんとうじょうみゃく
腕頭静脈（右）

わんとうじょうみゃく
腕頭静脈（左）

じょうだいじょうみゃく
上大静脈

ふくはんきじょうみゃく
副半奇静脈

はんきじょうみゃく
半奇静脈

きじょうみゃく
奇静脈

ろっかんじょうみゃく
肋間静脈

じんじょうみゃく
腎静脈

かだいじょうみゃく
下大静脈

ようじょうみゃく
腰静脈

じょうこうようじょうみゃく
上行腰静脈

そうちょうこつじょうみゃく
総腸骨静脈

図 4 -18　奇静脈

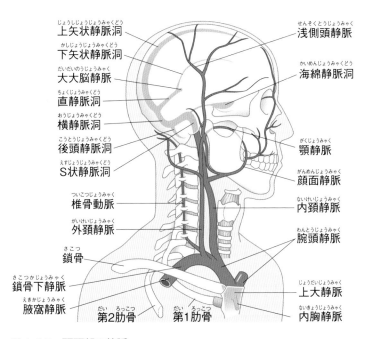

じょうしじょうじょうみゃくどう
上矢状静脈洞

せんそくとうじょうみゃく
浅側頭静脈

かしじょうじょうみゃくどう
下矢状静脈洞

かいめんじょうみゃくどう
海綿静脈洞

だいだいのうじょうみゃく
大大脳静脈

ちょくじょうみゃくどう
直静脈洞

おうじょうみゃくどう
横静脈洞

こうとうじょうみゃくどう
後頭静脈洞

がくじょうみゃく
顎静脈

えすじょうじょうみゃくどう
S状静脈洞

がんめんじょうみゃく
顔面静脈

ついこつどうみゃく
椎骨動脈

ないけいじょうみゃく
内頚静脈

がいけいじょうみゃく
外頚静脈

わんとうじょうみゃく
腕頭静脈

さこつ
鎖骨

さこつかじょうみゃく
鎖骨下静脈

じょうだいじょうみゃく
上大静脈

えきかじょうみゃく
腋窩静脈

だい ろっこつ
第2肋骨

だい ろっこつ
第1肋骨

ないきょうじょうみゃく
内胸静脈

図 4 -17　頭頚部の静脈

静脈系

- 心臓から血液を送り出す大動脈は1本であるが、静脈血を末梢から心臓の右心房に運び入れる静脈は、上大静脈と下大静脈の2本である。上大静脈は頭・頚部および上肢からの静脈血を、下大静脈は体幹と下肢からの静脈血を右心房にもち帰る。
- 心臓を養ったあとの静脈血は、冠状静脈洞を経て直接右心房に流入する。
- 静脈は皮下の結合組織層に分布する皮静脈と、筋や内臓に分布する深静脈に分けられる。深静脈は動脈に伴って走行するため伴行静脈ともいわれ、動脈と同名でよばれる。
- 皮静脈は部位によって体表からも観察できるが、その分布のかたちは個人差が著しく、体温調節にかかわるために動脈とは異なる走行がみられる。上腕から肘および前腕にかけて、橈側皮静脈、尺側皮静脈、肘正中皮静脈が分布し、下肢では大伏在静脈が発達している（図4-16）。これらの皮静脈は、採血、静脈注射、点滴など、臨床現場でしばしば利用されるため、おおよその分布様式を理解しておくことが重要である。
- 深静脈は同名の動脈と伴行するが、身体のいくつかの部位では動脈と静脈が異なる走行をする。
- 消化管から栄養分を運ぶ静脈は門脈とよばれ、肝臓に運び込まれるため、腹大動脈の枝として消化管を養う3本の動脈とは異なる走行をする。
- 脳を養う動脈は、前述のとおり脳底部に集合して大脳動脈輪を形成するが、脳の静脈は大脳の外表面に集められ運び出されるため、動脈と異なる走行がみられる。硬膜静脈洞は、脳からの静脈血を集め内頚静脈と合流する。

▶上大静脈に合流する静脈

- 上大静脈 superior vena cava は、頭部、頚部および上肢からの血液を集める太い静脈で、左右の腕頭静脈が合流してできる（図4-17）。上大静脈は上行大動脈の右側を下行し、右心房に流入する。
- 腕頭静脈 brachiocephalic vein は、内頚静脈と鎖骨下静脈が合流したものである。
- 内頚静脈 internal jugular vein は、内頚動脈と外頚動脈が養う脳や頭頚部からの静脈血を集め、内頚動脈、総頚動脈の走行に沿って下行し、腕頭静脈に合流する。
- 外頚静脈 external jugular vein は、側頚部の皮下を斜め後下方に走り鎖骨下静脈 subclavian vein に合流する皮静脈で、体表からも観察される。鎖骨下静脈は同名の動脈に伴行する。
- 橈骨静脈 radial vein、尺骨静脈 ulnar vein が合流して上腕静脈 brachial vein をつくり、さらに腋窩静脈 axillary vein となり鎖骨下静脈に上肢の静脈血を運ぶ。上肢の皮静脈については上述した。
- 鎖骨下静脈は中心静脈栄養のためのカテーテルの挿入部位として用いられる。

▶奇静脈系

- 奇静脈 azygos vein は肋間静脈、気管支静脈、食道静脈などからの静脈血を運ぶ（図4-18）。
- 奇静脈系は脊柱の両側に沿って上行する静脈で、右側の奇静脈と左側のやや細い半奇静脈 hemiazygos vein、副半奇静脈 accessory hemiazygos vein とからなる。両者の間には複数の吻合枝がある。
- 奇静脈は、下大静脈、総腸骨静脈と連結し、上方では上大静脈に注ぎ込む。
- 半奇静脈は上方で右側に屈曲し、奇静脈に注ぐ。

4 血管系：静脈系②

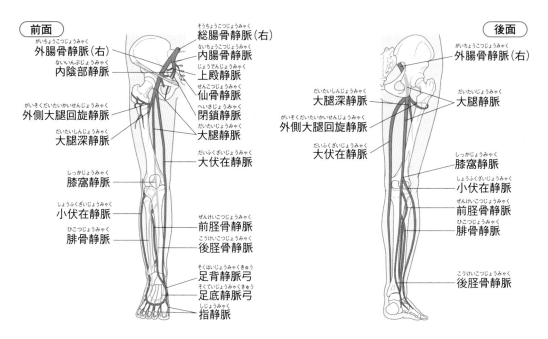

前面

総腸骨静脈（右）
そうちょうこつじょうみゃく

外腸骨静脈（右）
がいちょうこつじょうみゃく

内腸骨静脈
ないちょうこつじょうみゃく

内陰部静脈
ないいんぶじょうみゃく

上殿静脈
じょうでんじょうみゃく

仙骨静脈
せんこつじょうみゃく

外側大腿回旋静脈
がいそくだいたいかいせんじょうみゃく

閉鎖静脈
へいさじょうみゃく

大腿静脈
だいたいじょうみゃく

大腿深静脈
だいたいしんじょうみゃく

大伏在静脈
だいふくざいじょうみゃく

膝窩静脈
しっかじょうみゃく

小伏在静脈
しょうふくざいじょうみゃく

前脛骨静脈
ぜんけいこつじょうみゃく

腓骨静脈
ひこつじょうみゃく

後脛骨静脈
こうけいこつじょうみゃく

足背静脈弓
そくはいじょうみゃくきゅう

足底静脈弓
そくていじょうみゃくきゅう

指静脈
しじょうみゃく

後面

外腸骨静脈（右）
がいちょうこつじょうみゃく

大腿深静脈
だいたいしんじょうみゃく

大腿静脈
だいたいじょうみゃく

外側大腿回旋静脈
がいそくだいたいかいせんじょうみゃく

大伏在静脈
だいふくざいじょうみゃく

膝窩静脈
しっかじょうみゃく

小伏在静脈
しょうふくざいじょうみゃく

前脛骨静脈
ぜんけいこつじょうみゃく

腓骨静脈
ひこつじょうみゃく

後脛骨静脈
こうけいこつじょうみゃく

図 4 -19　下肢の皮静脈

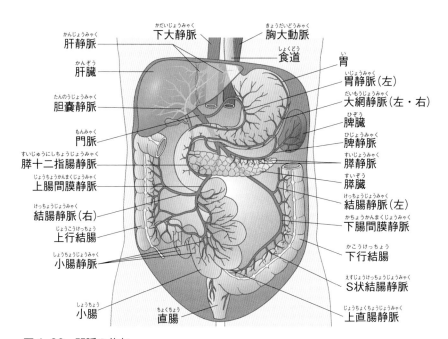

肝静脈
かんじょうみゃく

下大静脈
かだいじょうみゃく

胸大動脈
きょうだいどうみゃく

食道
しょくどう

胃
い

肝臓
かんぞう

胆嚢静脈
たんのうじょうみゃく

門脈
もんみゃく

膵十二指腸静脈
すいじゅうにしちょうじょうみゃく

上腸間膜静脈
じょうちょうかんまくじょうみゃく

結腸静脈（右）
けっちょうじょうみゃく

上行結腸
じょうこうけっちょう

小腸静脈
しょうちょうじょうみゃく

小腸
しょうちょう

直腸
ちょくちょう

胃静脈（左）
いじょうみゃく

大網静脈（左・右）
だいもうじょうみゃく

脾臓
ひぞう

脾静脈
ひじょうみゃく

膵静脈
すいじょうみゃく

膵臓
すいぞう

結腸静脈（左）
けっちょうじょうみゃく

下腸間膜静脈
かちょうかんまくじょうみゃく

下行結腸
かこうけっちょう

S状結腸静脈
えすじょうけっちょうじょうみゃく

上直腸静脈
じょうちょくちょうじょうみゃく

図 4 -20　門脈の分布

▶下大静脈に合流する静脈

- 下大静脈 *inferior vena cava* は親指ほどの太さの静脈本幹をなし、下肢や骨盤内からの静脈血を集める左右の総腸骨静脈が腰椎下端部で合流したものである。

- 総腸骨静脈 *common iliac vein* は、骨盤内臓や骨盤壁、殿部からの静脈血を集める内腸骨静脈 *internal iliac vein* と、下肢からの血液を集める外腸骨静脈 *external iliac vein* が合流したものである。

- 外腸骨静脈は下肢の静脈の本幹をなし、鼠径靱帯の下を通り下肢に向かう部位から大腿静脈 *femoral vein* と名称を変える。大腿静脈以下の下肢の静脈は同名の動脈に伴行する。

- 下肢の皮静脈には大伏在静脈 *great saphenous vein* と小伏在静脈 *small saphenous vein* がある。大伏在静脈は足背の皮静脈から始まり、内果の前を通り下腿、大腿の内側面を上行して大腿静脈に注ぐ（図 4 -19）。

- 足背外側部からの血液は、外果の後方を通って膝窩静脈 *popliteal vein* に注ぐ小伏在静脈によって運ばれる。

▶門脈系 *portal system*

- 胃や腸、脾臓、膵臓などの消化器官からの静脈血は直接下大静脈に注ぐことなく、門脈 *portal vein* とよばれる静脈によって肝臓に運ばれ、肝臓を経由して下大静脈に注ぐ（図 4 -20）。この静脈は一般の静脈と異なり、弁をもたない。

- 門脈は胃や腸の粘膜上皮に分布する毛細血管が集まってつくられる静脈であるが、肝臓内に進入すると再び分枝して、洞様毛細血管（類洞）*sinusoid* とよばれる特殊な毛細血管をつくる。肝臓内では、これらの毛細血管が肝静脈 *hepatic vein* とよばれる静脈に集められ、横隔膜の直下で下大静脈に注ぐ。このように、門脈は毛細血管の間に介在する特殊な静脈である。

- 胃や腸で消化・吸収されたタンパク質や炭水化物などの栄養物は肝臓に運ばれて、有害成分は分解され、余剰の栄養分はグリコーゲンとして一時的に貯蔵される。

- 膵臓から分泌されるインスリンやグルカゴンなどのホルモンは、門脈を介して肝臓に運ばれ、グリコーゲンの貯蔵や血液中の糖分の調節をする。

- 脾臓からの静脈血は、ここで赤血球を破壊することによって産生されたヘモグロビンの分解産物（ビリルビン）を肝臓に運び、それは胆汁のなかに含まれて排出される。

- 門脈に注ぎ込む主要な静脈には、上腸間膜静脈 *superior mesenteric vein*、下腸間膜静脈 *inferior mesenteric vein*、脾静脈 *splenic vein*、胃静脈 *gastric vein* がある。

- 門脈に運ばれる静脈血の大部分は肝臓に注ぎ込むが、一部は細い静脈を介して一般体循環系の静脈に注ぐ（図 4 -20 参照）。

- 肝硬変などによって門脈血の通過障害が起こり、門脈内圧が亢進すると、門脈に逆流を防ぐ弁が形成されないため側副（血行）路とよばれるこれらの経路を通り、大量の静脈血が肝臓を通らずに一般の体循環の経路を通って直接心臓に戻されることになる。この結果、胃噴門部や直腸下部からの大出血を起こしたり、臍周囲の皮静脈が怒張してメドゥーサの頭 *caput medusae* とよばれる蛇行した特有の皮静脈が出現したりする。

Nursing Eye 腹水

　肝硬変や肝臓癌によって肝臓内の血流障害が起こると、門脈内圧が亢進し、血液成分が血管壁を透過して腹腔内に滲出するため、大量の腹水を生み出すことになる。

5 胎児の循環系

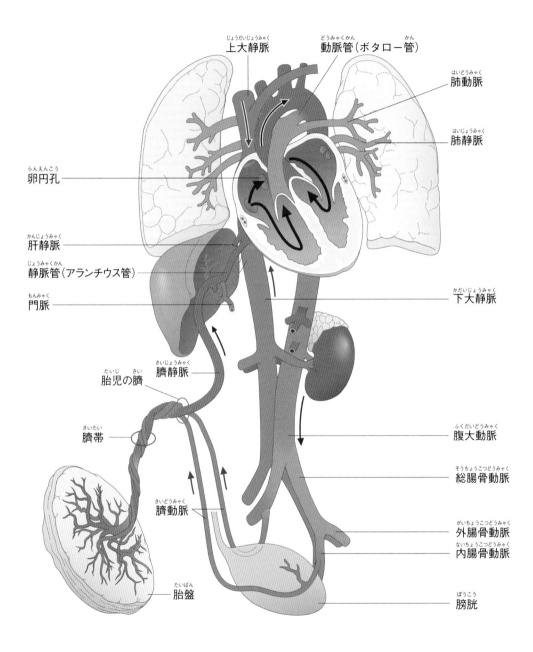

上大静脈

動脈管（ボタロー管）

肺動脈

肺静脈

卵円孔

肝静脈

静脈管（アランチウス管）

門脈

下大静脈

胎児の臍

臍静脈

臍帯

腹大動脈

総腸骨動脈

臍動脈

外腸骨動脈

内腸骨動脈

胎盤

膀胱

図 4 -21　胎児循環

胎児の循環系

- 胎児期では肺、消化器官、腎臓などが本来の機能をはたしていないため、これらの機能はすべて胎盤を介して行われる。

- 胎盤から酸素と栄養に富む動脈血を運ぶ臍静脈 *umbilical vein* は、臍帯を通って胎児の肝臓のバイパス路（静脈管 *venous duct*・アランチウス管）を経て下大静脈に続く。また、胎児の内腸骨動脈から1対の臍動脈 *umbilical artery* が起こり臍帯を経て胎盤に至る（図4-21）。この動脈は、胎児が産生する炭酸ガスや老廃物を母体側に送り出すものである。

- したがって、胎児期の臍動脈は成体における肺動脈、腎動脈、消化管を養う動脈の役割をはたし、臍静脈は肺静脈、腎静脈、門脈の働きを代行している。

- 胎児期では、動脈血を運ぶ臍静脈が胎児の心臓に入る前に下大静脈と合流するため、胎児の体内に分配される大動脈血はすべて、動脈血と静脈血とが混合したものとなる。

- 胎児期では、心房中隔に卵円孔 *foramen ovale* とよばれる開口部がある。下大静脈からの酸素と栄養を豊富に含む血液は右心房から卵円孔より左心房に入り、左心室から大動脈へ送られる。また、右心房から右心室に入った血液は肺動脈に送られ、動脈管 *ductus arteriosus*（ボタロー管）を経て下行大動脈へ送られる。

- 出生とともに肺呼吸が始まると、肺動脈や肺静脈、肝臓に運ばれる門脈の血流量が増加する。これに対し、肺動脈と大動脈弓を結ぶ動脈管、静脈管、臍動脈、臍静脈は2週間も経たずに閉塞し、それぞれ動脈管索、静脈管索、臍動脈索、肝円索とよばれる結合組織のヒモ状構造として痕跡がみられる。

- 左右の心房を仕切る心房中隔にみられた卵円孔も閉じて、卵円窩としてその痕跡が残る。

IV 循環器系

5 胎児の循環系

6 リンパ系①

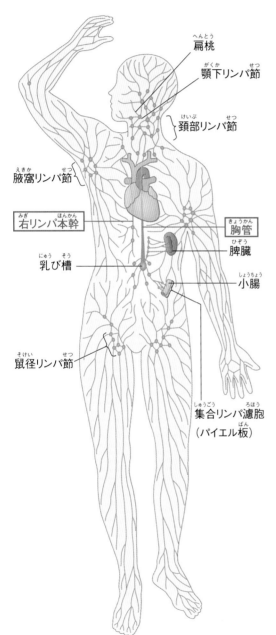

図4-22 リンパ管

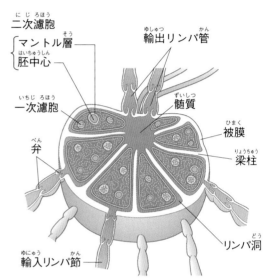

二次濾胞
マントル層
胚中心
一次濾胞
弁
輸入リンパ節

輸出リンパ管
髄質
被膜
梁柱
リンパ洞

図4-23 リンパ節の構造

扁桃
顎下リンパ節
頚部リンパ節
腋窩リンパ節
右リンパ本幹
胸管
脾臓
乳び槽
小腸
鼠径リンパ節
集合リンパ濾胞
（パイエル板）

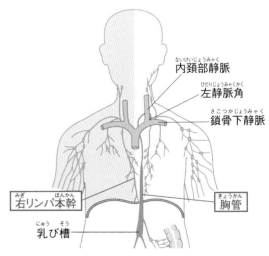

内頚部静脈
左静脈角
鎖骨下静脈
右リンパ本幹
胸管
乳び槽

　　右リンパ本幹に入るリンパが
　　流れてくる身体部位

図4-24 右リンパ本幹と胸管の分布

■リンパ系

- 血液の液性成分は血管から滲出し、組織液として各組織をつくる細胞間を潤している。このような組織液を介して生体内の細胞は酸素や栄養を受け取り、細胞が産生した炭酸ガスや代謝産物は血管によって回収される。細胞間の組織液は毛細血管に回収されるほか、一部はリンパ管 *lymphatic vessels* にも取り込まれる（図4 -22）。

- リンパ系 *lymphatic system* は毛細リンパ管 *lymphatic capillary* の盲端に始まり、組織液の一部をリンパ液としてリンパ管が回収している。毛細リンパ管は集合しながらいくつかのリンパ本幹 *lymphatic duct* を形成し、最終的には、左右の静脈角 *venous angle* とよばれる内頸静脈と鎖骨下静脈の合流点に開口して静脈血に流入する。リンパ管は、走行の途中でリンパ節 *lymph node* とよばれるリンパの濾過装置をつくる。リンパ節はリンパ液とともに取り込まれた細菌や異物を取り除き、リンパ管に異物が混入するのを防御している。リンパ液に細菌や異物が侵入するとリンパ節にとらえられ、そこで炎症が起き、リンパ節が肥大する。

- リンパ系にはリンパ管、リンパ節のほか、胸腺や扁桃、脾臓などのリンパ器官も含まれる。

- リンパ管は静脈に似た構造をもつが、管の壁は静脈よりも薄く、逆流を防ぐための弁がさらによく発達している。

▶リンパ節

- リンパ節は米粒大からソラマメ大の大きさで、大血管や内臓の周辺に多く分布する（図4 -23）。これらのリンパ節は身体の一定領域からのリンパを集合させるため、所属リンパ節または領域リンパ節とよばれる。所属リンパ節として腋窩リンパ節、頸部リンパ節、鼠径リンパ節、気管支・肺リンパ節などは臨床的にも重要であるため、それぞれの局在を知っておく必要がある。

- リンパ管にがん細胞が侵入するとリンパ節にとらえられ、そこでがん細胞が増殖しリンパ節のがん化が起こる。がん細胞がリンパ管を流れ、さらに下流のリンパ節にとらえられて増殖を繰り返すことで、がんの転移が起きる。このことからも、リンパ節の分布を知ることは臨床的に重要な意味がある。乳癌のリンパ節転移は、まずセンチネルリンパ節に起こる。胃癌の左鎖骨上窩リンパ節転移はウィルヒョウ *Virchow* 転移とよばれる。リンパ節はリンパ球をつくる働きをもつ。ここでつくられるリンパ球は、扁桃や脾臓でつくられるものと同様に、免疫抗体を産生する働きをもつことから、生体防御器官としての役割をはたす。

▶胸管

- 腸管の絨毛に分布するリンパ管は機能的に特殊で、消化管から吸収された脂肪の取り込みにかかわる。このリンパ管は腸絨毛に分布する中心乳糜腔（中心リンパ管）から始まり、消化管からのリンパ管を集めて乳び槽を経て胸管 *thoracic duct* とよばれるリンパ本幹となって、前述した左の静脈角に開口する（図4 -24）。

Nursing Eye リンパ節の触知

　体表にあるリンパ節は通常は触知されないが、がん患者の経過を観察する際はリンパ節の状態を触診してみることが大切である。触診する部位は一般的に頸部、腋窩および鼠径部などリンパ節の多い部位でなされる。
　胃癌の場合、鎖骨上窩リンパ節（ウィルヒョウのリンパ節ともよばれる）への転移がみられるが、その理由はリンパ管の走行からも理解できる。

6 リンパ系②

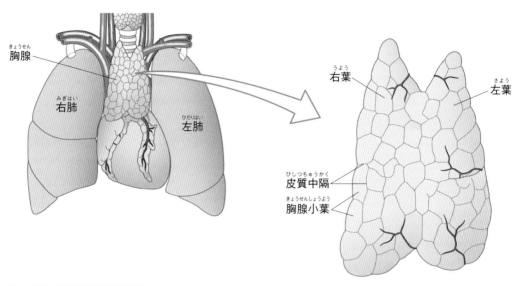

図 4 -25　胸腺の位置と組織

胸腺
右肺
左肺

右葉
左葉
皮質中隔
胸腺小葉

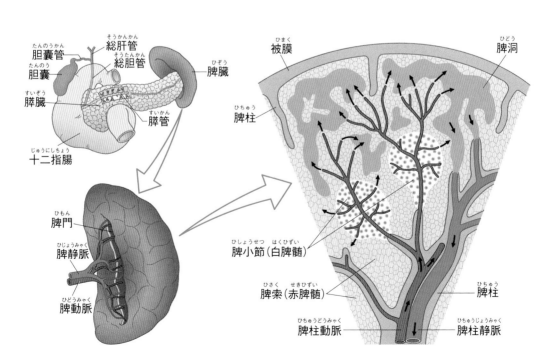

図 4 -26　脾臓の位置と形態

総肝管
胆嚢管
総胆管
胆嚢
膵臓
脾臓
膵管
十二指腸

脾門
脾静脈
脾動脈

被膜
脾洞
脾柱
脾小節（白脾髄）
脾索（赤脾髄）
脾柱
脾柱動脈
脾柱静脈

胸腺

- 胸腺 *thymus* は胸骨上部の背側に位置し、新生児や成長期ではよく発達しているが、思春期を過ぎると次第に退縮し、大部分が脂肪に置きかえられる（図4-25）。
- リンパ球を多数含んでいるため、胸腺の細胞構成は扁桃やリンパ節とよく似ているが、胸腺は、これらのリンパ性器官を高い立場から調節する働きをもつ。胸腺と骨髄は、一次リンパ器官ともよばれ、T細胞、B細胞の成熟の場となる。
- リンパ球は骨髄でつくられるが、その一部のものが胸腺に一時的にとどまって、特殊な働きをするリンパ球に変化する。これらのリンパ球を、胸腺の頭文字にちなんで、Tリンパ球またはT細胞とよぶ。T細胞とよばれるリンパ球は、胸腺から血液によって全身のリンパ性器官に運ばれ、そこで生体防御作用を発揮する。
- リンパ球のさまざまな機能については、血液の項で後述する。

脾臓

- 脾臓 *spleen* は、腹腔の左上部の横隔膜に接する部位にある（図4-26）。血液を多量に含むため暗赤色を呈し、ベレー帽の形をしている。くぼんだ部位に血管や神経が通過する脾門がある。脾臓の前縁には2～3の切れ込みがあり、脾臓が肥大した場合にも、この切れ込みが体表から触診できるので脾臓であることが確認できる。
- 脾臓内部にある実質は脾髄とよばれ、その大部分が暗赤色をしているので赤脾髄 *red pulp* とよばれ、そのなかにある小さな白い斑点は白脾髄 *white pulp* とよばれる。
- 赤脾髄には、老化した赤血球や異物を取り込んで分解・消化する働きがある。これはマクロファージ *macrophage* の働きによるもので、赤血球に含まれるヘモグロビンも分解されてビリルビンとなり、門脈を通って肝臓に運ばれる。
- リンパ節がリンパ管の流れのなかに介在するリンパ組織であるのに対して、白脾髄は血液の流れのなかに存在するリンパ組織として、リンパ球を産生する。

扁桃

- 扁桃 *tonsil* は、粘膜上皮下にリンパ小節が集合してできたリンパ組織である。口腔や鼻腔など、外界から異物の侵入しやすい部位にあって、微生物などに対して防御する。
- 口蓋扁桃、舌扁桃、咽頭扁桃などがあることは、消化器系、呼吸器系の項で述べる（図5-6、図6-9参照）。
- 消化管や気道の粘膜には、上記の扁桃のほかにも発達したリンパ小節がみられ、小腸の粘膜上皮下にあるパイエル板や虫垂のリンパ組織がその例である。

IV 循環器系

7 血液①

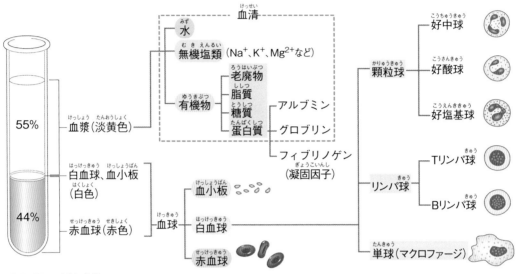

図4-27 血液成分

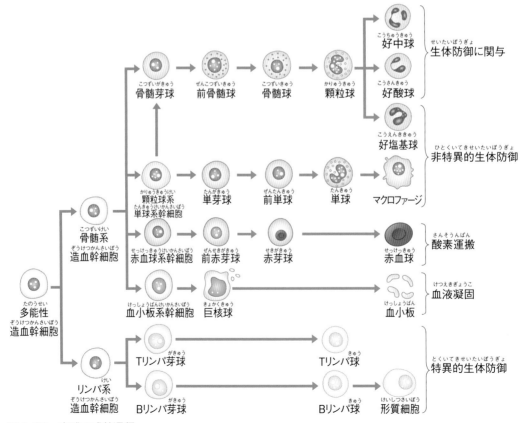

図4-28 血球の成熟過程

血液

- 血液 blood は全身の細胞が活動するのに必要な酸素と栄養物を運ぶと同時に、ホルモンや老廃物の輸送に関与する。
- 血液に含まれる細胞成分を血球 blood cell とよび、液状成分を血漿 blood plasma とよぶ。
- 血液全体の約45%を占める血球は、赤血球、白血球、血小板からなり、約55%を占める血漿は、大部分が水であるが、アルブミン、グロブリン、フィブリノゲンなどのタンパク質や糖質、ナトリウムやカリウムなどの無機塩類が含まれる（図4-27）。血漿からフィブリノゲンを除いたものを血清という。
- われわれの全血液量は体重の1/13を占め、男性では5～6L、女性で4～5Lとされる。

▶血球

- 血液中の血球には、さまざまな形をした細胞がみられる。それぞれの血球の数や働きは異なるが、骨髄のなかにある未分化な幹細胞から分化してつくられる（図4-28）。
- 幹細胞 stem cell から赤血球、白血球、血小板など、さまざまな血球が分化し、やがて成熟した血球として血液中を循環する。

▶赤血球

- 赤血球 red blood cells は、血液1μL中に男性では約500万/μL、女性では約450万/μLある。
- 赤血球は直径7～8μmほどの中央部がくぼんだ円盤状の細胞である（p.92、図4-29）。また、赤血球は核をもたない細胞で、血管内での寿命は120日程度で、古くなると脾臓で退化し処理される。
- 赤血球の細胞内には多量のヘモグロビンが含まれ、肺胞で酸素と容易に結合して酸化ヘモグロビンとなる。末梢の各組織では酸素を放して、還元ヘモグロビンになる。

Nursing Eye

貧血

血液中のヘモグロビン濃度が一定範囲より低下した状態を貧血という。

赤血球数の著しい減少や、ヘモグロビン含有量の低下が原因で起こる。この場合は、末梢の組織に酸素が十分に供給されず、いわゆる酸欠状態になる。貧血によって皮膚や粘膜が蒼白となり、倦怠感、頭痛、めまい、息切れ、動悸などがあらわれる。

ヘモグロビンの原料となる鉄分の不足による貧血、すなわち鉄欠乏性貧血がもっとも一般的なもので、思春期や妊娠時の女性に多くみられる。とくに思春期の女性では、月経による生理的な出血をくり返すので、鉄分の不足が起こりやすい。

化膿性炎症

創傷部などに有害な細菌が侵入すると、多数の好中球が毛細血管から出て、食作用を発揮する。これが炎症であり、生体防御のために活躍して古くなった好中球は、アポトーシスとよばれる細胞死に陥り死滅する。化膿性炎症では、死滅した多数の好中球の残骸を含んだ膿とよばれる滲出液がみられる。

生体に炎症が起きると、血液中の白血球数も増加する。化膿性炎症の疑いのある場合に血液中の白血球数を検査するのはこのためである。

7 血液②

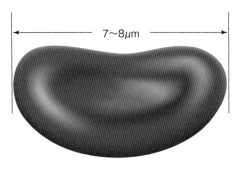

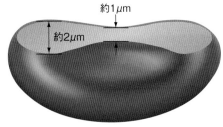

図4 -29 赤血球の形態

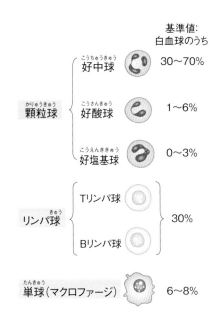

図4 -30 白血球の形態

基準値:
白血球のうち

好中球 30～70%

顆粒球 好酸球 1～6%

好塩基球 0～3%

リンパ球 Tリンパ球 / Bリンパ球 30%

単球(マクロファージ) 6～8%

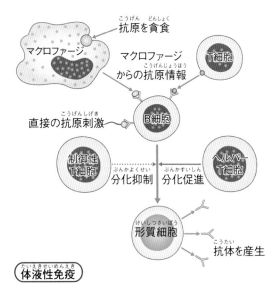

抗原を貪食

マクロファージ

マクロファージからの抗原情報

T細胞

B細胞

直接の抗原刺激

制御性T細胞 分化抑制 分化促進 ヘルパーT細胞

形質細胞

抗体を産生

体液性免疫

抗原刺激を受けたB細胞はヘルパーT細胞、制御性T細胞の制御を受けながら形質細胞へと分化する。形質細胞からは抗体が産生され、好中球による貪食作用を活性化させる

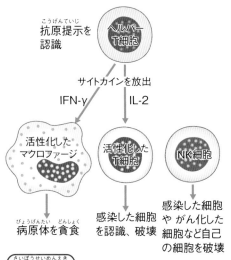

抗原提示を認識 ヘルパーT細胞

サイトカインを放出

IFN-γ IL-2

活性化したマクロファージ

活性化したT細胞

NK細胞

病原体を貪食

感染した細胞を認識、破壊

感染した細胞やがん化した細胞など自己の細胞を破壊

細胞性免疫

ヘルパーT細胞から放出されたサイトカインによって活性化したマクロファージやT細胞によって、病原体が貪食されたり、感染細胞が破壊される

図4 -31 体液性免疫と細胞性免疫

▶白血球 (図4 -30)

- 白血球 *white blood cells* は血液1μL中に6,000〜9,000個あるといわれる。白血球は赤血球と異なり核をもつが、細胞質内に顆粒をもつ顆粒球と、顆粒をもたない無顆粒球とに区別される。
- 顆粒球 *granular leukocyte* は好中球、好酸球、好塩基球の3種類に区別され、無顆粒球 *agranular leukocyte* にはリンパ球と単球がある。
- これらの白血球は、さまざまな機能的特徴をもつが、病原微生物の侵入に備えて生体防御機能を発揮する。
- 好中球 *neutrophile* :は白血球のなかで約70%を占め、比較的小さな顆粒を含んでいる。核にはいくつかの細いくびれをもった特徴的な分葉核を備え、活発な食作用をもち、侵入した細菌などを細胞内に取り込んで分解するため、炎症時や創傷の治癒過程で重要な働きをする。
- 好酸球 *eosinophile* :白血球に占める割合は1〜3%程度で、その数は少なく、細胞の核は通常2つに分葉している。好酸球の働きは不明な点が多いが、寄生虫やアレルギーによる疾患で細胞数が増加するといわれる。
- 好塩基球 *basophile* :全白血球数に占める割合は1%にも満たない。細胞内に含まれる顆粒成分には、血液凝固を阻止するヘパリンや、炎症部の血管を拡張させ、血管の透過性を促すヒスタミンを含む。
- リンパ球 *lymphocytes* :無顆粒球に分類されるリンパ球は、全白血球数の20〜30%を占め、小型の細胞の大部分を丸い核が占める。リンパ球は抗体を産生して、免疫にかかわり、骨髄 *bone marrow* に由来するBリンパ球(B細胞)と、胸腺 *thymus* に由来するTリンパ球(T細胞)、ナチュラルキラー(NK)細胞とがある。血液中のリンパ球の約80%をT細胞が占める。
- B細胞は、ヘルパーT細胞により刺激されて分化し形質細胞 *plasma cell* となり、抗原に対する抗体をつくり、これを血液や体液に分泌する。これらの抗体はタンパク質からなり、ガンマグロブリンに分類される免疫グロブリンとよばれる。このような免疫を体液性免疫(液性免疫)とよぶ。T細胞も同様に抗原に対する抗体をつくるが、抗体は細胞外に分泌せずに細胞表面にあり、抗原に接触して免疫反応を行う。このような免疫は細胞性免疫とよばれ、特定の病原菌やウイルスに対する感染防御やアレルギー反応、移植免疫などにみられる(図4 -31)。
- T細胞には、B細胞の抗体産生を促し、ほかのT細胞の働きを補助して免疫系の中心的役割をするヘルパーT細胞 *helper T cell* や、免疫応答を抑制する制御性T細胞 *regulatory T cell* 、ウイルスに感染した細胞や腫瘍細胞を攻撃し、破壊する細胞傷害性T細胞 *cytotoxic T cell* がある。
- 単球 *monocyte* は全白血球数の6〜8%を占め、直径12〜20μmほどの大型細胞で、白血球中もっとも大きい細胞である。卵形またはソラマメの形をした大きな核をもち、細胞質にはリソソーム顆粒が多数含まれる。単球は血管から組織中に出ると、マクロファージ *macrophage* とよばれる細胞に変化する。マクロファージは非特異的な免疫防御にかかわり、細菌や寄生虫、死滅した細胞などを取り込んで分解、消化する。マクロファージは好中球とともに、炎症や創傷治癒過程に重要な働きをする。

▶血小板

- 血小板 *blood platelets* は骨髄のなかで、巨核球とよばれる大きな細胞の細胞質の部分が多数の細胞小片に分離することによってつくられる。血小板は細胞質に核を欠き、血液の凝固や血管を収縮させる物質を含む。けがなどによって細い血管が破れると、多数の血小板が血管の損傷部位に集合し、血栓をつくって止血する。

看護師国家試験の過去問題

問1 心臓の刺激伝導系で最も早く興奮するのはどれか。 （第95回、2006年）
1．ヒス束
2．房室結節
3．洞結節
4．プルキンエ線維

問2 動脈で正しいのはどれか。 （第97回、2008年）
1．骨格筋の収縮は動脈の血流を助けている。
2．内膜、中膜および外膜のうち中膜が最も厚い。
3．逆流を防ぐ弁が備わっている。
4．大動脈は弾性線維が乏しい。

問3 人体の右側のみにあるのはどれか。 （第102回、2013年）
1．総頸動脈
2．腕頭動脈
3．腋窩動脈
4．内頸動脈
5．鎖骨下動脈

問4 循環経路で正しいのはどれか。 （第90回、2001年）
1．椎骨動脈 → ウィリス動脈輪 → 外頸動脈
2．上腸間膜静脈 → 門脈 → 肝動脈
3．肺静脈 → 肺動脈 → 左心房
4．食道静脈 → 奇静脈 → 上大静脈

問5 冠状動脈で正しいのはどれか。 （第90回、2001年）
1．大動脈から3本の冠状動脈が出る。
2．冠状動脈は大動脈弁の直下から出る。
3．前下行枝は左冠状動脈から分かれる。
4．左冠状動脈の閉塞で下壁梗塞をきたす。

問6 脈管系について正しいのはどれか。 （第88回、1999年）
1．動脈壁には横紋筋線維がある。
2．解離性大動脈瘤では外膜に亀裂が入る。
3．静脈還流は四肢の骨格筋の収縮によって増加する。
4．リンパ管は動脈に吻合する。

問7 脾臓について誤っているのはどれか。 （第87回、1998年）
1．脾静脈は下大静脈に直接注いでいる。
2．脾臓は血液を蓄えるはたらきがある。
3．脾機能亢進があると赤血球の破壊が亢進する。
4．左上腹部打撲で脾損傷をおこしやすい。

問8 部位と流れる血液との組み合わせで正しいのはどれか。 （第95回、2006年）
1．肺動脈 ─── 動脈血
2．肺静脈 ─── 静脈血
3．右心房 ─── 動脈血
4．左心室 ─── 動脈血

問9 全身に動脈血を送り出すのはどれか。 （第100回、2011年）
1．右心房
2．右心室
3．左心房
4．左心室

問10 全身から静脈血が戻る心臓の部位はどれか。 （第93回、2004年）
1．右心房
2．右心室
3．左心房
4．左心室

▶解答
問1 3　問2 2　問3 2　問4 4　問5 3　問6 3　問7 1　問8 4　問9 4
問10 1

94

chapter V

呼吸器系

　ヒトは生命活動を営むために、口から摂取した栄養素を燃焼させ、その物質代謝によって得られたエネルギーを利用している。この栄養素の燃焼に必要とされる酸素（O_2）を取り込み、産生された二酸化炭素（CO_2）を排出するガス交換を、呼吸とよぶ。人体活動の基本をなすガス交換を調節するのが呼吸器系である。

　肺で行うガス交換を肺呼吸または外呼吸とよび、各器官にある細胞と毛細血管との間で行われる O_2/CO_2 の交換を組織呼吸または内呼吸とよぶ。

本章の到達目標

1 鼻腔から肺にいたる気道の分岐状態について略図を描いて説明できる。

2 気道の分岐状態について略図をもとに説明できる。

3 鼻粘膜に血管が豊富に分布している理由について説明できる。

4 副鼻腔とは何か説明できる。

5 気管の横断面を略図で示し、その構造について説明できる。

6 胸膜および胸膜腔とは何かを説明できる。

7 上気道、下気道の違いを説明できる。

8 肺の機能的血管と肺を養う血管について説明できる。

9 肺胞と毛細血管の間でのガス交換について略図を描いて説明できる。

10 呼吸にかかわる骨格筋について説明できる。

11 気管に誤飲された異物が右肺に入りやすい理由を説明できる。

1 呼吸器系

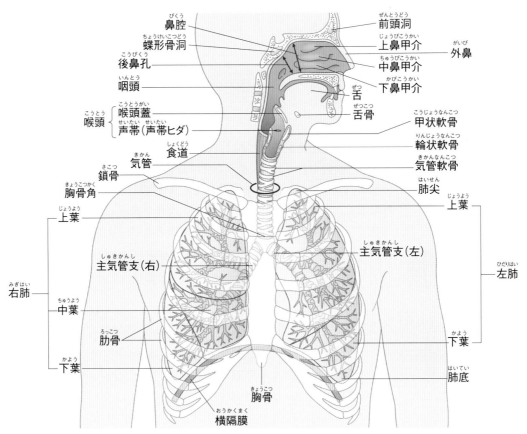

図5-1　呼吸器系

鼻腔（びくう）
蝶形骨洞（ちょうけいこつどう）
後鼻孔（こうびくう）
咽頭（いんとう）
喉頭蓋（こうとうがい）
声帯（声帯ヒダ）（せいたい せいたい）
喉頭（こうとう）
食道（しょくどう）
気管（きかん）
鎖骨（さこつ）
胸骨角（きょうこつかく）
上葉（じょうよう）
主気管支（右）（しゅきかんし）
右肺（みぎはい）
中葉（ちゅうよう）
肋骨（ろっこつ）
下葉（かよう）

前頭洞（ぜんとうどう）
上鼻甲介（じょうびこうかい）
外鼻（がいび）
中鼻甲介（ちゅうびこうかい）
下鼻甲介（かびこうかい）
舌（ぜつ）
舌骨（ぜっこつ）
甲状軟骨（こうじょうなんこつ）
輪状軟骨（りんじょうなんこつ）
気管軟骨（きかんなんこつ）
肺尖（はいせん）
上葉（じょうよう）
主気管支（左）（しゅきかんし）
左肺（ひだりはい）
下葉（かよう）
肺底（はいてい）
胸骨（きょうこつ）
横隔膜（おうかくまく）

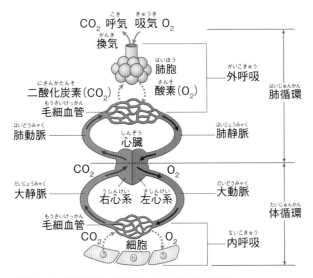

図5-2　外呼吸と内呼吸におけるガス交換

CO_2 呼気（こき）　吸気（きゅうき）O_2
換気（かんき）
肺胞（はいほう）
外呼吸（がいこきゅう）
二酸化炭素（CO_2）（にさんかたんそ）
酸素（O_2）（さんそ）
毛細血管（もうさいけっかん）
肺循環（はいじゅんかん）
肺動脈（はいどうみゃく）
肺静脈（はいじょうみゃく）
心臓（しんぞう）
CO_2　　O_2
大静脈（だいじょうみゃく）
右心系（うしんけい）　左心系（さしんけい）
大動脈（だいどうみゃく）
体循環（たいじゅんかん）
毛細血管（もうさいけっかん）
CO_2　　O_2
細胞（さいぼう）
内呼吸（ないこきゅう）

呼吸器系

- 呼吸器系 *respiratory system* は、鼻腔 *nasal cavity*、咽頭 *pharynx*、喉頭 *larynx*、気管 *trachea*、気管支 *bronchus*、肺 *lung* からなる（図5-1）。
- 鼻腔から肺にいたる空気の導通路を気道 *air way* とよぶ。
- 気道は上気道と下気道とに区分される。上気道は、鼻腔、副鼻腔、咽頭を指し、下気道は喉頭、気管、気管支、肺を指す。
- 気道の終点には肺胞 *alveolus* とよばれる無数の小さな膨らみがあり、肺胞とその表面をおおう毛細血管との間で酸素と二酸化炭素（炭酸ガス）の交換が行われる。
- 鼻腔から吸い込まれた空気は、気道を通り肺胞に至る。これを吸気（吸息）とよぶ。
- 血液から放出された二酸化炭素は気道を通り排出される。これを呼気（呼息）とよぶ。
- 気道は空気の導通路をなすと同時に、鼻腔の一部では嗅覚 *olfaction* を知覚し、喉頭は声帯ヒダ *vocal cord* をもち、発声器官としても機能する。
- 発生学的にみて、気管や気管支、肺は、胎生の第4週に原始的な1本の消化管の咽頭部にふくらみがつくられ、それが成長してできたものである。咽頭の下部から、呼吸器としての喉頭と消化器官としての食道が分岐していることからも理解できるであろう。

▶外呼吸

- 肺で空気と血液との間に行われるガス交換を外呼吸 *external respiration* という（図5-2）。この外呼吸にかかわる器官が呼吸器系である。

▶内呼吸

- 外呼吸によって血液に取り込まれた酸素は、全身の組織、器官を構成する細胞に運ばれる。取り込まれた酸素は、個々の細胞の活動に利用され、その結果生ずる二酸化炭素は血管によって肺に運ばれる。このように、血液と個々の細胞の間で行われるガス交換 *gas exchange* を内呼吸 *internal respiration* という。

▶気道の粘膜上皮

- 鼻腔や気管、気管支の粘膜は多列線毛上皮でおおわれて、上皮のなかに多数の杯細胞が分布している。このほか、粘膜上皮には粘液や漿液を分泌する腺がある。
- 鼻腔では、これらの分泌物に涙が加わったものが鼻汁であり、気管腺や気管支腺から分泌されたものが痰 *sputa* である。

2 鼻と鼻腔

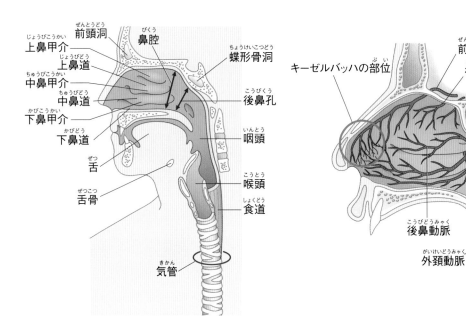

図5-3　鼻腔

図5-4　鼻腔粘膜を養う動脈

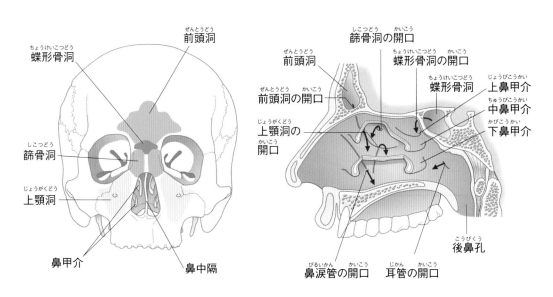

図5-5　副鼻腔

鼻と鼻腔

- 顔面の中央に位置し外鼻 *external nose*、鼻腔 *nasal cavity*、副鼻腔 *paranasal sinus* からなる。

- 外鼻は、いわゆる鼻とよばれる部分を指し、その上半は鼻骨から、下半分は軟骨からなる。左右の外鼻孔 *external naris*、すなわち「鼻の穴」は鼻腔への入口をなす。

- 鼻腔は外鼻孔から咽頭にいたる後鼻孔までを指し、入口から約2cmの部位は皮膚でおおわれ、鼻毛が生えている（図5-3）。鼻毛は吸い込まれた空気の濾過装置として働く。これより奥は鼻粘膜でおおわれる。鼻腔の粘膜は、ほかの気道におけると同様に線毛をもつ多列線毛上皮細胞によっておおわれ、粘液を分泌する杯細胞 *goblet cell* が含まれる。

- 鼻腔は鼻中隔 *nasal septum* によって左右に分けられる。鼻腔の天井は篩骨の篩板からなり、床は口蓋からなる。外側壁は上、中、下鼻甲介とよばれる薄い骨を芯にした粘膜ヒダを形成し、それぞれの鼻甲介 *concha nasalis* によって、左右の鼻腔は上鼻道、中鼻道、下鼻道に区分される。

- 鼻腔は複雑な構造をしているが、吸い込んだ空気の温度を体温に近づけ、適度の湿気を与えるのに役立っている。

- 鼻粘膜の直下には多量の血液を入れた海綿状の静脈が発達しており、急激な冷気の吸入によって気道を低温にさらすことのないよう刺激を和らげる働きをする。

- 鼻中隔の一部に中隔稜とよばれる堤状の高まりがあり、ここには血管に富む粘膜の肥厚がみられる。この部位をキーゼルバッハの部位とよぶ（図5-4）。

- 鼻腔のうち、上鼻道の天井部分は嗅覚の情報を感受する嗅粘膜におおわれる。においを感じとる感覚細胞は特殊な感覚上皮細胞で、この細胞から起こる突起は篩板にある多数の小さい孔を貫いて、においの情報を第1脳神経である嗅神経として嗅球に伝える（p.193参照）。

副鼻腔

- 頭蓋骨は多くの空洞をもつ。これらのうち前頭洞、篩骨洞、上顎洞、蝶形骨洞は小さな孔や管で鼻腔につながり、副鼻腔とよばれる（図5-5）。副鼻腔の表面は鼻腔に連続する鼻粘膜でおおわれる。

Nursing Eye

鼻出血

外傷や炎症などの局所的要因、循環器や血液疾患などの全身的要因によって起こる。

鼻腔前部の出血は、キーゼルバッハの部位に起こりやすく、鼻出血の多くはこの部位からの出血であるとされている（図5-4）。鼻出血の際、鼻の付け根を押さえることは無効である。

前部からの出血に対する止血は多くの場合、鼻翼の上から押さえて圧迫するか、鼻腔タンポンを用いるのが効果的である。

後部からの出血の場合、単純な圧迫だけでは止血が難しく、大量出血を起こしやすいため、鼻腔の奥まで入る特殊なタンポンによる圧迫が必要とされる。

副鼻腔炎

鼻粘膜に炎症が起きると副鼻腔の粘膜に炎症が広がり、副鼻腔炎を引き起こす。副鼻腔炎で生じた膿は副鼻腔から排出されず、ここに膿が貯留した状態を蓄膿症とよぶ。

副鼻腔の炎症は急性期にしっかりと治療し、慢性化させないことが大切である。かぜによる鼻炎が長引く際には、鼻をかむときに鼻汁が奥の方からでてきているかどうか、つまり副鼻腔炎を起こしている可能性があるかどうかに注意することが大切である。

3 咽頭と喉頭

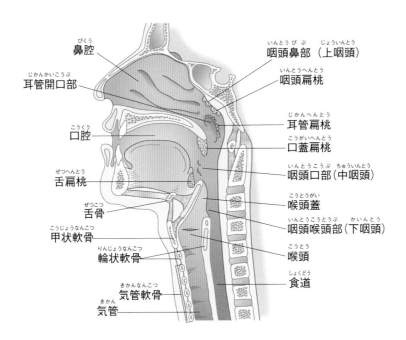

図5-6 咽頭と喉頭の縦断面

鼻腔
びくう

耳管開口部
じかんかいこうぶ

口腔
こうくう

舌扁桃
ぜつへんとう

舌骨
ぜつこつ

甲状軟骨
こうじょうなんこつ

輪状軟骨
りんじょうなんこつ

気管軟骨
きかんなんこつ

気管
きかん

咽頭鼻部（上咽頭）
いんとうびぶ　じょういんとう

咽頭扁桃
いんとうへんとう

耳管扁桃
じかんへんとう

口蓋扁桃
こうがいへんとう

咽頭口部（中咽頭）
いんとうこうぶ　ちゅういんとう

喉頭蓋
こうとうがい

咽頭喉頭部（下咽頭）
いんとうこうとうぶ　かいんとう

喉頭
こうとう

食道
しょくどう

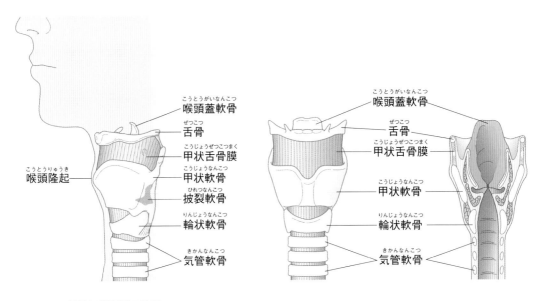

図5-7 喉頭と喉頭部の軟骨

喉頭蓋軟骨
こうとうがいなんこつ

舌骨
ぜつこつ

甲状舌骨膜
こうじょうぜつこつまく

喉頭隆起
こうとうりゅうき

甲状軟骨
こうじょうなんこつ

披裂軟骨
ひれつなんこつ

輪状軟骨
りんじょうなんこつ

気管軟骨
きかんなんこつ

喉頭蓋軟骨
こうとうがいなんこつ

舌骨
ぜつこつ

甲状舌骨膜
こうじょうぜつこつまく

甲状軟骨
こうじょうなんこつ

輪状軟骨
りんじょうなんこつ

気管軟骨
きかんなんこつ

咽頭

- 咽頭 *pharynx* は鼻腔の後方に位置し、後鼻腔から喉頭にいたる約12cmほどの管である（図5-6）。
- 咽頭は下方で食道と喉頭につながるが、呼吸器として機能するのは喉頭に向かう経路である。
- 咽頭部には扁桃 *tonsil* に代表される多くのリンパ組織がある。舌扁桃 *lingual tonsil*、口蓋扁桃 *palatine tonsil*、耳管扁桃 *tubal tonsil*、咽頭扁桃 *pharyngeal tonsil* は、咽頭を囲むようになっており、口や鼻に入ってきた抗原に対する最初の生体防御機構となる。これをワルダイエル咽頭輪という。咽頭粘膜の炎症はしばしば中耳に及ぶ（中耳炎）が、これは耳管咽頭口を通って炎症が中耳の鼓室に広がるためである。
- 咽頭の後上部の粘膜下には咽頭扁桃があり、これが炎症による肥大したものをアデノイド *adenoid* とよび、小児に多くみられる。

喉頭

- 喉頭 *larynx* は頸の正中部に位置し甲状軟骨が前面をおおう。また、食道の前を下行する漏斗状の構造であり、咽頭と気管との間に位置する（図5-7）。
- 喉頭は気道として働くほか、**発声器官**としての機能をもつ。
- 喉頭の骨組みは、輪状軟骨、披裂軟骨、甲状軟骨の前上縁から伸びる喉頭蓋軟骨など、すべて軟骨からなる。
- 舌の形をした喉頭蓋 *epiglottis* は咽頭と喉頭の境界に位置し、ものを飲み込むとき反射的に喉頭が上方に引き上げられ、喉頭蓋に押しつけられるため喉頭の上部が閉鎖する。嚥下機能を評価するRSST（反復唾液嚥下テスト）、MWST（改訂水飲みテスト）では、舌骨と甲状軟骨を指で触知し、その動きをアセスメントする。
- 乳児期では咽頭が未発達で短く、鼻腔のすぐ後方に喉頭が位置しているため、乳児が呼吸をしながら母乳を飲んでも、母乳は口腔の後方から喉頭の両外側を通って食道に流れ込む。
- 喉頭の側壁には甲状軟骨の後から上下2対のヒダがつくられ、上方のものを前庭ヒダ *vestibular fold*、下のものを声帯ヒダ *vocal fold* とよぶ。左右の声帯と、その間にある声門裂とをあわせて声門 *glottis* とよぶ。
- 声門は呼吸時に開き、わずかに開いた声門を気管内の空気が勢いよく通過し、声帯を振動させることによって発声を行う。
- 声門の粘膜が炎症によって腫れあがったり、誤って飲み込んだりしたものがここを塞ぐと、気道が閉塞するので、すばやく気管を切開しなければならない。
- 声門の開閉にかかわる喉頭筋は、**迷走神経**の支配を受ける（p.187 参照）。

Nursing Eye

アデノイド肥大

　アデノイド肥大は幼少時に発病することが多い。肥大した扁桃が後鼻腔を閉鎖するため、鼻づまりが起こり、口からの呼吸が顕著になる。

　アデノイド肥大はいびきの原因になったり、中耳炎や睡眠障害を併発したり、身体の発育に影響を及ぼすことから手術除去の対象になることもある。

嗄声

　喉頭に生じた炎症は、声帯の発声機能に影響を与え嗄声（しわがれ声）を生じさせる。症状が長引いたり進行性であったりした場合には、喉頭や肺の腫瘍による迷走神経の枝である反回神経の圧迫や麻痺による可能性を考える必要がある。

---

4 気管・気管支

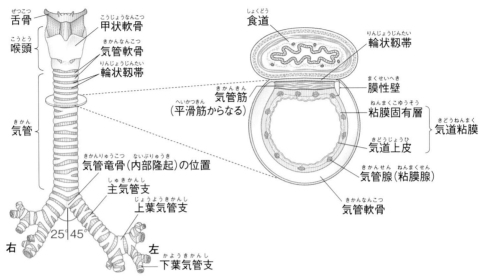

図5-8　気管支の構造

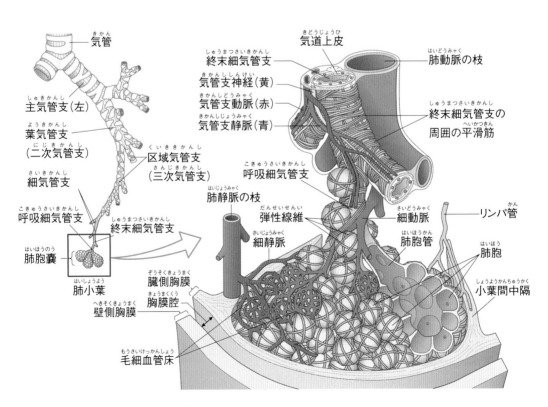

図5-9　気管・気管支の分岐と区域

気管

- 鼻腔から咽頭までを上気道とよび、喉頭、気管 trachea・気管支を経て肺胞までの気道を下気道とよぶ。
- 喉頭の輪状軟骨から下へ続く気管は、第6頸椎に始まり第5胸椎の高さで左右の気管支に分岐する。この部位を気管分岐部 carina とよぶ。気管はこの間約10cmの長さの直線的な構造である。
- 気管の壁は後方に開く約20個のU字状の気管軟骨 tracheal cartilage からなり、後方は粘膜と平滑筋層で構成される膜性壁からなる（図5-8）。膜性壁に分布する平滑筋は気管の内径を調節する。
- 気管は頸部では皮下に触れるが、胸部では心臓の後方に位置を変え左右2つに分岐する。
- 気管をはじめ気道の内面をおおう粘膜は多列線毛上皮からなり、多数の杯細胞を備えている。杯細胞の分泌物が痰の主成分をなす。

気管支

- 気管支 bronchus は、肺門の外部と内部とに区別される。
- 肺外の気管支は、心臓との位置関係から、右の気管支は左に比べて太くて短く、より垂直に近い傾斜をもつので、誤嚥によって気管に落ち込んだ異物は右気管支に入ることが多い。
- 気管支は肺に進入するとさらに分枝をくり返し、呼吸細気管支、肺胞管、肺胞囊を経て肺胞 alveoli に至る（図5-9）。気管支やその枝も管の壁に軟骨をもつが、やがて軟骨は失われる。
- 気道の壁には平滑筋があり、内径の調節をしている。気管支やその枝の平滑筋がけいれんを起こすと、気管支喘息の発作が起こる。

Nursing Eye

気管切開

　気道確保のために行われる気管切開の部位は、通常第2気管輪以下である。第1気管輪の切開は、輪状軟骨の軟骨周囲炎を起こしやすいとされる。

上気道炎と下気道炎

　上気道の感染が急激に起こると、いわゆる感冒とよばれる症状が現れ、喉頭痛や咳が起こる。炎症の部位が気管より先の気道に及ぶと、痰が多くなる。このように、症状の観察から炎症の部位がどこまで進行しているかが推測できる。

5 肺

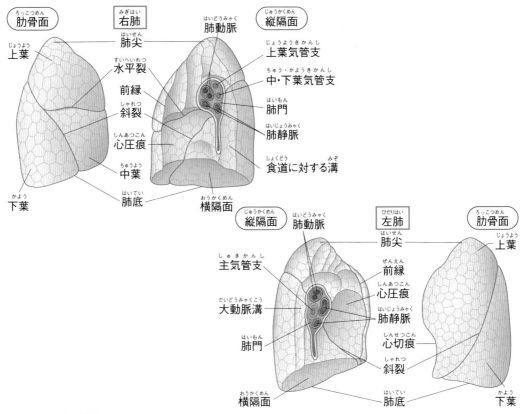

図5-10 肺の構造

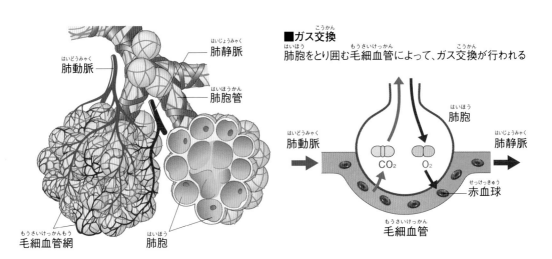

図5-11 肺胞の構造とガス交換

肺

- 肺 *lung* は左右の胸腔をみたす淡紅色の大きな器官で、肋骨、横隔膜および縦隔に囲まれる。

- 肺はやわらかいため、その表面に隣接する心臓や大動脈、横隔膜などの形に沿った陥凹がみられる。左の肺は、とくに下半分が右よりも小さい。これは心臓の位置が左に片寄っているためである。

- 肺の縦隔 *mediastinum* に向き合う内側面には、気管支、肺動・静脈、気管支動・静脈、神経、リンパ管が通過する肺門 *pulmonary hilum* がある（図5-10）。

- 右肺には3つ、左肺には2つの深い切れ込みがあり、肺葉を分けている。肺の炎症はしばしば、この肺葉を単位として広がる。

- 肺に進入した気管支の分枝も、右の3肺葉、左2肺葉に沿って枝分かれを繰り返す。これらの枝が、各肺葉の一定領域の肺区域に広がり、分布する。右肺は10区域、左肺は8区域に分けられる。左肺はS1＋2および、S7の欠如により8区域となる。

- 肺の表面は光沢のある薄い胸膜 *pleura* とよばれる漿膜におおわれる。肺の表面を直接おおうこの漿膜は肺胸膜とよばれ、肺門で折れかえり胸腔の内側面をおおう。この部分を壁側胸膜とよぶ。

- 心臓におけると同様、肺は2重の胸膜によってつくられる閉じた空所に囲まれる。この空所を胸膜腔 *pleural cavity* とよばれ、陰圧になっている。胸膜腔は胸水とよばれる少量の漿液で潤されているため、呼吸に伴う肺の伸縮を滑らかに行うことができる。

- 肺胞内の空気と、肺胞を取り囲む毛細血管網の血液との間で酸素と二酸化炭素（炭酸ガス）のガス交換が行われる。肺はガス交換を行う呼吸器官であることから、肺胞腔と扁平な肺胞上皮細胞をあわせた構造を肺実質とよび、その他の構造を間質とよぶ（図5-11）。

- 肺胞は、単層扁平上皮（Ⅰ型肺胞上皮細胞）からなる薄い壁の袋状の構造であるが、このほかⅡ型肺胞上皮細胞とよばれる立方状の細胞も存在している。Ⅱ型肺胞上皮細胞はサーファクタント *surfactant* とよばれる表面活性物質を分泌して肺胞が虚脱（つぶれること）するのを防いでいる。

- 肺の間質には、肺胞上皮の基底膜、毛細血管の内皮細胞およびその基底膜のほか、膠原線維、弾性線維、線維芽細胞がみられる。肺胞内のガスと赤血球のヘモグロビンの間にあり、ガス交換の際に介在するものを呼吸膜という。

- 肋間筋や横隔膜など、呼吸にかかわる骨格筋については筋系の項で述べた（p.53参照）。

- 肺動脈や肺静脈、肺を養う気管支動脈については循環器系の項で述べた（p.71、77参照）。

Nursing Eye **胸膜炎**

　胸膜は病原菌に感染すると炎症を起こし、本来は平滑な肺胸膜がざらつき、摩擦音や痛みを生ずる。また、滲出液が増加して胸膜腔に貯留することも少なくない。

　胸膜腔に滲出液がたまったり、胸膜が肥厚したりすると、音が伝わりにくくなるので聴診による呼吸音は弱くなる。

胸痛

　胸痛は心臓性のものがよく知られているが、呼吸器疾患でも胸痛が起こる。たとえば、胸膜に炎症が起こり胸膜腔に胸水がたまった場合、胸膜に分布する知覚神経が刺激されて痛みとして感受される。この場合の痛みは、いわゆる体性痛であり、心臓痛のような鈍い痛みと異なる鋭い痛みとして感じられ、咳や深呼吸で増悪するのが特徴である。

問1 気管支の構造で正しいのはどれか。

（第100回、2011年）

1．左葉には３本の葉気管支がある。
2．右気管支は左気管支よりも長い。
3．右気管支は左気管支よりも直径が大きい。
4．右気管支は左気管支よりも分岐角度が大きい。

問2 正しいのはどれか。　（第90回、2001年）

1．気管支は左右それぞれ３本の葉気管支に分かれる。
2．気管支は迷走神経刺激で拡張する。
3．誤飲すると異物は右肺に入りやすい。
4．気管支呼吸音は肺末梢部で聴取できる。

問3 成人の呼吸運動で正しいのはどれか。

（第96回、2007年）

1．胸腔内圧は呼気時に陽圧となる。
2．呼吸筋は主に吸気時に用いられる。
3．腹式呼吸は胸式呼吸より呼吸容積が大きい。
4．動脈血二酸化炭素分圧の低下は呼吸運動を促進する。

問4 内圧が陽圧になるのはどれか。

（第94回、2005年）

1．吸息中の肺胞
2．呼息中の肺胞
3．吸息中の胸膜腔
4．呼息中の胸膜腔

問5 全肺気量の計算式を示す。

肺活量＋（　　　　）＝全肺気量。

（　　　　）に入るのはどれか。

（第101回、2012年）

1．残気量
2．予備吸気量
3．１回換気量
4．予備呼気量

問6 呼吸で正しいのはどれか。

（第97回、2008年）

1．横隔膜は吸気時に収縮する。
2．睡眠時の呼吸は随意運動である。
3．最大呼気時の機能的残気量は０になる。
4．動脈血酸素分圧は肺胞内酸素分圧に等しい。

問7 吸気時の状態で正しいのはどれか。

（第89回、2000年）

1．胸腔内は陽圧である。
2．肺胞内は陽圧である。
3．横隔膜は収縮する。
4．内肋間筋は収縮する。

▶解答
問1 3　問2 3　問3 2　問4 2　問5 1　問6 1　問7 3

chapter VI

消化器系

　人体が正常な活動を行うためには、エネルギー源として身体が必要とするいろいろな物質を口から取り入れなければならない。消化器は、口から取り込んだ食物を消化、吸収および代謝し、老廃物（ろうはいぶつ）を体外に排泄する器官である。消化管は口唇から肛門に至る全長約9mもある1本の管からなる。発生の過程で、この管の内面をおおう粘膜上皮が陥入して、さまざまな消化管の付属器官をつくる。こうしてできたのが唾液腺（だえきせん）、肝臓、膵臓、胆嚢（たんのう）などであり、それぞれが消化と吸収に重要な働きをする。

本章の到達目標

1　消化管各部位における粘膜上皮の構造的特徴と、それらの機能的役割との関連について説明できる（上皮細胞の特徴、杯細胞の分布密度はどうか）。

2　小腸と大腸における絨毛の形成、粘膜ヒダの構造の違いについて説明できる。

3　食道の狭窄部について説明できる。

4　食道の下部から直腸までの消化管を養う3本の動脈の名称と、それぞれの分布領域について説明できる。

5　十二指腸と腹膜との位置関係、腹膜後器官としての特徴を説明できる。

6　十二指腸と導管で連結している肝臓、胆嚢、膵臓の構造をについて、それぞれの器官の働きを説明できる。

7　肝臓、胆嚢、膵臓の構造と消化器官としての機能について説明できる。

8　オッディの括約筋について説明できる。

9　トライツの靱帯とは何か説明できる。

10　消化管各部の間膜について、間膜をもたない部位、長い間膜を形成する部位を具体的にあげて説明できる。

11　ダグラス窩とは何か説明できる。

12　消化管に対する副交感神経（迷走神経と骨盤内臓神経）の支配領域を説明できる。

1 消化器系・消化管の構成

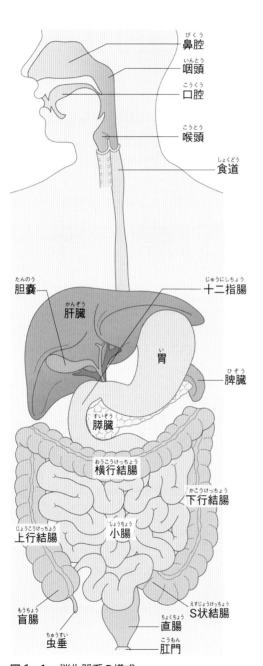

図6-1 消化器系の構成

主な構成要素(図6-1):
- 鼻腔(びくう)
- 咽頭(いんとう)
- 口腔(こうくう)
- 喉頭(こうとう)
- 食道(しょくどう)
- 胆嚢(たんのう)
- 肝臓(かんぞう)
- 十二指腸(じゅうにしちょう)
- 胃(い)
- 脾臓(ひぞう)
- 膵臓(すいぞう)
- 横行結腸(おうこうけっちょう)
- 下行結腸(かこうけっちょう)
- 上行結腸(じょうこうけっちょう)
- 小腸(しょうちょう)
- 盲腸(もうちょう)
- 虫垂(ちゅうすい)
- S状結腸(えすじょうけっちょう)
- 直腸(ちょくちょう)
- 肛門(こうもん)

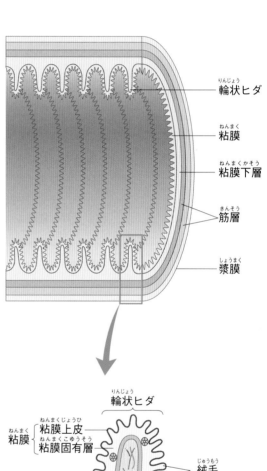

右上図(図6-2上部)のラベル:
- 輪状ヒダ(りんじょう)
- 粘膜(ねんまく)
- 粘膜下層(ねんまくかそう)
- 筋層(きんそう)
- 漿膜(しょうまく)

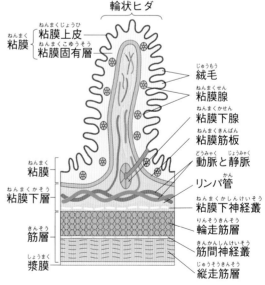

図6-2 消化管の構造

図6-2下部のラベル:
- 輪状ヒダ(りんじょう)
- 粘膜(ねんまく)
  - 粘膜上皮(ねんまくじょうひ)
  - 粘膜固有層(ねんまくこゆうそう)
- 絨毛(じゅうもう)
- 粘膜腺(ねんまくせん)
- 粘膜下腺(ねんまくかせん)
- 粘膜筋板(ねんまくきんばん)
- 動脈と静脈(どうみゃく・じょうみゃく)
- リンパ管(かん)
- 粘膜下層(ねんまくかそう)
- 粘膜下神経叢(ねんまくかしんけいそう)
- 筋層(きんそう)
- 輪走筋層(りんそうきんそう)
- 筋間神経叢(きんかんしんけいそう)
- 漿膜(しょうまく)
- 縦走筋層(じゅうそうきんそう)

消化器系

- 人体は活動を続けるために、エネルギー源として体外から食物を摂取しなければならない。消化器系 digestive system は、口から取り込んだ食物を口腔、咽頭、食道、胃、腸を経て肛門へと送り、その過程で消化と吸収を行い、吸収されないものを排泄するための連続した中空性の管腔構造である（図6-1）。
- 消化器系は1本の消化管と、消化酵素などを含む消化液を分泌する消化腺からなる。
- 消化腺には唾液腺、肝臓、膵臓のような大きな器官の他に、消化管の粘膜に形成される胃腺や腸腺のような小型のものも含まれる。
- 消化管に付属する唾液腺や肝臓、胆嚢、膵臓などの器官は、いずれも発生過程において消化管の粘膜上皮が陥入して、それぞれの機能をはたすべく分化してできた構造である。

消化管の構成

- 消化管の内面は、粘膜 mucus membrane とよばれる細胞層によって裏打ちされている。食物に直接触れる消化管粘膜の表層を粘膜上皮層とよぶ。
- 粘膜上皮 mucosal epithelium の下には、粘膜固有層 lamina propria mucosae とよばれる薄い結合組織層がある。平滑筋からなる薄い粘膜筋板を間に挟み、粘膜固有層は粘膜下層 submucosa へと続く。両層の結合組織には血管や神経が豊富に分布する。消化管は、副交感神経の働きにより活発に動く。
- 粘膜下層の下には、通常内外2層からなる平滑筋層があり、内層の平滑筋は消化管を輪状に取り囲む輪（走）筋層、外層の平滑筋は消化管に沿って縦走する縦（走）筋層とよばれる（図6-2）。
- 輪走筋の収縮と弛緩が繰り返されることで、消化管の分節運動 segmenting movement が起こる。
- 輪走筋と縦走筋が収縮して消化管にくびれができて、しだいに上方から下方に向かってくびれが移動する運動を蠕動運動 peristalsis という（図6-3）。消化管の内容物は、これらの平滑筋の働きによって下方へ運ばれる。
- 上皮の基本的な構築は、消化管の部位によって異なる。口腔や食道、肛門に近い直腸のような物理的刺激を強く受けやすい部位では重層扁平上皮からなる。一方、消化と吸収が活発な胃や腸の粘膜は、単層円柱上皮からなる。

Nursing Eye **消化管の蠕動運動**

消化管に分布する副交感神経は、横行結腸の遠位1/3程度までは迷走神経、以降遠位の消化管は骨盤内臓神経に由来する。リラックスしたときに空腹を感じたり、腸が動いてお腹が鳴ったりするのは副交感神経が優位になり腸管が活動するためである。便秘傾向の人の排便を促すためには副交感神経を優位にするようなかかわりが望ましい。

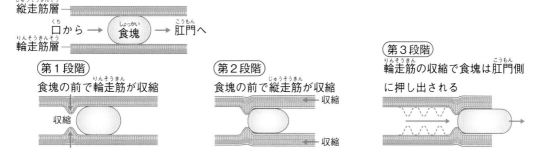

図6-3 蠕動運動

2 口腔①

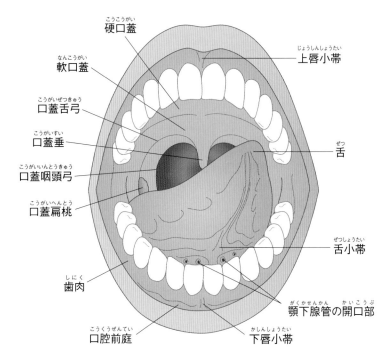

図6-4　口腔

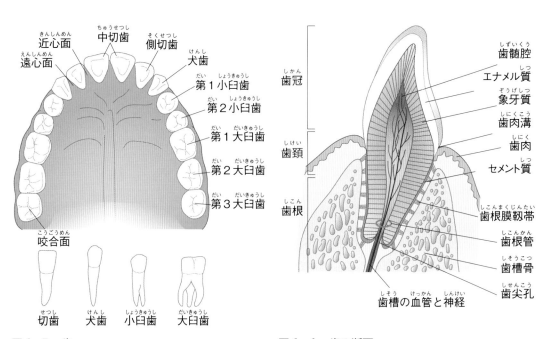

図6-5　歯

図6-6　歯の断面

口腔

- 口腔oral cavityは上唇と下唇を入口とし、頬の内面が両外側を、口蓋が天井を、舌が底面をそれぞれ形成し、後方は咽頭に続く（図6-4）。
- 口唇の外面は皮膚であり、内面は口腔粘膜である。外面と内面との移行部を赤唇縁という。一般的に、クチビルとよばれているのはこの部分である。
- 赤唇縁は哺乳類に特有の構造で、ヒトではとくに発達しており、口輪筋などの表情筋の働きによって、複雑な運動ができる。
- 口腔は舌および上下の歯槽に納められた歯を用いて摂取した食物の咀嚼を行うほか、発声器官、味覚器官、さらには補助的な気道として機能する。

▶歯

- 歯teethは食物を咀嚼するための硬い構造として、上顎と下顎の歯槽に植え込まれている。上下の歯列の中央にある2本の歯を切歯とよぶ。切歯の奥にある左右1本の先端のとがった歯を犬歯とよぶ。犬歯の後方にあるものを臼歯とよび、食物をすりつぶすのに都合のよい形をしている。
- 歯は生後6か月ごろから2歳ごろまでの間に20本の乳歯milk teethが生えるが、次第に乳歯が抜け落ちて、より大きな永久歯permanent toothに置き換えられる。
- 20歳ごろまでに臼歯のいちばん奥に、一般に「親知らず」とよばれる智歯wisdom toothが生えるが、この歯は退化的であるため、生える過程でさまざまな障害を生じやすい。智歯を含め、成人では上下左右それぞれ8本、合計32本の歯が生える（図6-5）。
- 個々の歯の芯の部分には歯髄腔pulp cavityがあり、ここの結合組織のなかに神経や血管が進入している。むし歯などにより歯がしみたり、ものを噛んだりしたときに痛みを感じるのは、歯髄にある神経を刺激しているためである（図6-6）。
- 歯の歯肉から出ている部分を歯冠とよぶが、この歯冠では象牙質の表層を厚いエナメル質がおおっている。エナメル質は象牙質や骨よりもはるかに硬くできている。
- 歯槽に埋まった歯根部では、象牙質のまわりにセメント質が薄い層をなしておおっている。
- 歯槽の骨性の壁と歯根部との間に歯根膜とよばれる結合組織があり、歯根と歯槽の間のクッションの役割を果たしている。

▶口蓋

- 口腔の天井をなすと同時に、鼻腔の床をなす板状の部分を口蓋palateとよぶ。
- 前方の約1/3は骨を芯にして粘膜がこれをおおう。後方の約1/3は骨を欠き、横紋筋を芯にしてこれを粘膜がおおう。前者を硬口蓋hard palate、後者を軟口蓋soft palateとよぶ。
- 軟口蓋はやわらかく運動性をもつため、嚥下の際には後鼻腔を押しつけて塞いでしまう。
- 軟口蓋の後方中央に垂れ下がるやわらかい突起は口蓋垂palatine uvulaとよばれる。
- 軟口蓋の両外側に2重の粘膜ヒダがあり、手前が口蓋舌弓と後方が口蓋咽頭弓とよばれる横紋筋を含む高まりからなる。
- 2重の粘膜ヒダの間に口蓋扁桃palatine tonsilがある。

2 口腔②

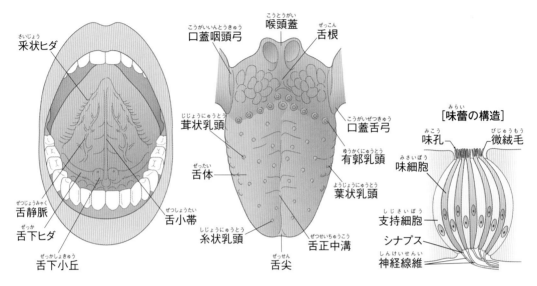

采状ヒダ（さいじょう）
口蓋咽頭弓（こうがいいんとうきゅう）
喉頭蓋（こうとうがい）
舌根（ぜっこん）
茸状乳頭（じじょうにゅうとう）
口蓋舌弓（こうがいぜつきゅう）
舌体（ぜったい）
有郭乳頭（ゆうかくにゅうとう）
舌静脈（ぜつじょうみゃく）
舌小帯（ぜつしょうたい）
葉状乳頭（ようじょうにゅうとう）
舌下ヒダ（ぜっか）
糸状乳頭（しじょうにゅうとう）
舌正中溝（ぜつせいちゅうこう）
舌下小丘（ぜっかしょうきゅう）
舌尖（ぜっせん）

[味蕾の構造]（みらい）
味孔（みこう）
微絨毛（びじゅうもう）
味細胞（みさいぼう）
支持細胞（しじさいぼう）
シナプス
神経線維（しんけいせんい）

図6-7　舌の構造

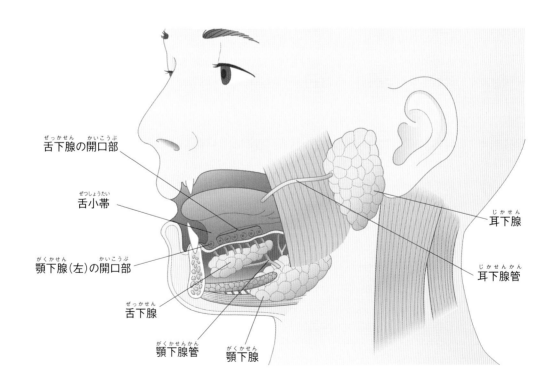

舌下腺の開口部（ぜっかせん・かいこうぶ）
舌小帯（ぜつしょうたい）
顎下腺(左)の開口部（がくかせん・かいこうぶ）
舌下腺（ぜっかせん）
顎下腺管（がくかせんかん）
顎下腺（がくかせん）
耳下腺（じかせん）
耳下腺管（じかせんかん）

図6-8　唾液腺

▶舌

● 舌 *tongue* は舌尖、舌体、舌根に区別される。

● 舌は大きな骨格筋性の塊で、閉じた口腔の全体を充たす。舌の表面をおおう粘膜には、さまざまな形の乳頭が形成され、複雑な表面構造を呈する（図6-7中）。

● 舌の粘膜上皮には味覚装置として分化した味蕾 *taste bud* があり、とくに有郭乳頭と葉状乳頭の表面に存在する。舌には約3000個の味蕾がある（図6-7右）。

● 舌は、口腔内の食物を撹拌したり、微妙な発音の調節を行ったりしている。

● 味覚は舌の前2/3が顔面神経 *facial nerve* により、後1/3が舌咽神経 *glossopharyngeal nerve* によって支配される（p.207参照）。

● 骨格筋からなる舌の運動は第12脳神経である舌下神経 *hypoglossal nerve* が支配する。

▶唾液腺

● 唾液は耳下腺 *parotid gland*、顎下腺 *submandibular gland*、舌下腺 *sublingual gland* から分泌され、でんぷんを分解する消化酵素を含むと同時に、食物に流動性を与え咽頭、食道への嚥下を容易にする。

● 唾液には、さらさらした漿液性の唾液と、ねばねばした粘液性の唾液がある。耳下腺は純漿液性の唾液腺であり、内頬部に開口する顎下腺と舌下腺は漿液性と粘液性の唾液を分泌する混合腺である（図6-8）。

● 耳下腺はウィルス性感染によって肥大することがある。これが「おたふくかぜ」とよばれる耳下腺炎である。

Nursing Eye

舌根沈下と気道確保

　意識障害が高度で昏睡を呈する場合には、舌根が咽頭に沈下して気道が塞がれるため、呼吸困難や異常ないびき音が発生する。救命のためにすばやく気道を確保しなければならないが、舌根を引き上げるためには患者の額の位置を挙上させたり、頭位を後屈位に変えると喉頭が持ち上がり、気道が直線的になるため舌と引き出すと気道が確保されやすくなる。

　その効果がみられない場合には、気管内にチューブを挿入する気管内挿管や、気管切開による気道の確保がなされる。

口腔清潔の保持

　唾液は、口腔の湿潤を保つだけでなく、感染予防にも役立っている。唾液のなかに含まれる多くの酵素のうちアミラーゼやリゾチームはそれぞれ消化を助けたり、抗菌作用をもたらしたりする。そのため、唾液分泌機能を促進する口腔の清潔は、健康を守る体内環境を整えることにつながる。さらに口腔の湿潤は味覚にも関与する。味蕾は、味蕾周囲の漿液腺が分泌した漿液に溶けた味覚物質を味として感知するといわれている。口腔および舌の清潔と湿潤は、味を感じ食事をおいしく摂取するためにも重要である。

3 咽頭・食道

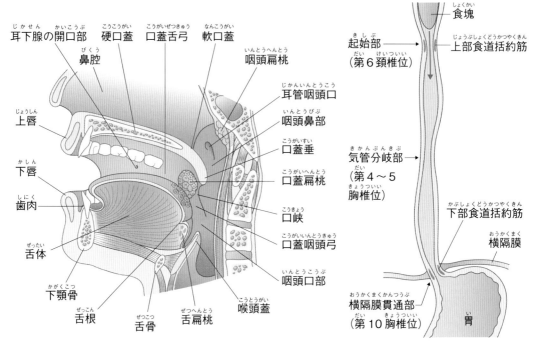

図6-9 咽頭

耳下腺の開口部 / 硬口蓋 / 口蓋舌弓 / 軟口蓋
鼻腔
咽頭扁桃
上唇
耳管咽頭口
咽頭鼻部
口蓋垂
下唇
口蓋扁桃
歯肉
口峡
舌体
口蓋咽頭弓
下顎骨
咽頭口部
舌根 / 舌骨 / 舌扁桃 / 喉頭蓋

図6-11 食道の生理的狭窄部

食塊
起始部（第6頸椎位）
上部食道括約筋
気管分岐部（第4〜5胸椎位）
下部食道括約筋
横隔膜
横隔膜貫通部（第10胸椎位）
胃

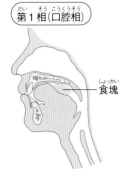

第1相（口腔相）

食塊

舌を後上方へ引き、口腔の食塊を咽頭へ送る

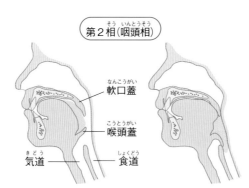

第2相（咽頭相）

軟口蓋
喉頭蓋
気道 / 食道

口峡（口腔と咽頭と境）粘膜への接触刺激により、舌、口蓋、咽頭が食塊を喉頭に送る。次の咽頭反射が起こる
❶口蓋筋が口峡を狭め、食塊が口腔に逆流するのを防ぐ
❷軟口蓋が挙上され、食塊が鼻腔に逆流するのを防ぐ
❸口腔底や咽頭、喉頭が挙上され、喉頭口を閉鎖する
❹咽頭収縮筋により食塊を食道へと送り込む

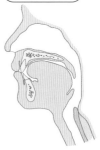

第3相（食道相）

食道の蠕動運動により食塊を噴門へと送る。食道の蠕動運動の速度は毎秒4cm程度

図6-10 嚥下運動

咽頭

- 咽頭 *pharynx* は後鼻孔および口腔の後方にはじまり、食道に続く部位を指す（図6-9）。
- 咽頭の上端は頭蓋底に達し、明瞭な境界を示さずに第6頸椎の高さで食道に移行する。
- 咽頭の壁は粘膜と骨格筋性の筋層からなる。
- 咽頭粘膜は、鼻腔の後方に続く部位が線毛上皮によって、その他の部位は重層扁平上皮からなる。
- 咽頭の上部後壁の粘膜には咽頭扁桃 *pharyngeal tonsil* とよばれるリンパ組織はアデノイド *adenoid* とよばれ、これが病的に肥大したものは外科的に摘出される。
- リンパ球が無数に集合して形成される扁桃 *tonsil* は、免疫抗体を産生する。抗原抗体反応が盛んになると、リンパ組織に炎症が起こる。これが扁桃腺炎 *tonsilitis* である。
- 扁桃は幼児でよく発達しているが、思春期を過ぎると退化傾向がみられる。
- 咽頭上部の側壁には耳管の開口部があり、中耳の鼓室につながることは呼吸器の項で述べた。
- 食塊は口腔から咽頭を経て食道に運ばれる。この食塊が口腔内で咀嚼されているときは、気道が開いており呼吸ができる。しかし、口腔から咽頭に食塊が移動すると軟口蓋が咽頭後壁に押しつけられ、喉頭蓋が喉頭口を閉じるため気道は閉鎖され、食塊は食道に向けて送られる（図6-10）。
- 嚥下 *swallowing* や嘔吐 *vomiting* の際にみられる咽頭の運動は複雑な反射運動によるが、咽頭の壁は骨格筋性の横紋筋からなり、舌咽神経や迷走神経の支配を受ける。
- 明瞭な境界なしに第6頸椎の高さで咽頭から食道に移行する。

食道

- 食道 *esophagus* は、第6頸椎の高さで咽頭から食道に移行する25cmほどの長さをもつ中空性の管状構造で、その起始部、気管分岐部および横隔膜貫通部の3か所でやや内腔が狭められる（図6-11）。これを食道の生理的狭窄部とよび、がんの好発部位として知られる。
- 食道は気管分岐部の高さまでは気管と椎体の間を下行し、この部より下方では心臓の後方に位置する。
- 食道は食塊が通過しないときには、前後につぶされたような形をしているが、食塊を通過させるときには拡張する。
- 食道は、食塊を蠕動運動と重力によって下方に運ぶが、臥位でも食べたものを飲み下せるのは、蠕動運動の働きによる。
- 食道は第10胸椎の高さで横隔膜の食道裂孔を貫き腹腔に至り、第11胸椎の高さで胃に移行する。
- 食道の壁は粘膜、粘膜下層、筋層、結合組織層の外膜からなるが、粘膜は重層扁平上皮におおわれ機械的刺激に備えている。しかも食道は漿膜をもたないため、がんが発生すると容易に気管などへ転移しやすい。
- 食道上半分の筋層は骨格筋性で、下半分は平滑筋からなる。ここにみられる骨格筋の蠕動は反射的で不随意運動であるため、食道を通過する食塊を口腔に戻すことは困難である。
- 口腔粘膜と違って食道の粘膜は温覚をもたないため、熱い飲食物を摂取しても胃に到達するまで熱さを知覚しない。

4 ▶ 胃

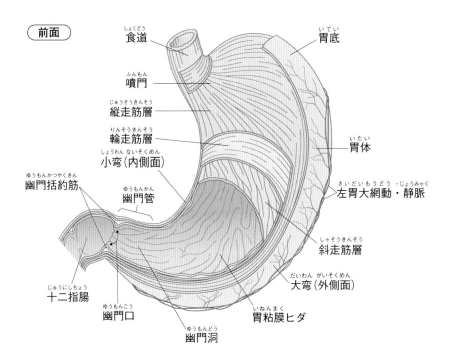

前面

食道
胃底
噴門
縦走筋層
輪走筋層
胃体
小弯（内側面）
幽門括約筋
幽門管
左胃大網動・静脈
十二指腸
斜走筋層
幽門口
大弯（外側面）
幽門洞
胃粘膜ヒダ

図6-12　胃の構造

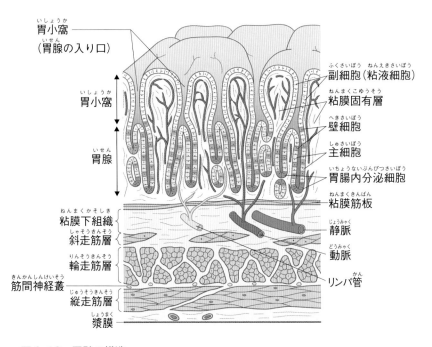

胃小窩
（胃腺の入り口）
副細胞（粘液細胞）
胃小窩
粘膜固有層
壁細胞
胃腺
主細胞
胃腸内分泌細胞
粘膜筋板
粘膜下組織
斜走筋層
静脈
輪走筋層
動脈
筋間神経叢
縦走筋層
リンパ管
漿膜

図6-13　胃壁の構造

胃

- 胃 *stomach* は食道に続き、横隔膜の下に位置する中空性器官である。消化管のなかで最も内腔の拡大した部位である。
- 胃の形状は内容物の有無で変化するが、左に弯曲している分わずかに偏在する。
- 胃の入口を噴門 *cardia*、ここより高い部位を胃底 *fundus*、中央部を胃体 *body of stomach* とよぶ。さらに胃は幽門部 *pylorus* を経て十二指腸に移行する（図6-12）。
- 胃体上部の弯曲した部位を小弯、下部の弯曲部を大弯とよぶ。

▶胃壁の構造

- 胃壁は内面から粘膜、筋層、漿膜の順に3層をなす。
- 胃粘膜の表面には複雑な粘膜のヒダがつくられる。ヒダは主として縦に走行するが、小弯ではとくに規則的に平行に走る。
- 粘膜の表層には、胃小窩 *gastric pits* とよばれる無数のくぼみがみられる。胃の粘膜上皮は単層円柱上皮からなり、胃小窩の底部には胃腺が開口している（図6-13）。胃腺は固有胃腺、幽門腺、噴門腺が区別される。
- 固有胃腺は胃体部にある長い管状の腺で胃液を分泌する。胃腺の上皮細胞は、主細胞、壁細胞、副細胞の3種からなり、主細胞はタンパク質を分解するペプシノゲンを分泌する。壁細胞は塩酸を、副細胞は粘液を分泌する。幽門腺と噴門腺は、ともに粘液を分泌する。
- 胃に運ばれた食塊は、胃壁の蠕動運動 *peristalsis* や胃腺から分泌される胃液によって粥状にこなされ、消化される。タンパク質はペプシンなどの酵素によって分解・消化される。
- 胃腺 *gastric gland* から分泌される胃液は強酸性（pH 1～2）であるため、口から侵入した細菌を殺菌するなどの生体防御の働きをもつ。
- 胃壁をつくる筋層は平滑筋からなり、その運動は副交感神経により促進的に、交感神経により抑制的に調節される。
- 胃壁の筋は3層の平滑筋からなる。外側から外縦走筋、内輪走筋、内斜走筋の順に配列している。胃は自律神経（迷走神経）の調節を受け、全体として協調した運動を行う。
- 胃の出口をなす幽門部には、幽門括約筋とよばれる輪状に取り囲む平滑筋層が発達している。

Nursing Eye　嘔吐

　胃の内容物が十二指腸の方向に輸送されずに、幽門が閉じ、内容物を口腔の側に吐き出すことを嘔吐という。これは、有害物質を排出するための防御反応といえるが、延髄の嘔吐中枢が刺激されても嘔吐が起こる。嘔吐は乗り物酔い、脳圧の亢進などでも起こる。
　胃酸も吐き出すことになるため、嘔吐が続くとH⁺が失われ代謝性アルカローシスになることがあるため注意を要する。

5 小腸

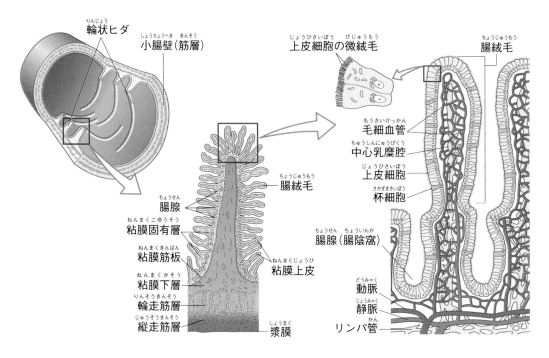

図6-14　小腸の構造

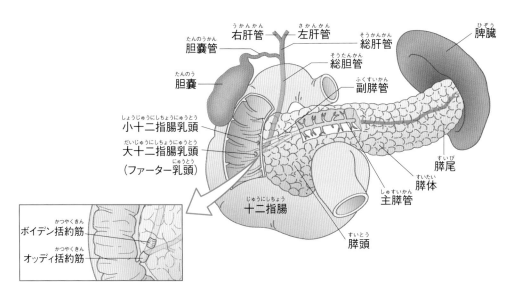

図6-15　十二指腸の構造

小腸

- 幽門につづく小腸 *small intestine* は、回盲弁 *ileocecal valve* を経て大腸に達するまでに激しく蛇行する消化管である。小腸は、十二指腸 *duodenum*、空腸 *jejunum*、回腸 *ileum* の3部からなる6〜7mの長さの管腔構造で、消化・吸収の90%をここで行う。
- 小腸の内腔を裏打ちする粘膜は、長軸に直交する輪状ヒダをつくる。輪状ヒダの表面から多数の絨毛 *villus* を突出させ、さらに絨毛表面の上皮細胞は無数の微絨毛 *microvilli* を備える。この形態により小腸の表面積は著しく大きくなるため、粘膜における吸収効果は極めて高い（図6 -14）。
- 絨毛の上皮細胞のなかに、粘液を分泌する杯細胞 *goblet cell* が散在する。
- 絨毛の粘膜上皮下には、毛細血管や中心乳糜腔 *central lacteal*（中心リンパ管）とよばれる毛細リンパ管が分布しており、毛細血管は糖やタンパク質の吸収に、リンパ管は脂質の吸収にかかわる。
- 毛細血管に取り込まれた糖やタンパクは、門脈を介して肝臓に運ばれる。
- リンパ管に取り込まれた脂質は、胸管とよばれるリンパ本幹を介して左の静脈角で静脈に流入する。

十二指腸

- 十二指腸はC字状の管構造で、指を横に12本並べたほどの長さ（12横指、約25cm）をもち、十二指腸空腸曲を境に空腸に移行する。
- 十二指腸は胃やその他の部位の小腸と異なり間膜をもたず、後腹壁に埋もれているため、腹膜後器官 *retro-peritoneal organ* の1つに分類される。
- 機能的にもっとも注目すべき点は、肝臓から胆汁を運ぶ総胆管と膵臓から膵液を運ぶ膵管とがY字状に合流して十二指腸の中央部に開口することである。この開口部は十二指腸の内腔に大十二指腸乳頭 *major duodenal papilla* またはファーター乳頭とよばれる高まりを形成し、開口部の開閉を調節する平滑筋からなるオッディの括約筋がそのまわりを輪状に取り囲む（図6 -15）。
- 大十二指腸乳頭の開口部より上方に小十二指腸乳頭があり、副膵管がここに開口するが、たいていの場合、副膵管は膵管よりも細い。

空腸と回腸

- 腹膜後器官として後腹壁に埋まっていた十二指腸が、十二指腸空腸曲を境に空腸では再び間膜をもちはじめる。
- 十二指腸空腸曲はトライツの靱帯によって後腹壁に結び付けられている。
- 空腸は、明瞭な境界はなく蛇行しながら回腸に移行する。空腸は初めの約2/5の長さを占め、腹腔の左上部に位置し、回腸は終わりの約3/5を占め、右下部に位置する。
- 空腸、回腸ともに長い腸間膜 *mesenterium* をもつため、可動性がきわめて大きい。
- 回腸の終末部では、管腔を輪状に取り囲む平滑筋が盲腸に向けて突出しており、内容物の逆流を防ぐ弁の役割をしている。これを回盲弁とよぶ（p.120、図6 -16参照）。
- 空腸と回腸は構造的に明瞭な境界をもたないが、機能的には異なる役割をもつ。小腸全体の近位2/3、つまり空腸および回腸の近位1/2では、ブドウ糖やアミノ酸、脂肪酸、微量元素および水溶性ビタミン類を多く吸収するが、遠位側1/3の回腸の末端部ではビタミンB_{12}、胆汁酸塩を特異的に吸収する。それぞれの栄養素は小腸の特定部位から効率よく吸収される。
- したがって、何らかの原因で腸管を摘出することになった場合、摘出部位に応じて特定の栄養素が吸収できない、あるいは吸収しにくくなることがある。

6 大腸

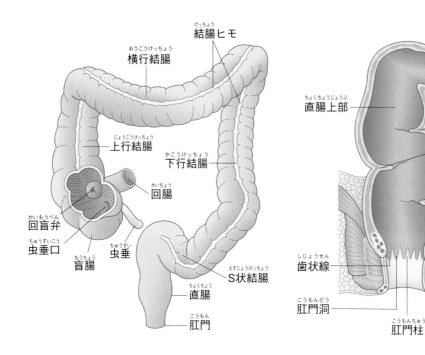

図6-16 大腸の構造

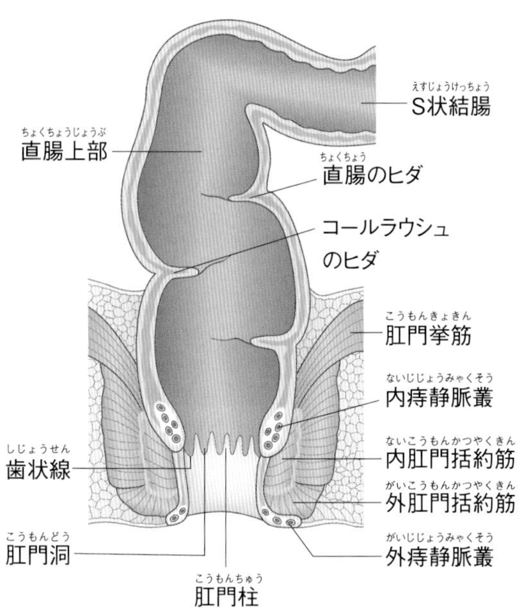

図6-17 直腸と肛門

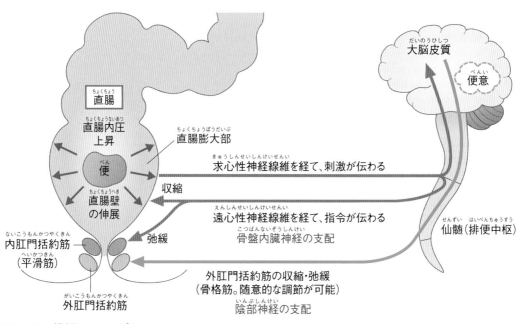

図6-18 排便のメカニズム

大腸

- 大腸 *large bowel* は小腸にくらべて全体的に太くて短い。その長さは約1.5mとされる。便の形成過程で水分を吸収する役割を担う。
- 回腸 *ileum* とつながる部位より下方を盲腸 *cecum* とよび、盲端で終わる。盲腸の先端部から虫垂 *vermiform appendix* を突出させるが、その長さは個体差が大きい。
- 盲腸に続く結腸 *colon* は、右側から時計まわりに上行結腸 *ascending colon*、横行結腸 *transverse colon*、下行結腸 *descending colon*、S状結腸 *s-shaped colon* と名称を変えながら、直腸 *rectum* を経て肛門 *anus* に至る（図6-16）。
- 上行および下行結腸は間膜をもたないため後腹壁に半分埋まったかたちをとるが、横行結腸やS状結腸は比較的長い間膜をもつ。
- 盲腸や結腸は外表面へ膨出した結腸膨起 *haustra of colon* をつくり、小腸とは明らかな違いがみられる。

▶大腸の粘液

- 大腸は、小腸にみられる輪状ヒダや絨毛をもたず、粘膜上皮細胞には多くの杯細胞 *goblet cell* とよばれる粘液分泌細胞がみられる。
- 大腸の粘膜から分泌される粘液は、弱アルカリ性で消化酵素は含まれない。

▶大腸の平滑筋層

- 盲腸や結腸の壁をなす内外2層の平滑筋層のうち、外縦走筋が特徴的で、結腸ヒモ *taenia coli* とよばれる3条の帯を形成する。3条の結腸ヒモを盲腸の盲端部へたどると、その位置に虫垂がある。
- 結腸ヒモは直腸では前後を走る2条の縦走筋に変化する。

直腸と肛門

- 大腸の終末部にあたり、約20cmの長さをもつ。間膜をもたずに仙骨および尾骨の前面を下行し、骨盤底を貫いたあと肛門として外界に開口する。
- 直腸の下部は直腸膨大部とよばれ内腔が拡大している。この膨大部の下方で肛門に続く部位の約3cmの長さを肛門管 *anal canal* とよぶ。
- 肛門管の粘膜下には静脈が発達しており、これを直腸静脈叢 *rectal venous plexus* とよぶ。
- 肛門のすぐ上部には不随意性の平滑筋からなる内輪層が発達し、内肛門括約筋 *internal anal sphincter* をつくる。その外側を随意性の骨格筋からなる外肛門括約筋 *external anal sphincter* が取り囲む（図6-17）。

....

Nursing Eye

虫垂炎
　虫垂の壁にはリンパ組織が発達しており、しばしば炎症を起こす。これが虫垂炎であり、その際の圧痛点をマック・バーネイの圧痛点とよぶ。この圧痛点は臍と右側の上前腸骨棘を結ぶ線の外側1/3の点で、上前腸骨棘から約5cmの位置にある。

排便と失禁
　S状結腸に糞便がたまると、強い蠕動運動によって直腸に送られる。直腸には通常糞便の貯留はみられないが、内容物によって拡張が起こると反射的に下行結腸からS状結腸、直腸へと蠕動が起こり、排便反射によって内肛門括約筋が緩む（図6-18）。
　このように、直腸に糞便がたまると便意を感じるが、排便のための外的条件が整わないかぎり、外肛門括約筋を意識的に収縮させ肛門を閉じて排便を抑止する。
　便失禁では、肛門括約筋の調節ができなくなるために、不随意的に便を排泄してしまう。

....

7 肝臓

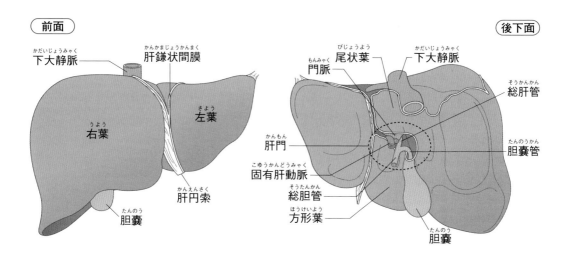

前面

かだいじょうみゃく
下大静脈

かんかまじょうかんまく
肝鎌状間膜

さよう
左葉

うよう
右葉

かんえんさく
肝円索

たんのう
胆嚢

後下面

もんみゃく
門脈

びじょうよう
尾状葉

かだいじょうみゃく
下大静脈

そうかんかん
総肝管

かんもん
肝門

こゆうかんどうみゃく
固有肝動脈

たんのうかん
胆嚢管

そうたんかん
総胆管

ほうけいよう
方形葉

たんのう
胆嚢

図6-19 肝臓の構造

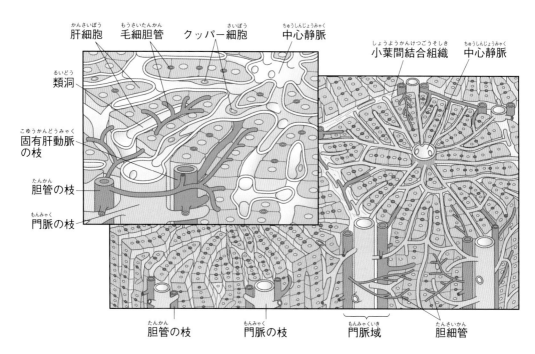

かんさいぼう
肝細胞

もうさいたんかん
毛細胆管

さいぼう
クッパー細胞

ちゅうしんじょうみゃく
中心静脈

しょうようかんけつごうそしき
小葉間結合組織

ちゅうしんじょうみゃく
中心静脈

るいどう
類洞

こゆうかんどうみゃく
固有肝動脈
の枝

たんかん
胆管の枝

もんみゃく
門脈の枝

たんかん
胆管の枝

もんみゃく
門脈の枝

もんみゃくいき
門脈域

たんさいかん
胆細管

図6-20 肝小葉

肝臓

- 肝臓liverは横隔膜の直下に位置し、独特の赤みを帯びた重さ1kg以上もある大きな器官である。胎生期における臍静脈のなごりを示す肝円索round ligament of liverが臍と肝臓を結んでいるが、この肝円索を含む肝鎌状間膜falciform ligamentが大きな右葉と小さな左葉を区分する（図6-19）。肝臓は腹膜性のヒダである肝鎌状間膜によって前腹壁と横隔膜にしっかりと固定されており、左右両葉に挟まれて、さらに小さな方形葉と尾状葉が区別される。

- 肝臓は、主に肝細胞とよばれる上皮細胞が索状に配列して形成する多数の肝小葉から構成され、肝小葉lobules of liverの数は約500万個あるとされる（図6-20）。

- 肝臓は再生能力の高い臓器としても知られ、胆汁bileの産生、栄養素の貯蔵、解毒、血液凝固物質の産生など、消化器の付属器官として重要な機能をもつ。

- 肝臓下面の中央部には肝門があり、ここを固有肝動脈、門脈portal vein、肝管hepatic duct、リンパ管、神経が通過する。固有肝動脈は、肝臓に酸素を運ぶ血管である。門脈は胃や腸管で吸収されたタンパク質や炭水化物を集め、肝臓に運ぶ静脈であることはすでに述べた。門脈は、膵臓から分泌されるインスリンやグルカゴンなどを輸送するとともに、膵臓からの静脈血を肝臓に運ぶ。肝臓に進入した門脈は再び分枝を繰り返し、洞様毛細血管（類洞）sinusoidとよばれる広い内腔をもつ毛細血管を形成する。この洞様毛細血管には、固有肝動脈からの枝も合流する。

- 洞様毛細血管は肝小葉中央部の中心静脈に集まり、やがて肝静脈を形成し横隔膜の直下で全身性の一般静脈系である下大静脈に合流する。

- 門脈は一般の静脈と異なり弁をもたないため、肝臓に障害が起こり門脈内圧が亢進すると、食道周辺、直腸下部、臍周辺の皮下などに分布する一般体循環との吻合部を経由して門脈血の逆流が起こる。このような流路を側副（血行）路collateral pathwayとよぶ。

Nursing Eye 門脈圧亢進

門脈は肝臓を経由して下大静脈に注ぐが、何らかの原因で肝臓に血行障害があると門脈内圧の亢進が起こる。代表的な原因として、肝炎などで肝細胞に炎症が生じて線維化する肝硬変などがあげられる。肝細胞の機能を失い、肝臓の縮小や萎縮を生じる。

注意が必要なのは、この状況によって引き起こされる門脈から下大静脈系の側副路への逆流である。

門脈内圧亢進によって引き起こされる臍周辺の静脈の怒張、すなわち「メドゥーサの頭」については静脈系ですでに述べた。

門脈圧の亢進による食道静脈瘤は、何らかの原因で破裂すると大量の吐血を引き起こし、血管内圧が亢進しているために止血しにくく、しばしば死への転帰をたどる。

胆汁と黄疸

肝臓の内部あるいは胆道の経路が胆石や腫瘍などで閉塞すると、胆汁の流れが障害されることによって閉塞性黄疸が起こる。膵臓の頭部にがんができると黄疸jaundiceが現れやすいが、この理由は導管の構造を考えれば納得できるであろう。脾臓で赤血球のヘモグロビンが分解されてできた間接型ビリルビンが門脈によって肝臓に運ばれ、肝細胞中でグルクロン酸抱合され直接型ビリルビンとなり、肝細胞から胆汁へ分泌される。黄疸とは、これらビリルビンの生成・代謝に異常が生じ、直接型ビリルビンの血中濃度が上昇して皮膚や眼球結膜といった粘膜が黄染する状態である。この場合、便は白っぽくなる。

8 胆嚢・膵臓

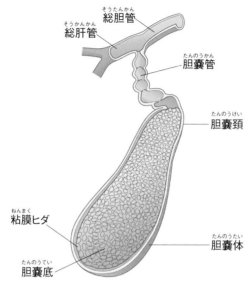

図6-21　胆嚢の構造

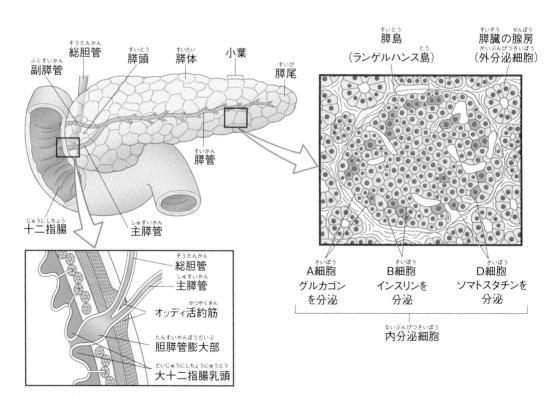

図6-22　膵臓の構造

胆嚢

- 胆嚢 *gall bladder* は肝臓の下面に付着するナス型をした器官である（図6 -21）。
- 肝臓から分泌された胆汁は、肝管および胆嚢管を通り胆嚢に貯蔵され、ここで水分や塩分が吸収され胆汁が濃縮される。
- 濃縮された胆汁は胆嚢管 *cystic duct* を通り、肝管と合流して総胆管 *common hepatic duct* をつくる。
- 胆嚢は胆汁成分の濃縮、凝結により胆石 *gallstone* を生じたり、胆嚢炎を起こしたり、病変の多い器官である。
- 胆嚢の壁は平滑筋に富む。脂肪多く含む食物が十二指腸に流れると、粘膜からコレシストキニン（CCK）が血中に分泌され、胆嚢を収縮させ、大十二指腸乳頭（ファーター乳頭）を弛緩させ胆汁を十二指腸に向けて押し出す。迷走神経に由来する副交感神経の刺激による収縮もいくらか関与する。

膵臓

- 膵臓 *pancreas* は、十二指腸がC字状にカーブした部位にその頭部を入れ、左方向に伸びる尾部は脾臓に近接する（図6 -22）。
- 膵臓は胃の後方に位置し、後腹壁に埋まっているため、十二指腸とともに腹膜後器官に分類される。
- 膵臓の頭部では、膵液を運ぶ膵管が総胆管と合流し、大十二指腸乳頭を形成して十二指腸に開口する。したがって、膵頭部にがんができるとこれらの導管が圧迫され、胆汁の流路が障害され黄疸を引き起こす。
- 膵臓から分泌される膵液には、タンパク質、糖分、脂肪を分解する消化酵素が含まれる。
- 膵臓には膵液を分泌する外分泌機能の他に、ランゲルハンス島とよばれる内分泌細胞の集合がみられる。内分泌細胞のうち、A細胞はグルカゴンを、B細胞はインスリンを分泌し、門脈を経由して肝臓に運ばれ、糖の代謝を調節している。グルカゴンは血糖値を上昇させるのに対して、インスリンは生体内で唯一血糖値を低下させる働きをする。
- このほか、ソマトスタチンを分泌するD細胞があり、A細胞およびB細胞の機能を抑制する。

9 体腔の構造

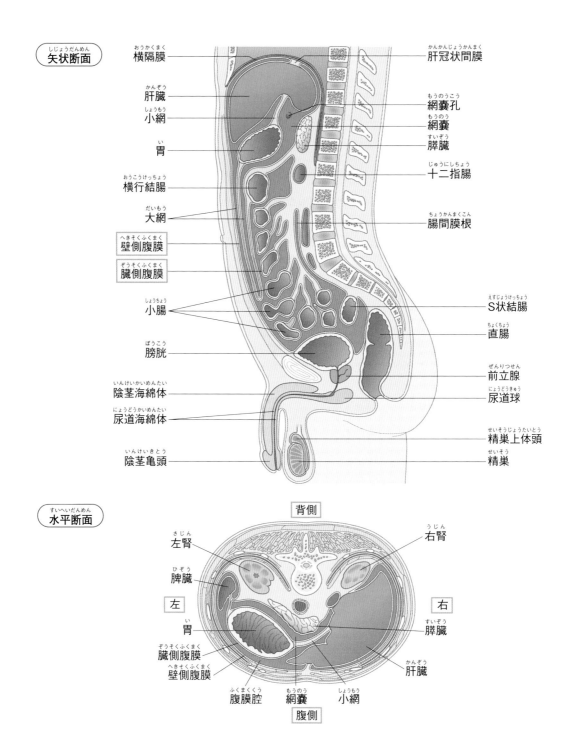

矢状断面 (しじょうだんめん)

横隔膜 (おうかくまく)
肝臓 (かんぞう)
小網 (しょうもう)
胃 (い)
横行結腸 (おうこうけっちょう)
大網 (だいもう)
壁側腹膜 (へきそくふくまく)
臓側腹膜 (ぞうそくふくまく)
小腸 (しょうちょう)
膀胱 (ぼうこう)
陰茎海綿体 (いんけいかいめんたい)
尿道海綿体 (にょうどうかいめんたい)
陰茎亀頭 (いんけいきとう)

肝冠状間膜 (かんかんじょうかんまく)
網嚢孔 (もうのうこう)
網嚢 (もうのう)
膵臓 (すいぞう)
十二指腸 (じゅうにしちょう)
腸間膜根 (ちょうかんまくこん)
S状結腸 (えすじょうけっちょう)
直腸 (ちょくちょう)
前立腺 (ぜんりつせん)
尿道球 (にょうどうきゅう)
精巣上体頭 (せいそうじょうたいとう)
精巣 (せいそう)

水平断面 (すいへいだんめん)

背側

左腎 (さじん)
脾臓 (ひぞう)
左
胃 (い)
臓側腹膜 (ぞうそくふくまく)
壁側腹膜 (へきそくふくまく)
腹膜腔 (ふくまくくう)
網嚢 (もうのう)
小網 (しょうもう)
腹側

右腎 (うじん)
右
膵臓 (すいぞう)
肝臓 (かんぞう)

図6-23　腹膜

体腔の構造

- 体腔の内面や内臓の大部分は、きわめて滑らかで光沢のある薄い膜におおわれている。これが単層の扁平上皮からなる漿膜である。この薄い漿膜は少量の結合組織で裏打ちされ、補強されている。

- 心臓を包む心膜、肺を包む胸膜はともに同様の漿膜からできている。心膜腔と胸膜腔の構造については循環器系と呼吸器系の項ですでに述べた（p.71、p.105参照）。

▶腹膜

- 腹膜や骨盤の内面および間膜は心臓や肺と同じように、漿膜とよばれる連続性のある薄い膜でおおわれている。これが腹膜peritoneumである。この腹膜は単層の扁平な上皮細胞とこれを裏打ちする少量の結合組織からなる。

- 腹部の体壁をおおう腹膜は壁側腹膜、腹部内臓の大部分をおおっている腹膜は臓側腹膜とよばれる（図6-23）。壁側腹膜と臓側腹膜は腹腔を裏打ちする互いに連続している膜である。壁側腹膜は腹壁の内面をおおい、一度遊離し腹部内臓をおおう臓側腹膜になったあと、内臓から再び遊離し壁側に移行する。この移行部分を間膜とよぶ。

- つまり、間膜は間膜の間に結合組織をはさんだ2枚の腹膜でつくられる。その2枚の腹膜、すなわち間膜の間の結合組織のなかを血管や神経が通る。これらは内臓を養い、それぞれの働きを調節している。このように腹部は間膜によって、壁側および腹部内臓の間に閉じた空所が形成される。これが腹膜腔peritoneal cavityである。

- 健常時は腹膜から少量の漿液が分泌され腹膜腔を潤している。漿液は胃や腸などの消化管が腹壁やお互いに摩擦なく蠕動運動ができるように潤滑液の役割をしている。何らかの原因で漿液が異常に分泌され、腹腔に多量にたまったものを腹水とよび、腹水が腹膜腔を大きく拡張させる場合がある。

- 間膜の一部に胃の大弯から腹部内臓の全体をおおうように広がった間膜が大網greater omentumである。これは胃の間膜が大きくエプロンのように垂れ下がってできた膜である。大網のなかには脂肪組織やリンパ小節が含まれており、虫垂炎や胆嚢炎などによって腹膜に炎症が起きると、炎症部分をおおって炎症の拡大を抑える働きをする。

- 腸管のうち空腸や回腸、横行結腸、S状結腸は長い間膜をもち、後腹壁につなぎとめられている。長い腸間膜をもつ部位は運動性が盛んである。

- 盲腸や上行結腸、下行結腸は一部が後腹壁に埋まっており、腹腔に突出した部分のみが腹膜におおわれる。

- 十二指腸や直腸は完全に後腹壁に埋まり、間膜をもたない。これらの消化管は膵臓などとともに腹膜後器官（後腹膜器官ともよばれる）とよばれる。

- 膵臓と脾臓は比較的短い間膜をもち、腹壁や横隔膜につなぎとめられている。

- 骨盤内臓は膀胱の上半分が骨盤の前壁から盛り上がり腹膜におおわれている。

- 子宮や卵巣および卵管は、子宮広間膜とよばれる共通の大きな膜をもつ。

- 男性の骨盤では、直腸と膀胱の間の骨盤腔が下方にくぼんでおり、直腸膀胱窩rectovesical pouchとよぶ。女性では直腸と子宮の間にあたり、ここを直腸子宮窩rectouterine pouchとよぶ。このくぼみはダグラス窩ともよばれ、男女ともに腹膜腔のもっとも低いくぼみをつくる（p.148、図8-11参照）。

看護師国家試験の過去問題

問1 正しいのはどれか。 （第87回、1998年）
1．肝門部では肝動脈、肝静脈および左右肝管が出入りする。
2．胆嚢は胆嚢管を介して膵管に合流する。
3．膵臓は下大静脈の腹側に位置する。
4．ファーター乳頭は十二指腸球部に開口する。

問2 膵ホルモンでないのはどれか。
（第87回、1998年）
1．インスリン
2．グルカゴン
3．メラトニン
4．ソマトスタチン

問3 進行した食道癌の合併症で現れにくいのはどれか。 （第86回、1997年）
1．反回神経麻痺
2．逆流性食道炎
3．食道・気管支瘻
4．大動脈穿孔

問4 栄養素と消化酵素の組合わせで正しいのはどれか。 （第99回、2010年）
1．炭水化物 ──── リパーゼ
2．蛋白質 ──── トリプシン
3．脂　肪 ──── マルターゼ
4．ビタミン ──── アミノペプチダーゼ

問5 Ａさん（56歳）は、膵癌で幽門輪温存膵島十二指腸切除術を受け、膵臓は約1/3になった。経過は良好である。Ａさんの消化吸収機能で正しいのはどれか。
（第103回、2014年）
1．脂肪吸収が低下する。
2．ビタミンの吸収障害がおこる。
3．蛋白質が小腸粘膜から漏出する。
4．炭水化物を消化する能力は低下しない。

問6 咀嚼で正しいのはどれか。
（第97回、2008年）
1．唾液にはムチンが含まれている。
2．咀嚼筋の不随意的収縮で行われる。
3．舌の運動は三叉神経によって支配される。
4．顎関節を形成するのは下顎骨と頬骨である。

問7 嚥下で正しいのはどれか。
（第95回、2006年）
1．嚥下運動は不随意運動である。
2．食塊は口腔 → 喉頭 → 食道と移動する。
3．軟口蓋は気管と食道との交通を遮断する。
4．食塊は蠕動運動によって食道内を移送される。

問8 小腸からそのまま吸収されるのはどれか。2つ選べ。 （第102回、2013年）
1．グルコース
2．スクロール
3．マルトース
4．ラクトース
5．フルクトース

問9 食道について正しいのはどれか。
（第103回、2014年）
1．厚く強い外膜で覆われる。
2．粘膜は重層扁平上皮である。
3．胸部では心臓の腹側を通る。
4．成人では全長約50cmである。

問10 後腹膜器官はどれか。（第110回、2021年）
1．胃
2．肝　臓
3．空　腸
4．腎　臓

▶解答
問1　3　　問2　3　　問3　2　　問4　2　　問5　1　　問6　1　　問7　4　　問8　1、5
問9　2　　問10　4

chapter VII

泌尿器系

　ヒトは食物や酸素を体外から取り入れ、生命活動を営んでいる。このためには、体内での新陳代謝の結果産生された不要な産物を体外に排出する必要がある。これらの不要な代謝産物は血液に取り込まれる。血液内の不要な物質は動脈を介して腎臓に運ばれ、尿として体外に排泄される。この排泄を調節しているのが泌尿器系である。

　尿産生における主要な働きをする腎臓は、老廃物の排泄の他、水分や電解質などの体に必要な成分が常に一定に保たれるよう調節する働きをもつ。

　泌尿器系は腎臓、尿管、膀胱、尿道からなるが、尿道の構造は男女の違いが著しいため、よく理解しておくことが重要である。

本章の到達目標

1 ネフロンとは何か説明できる。

2 尿管、膀胱、尿道の粘膜上皮にみられる形態的特徴を説明できる。

3 尿路にみられる性差について説明できる。

4 排尿筋や括約筋の性質とその神経支配をもとに、排尿機構を説明できる。

1 泌尿器系・腎臓

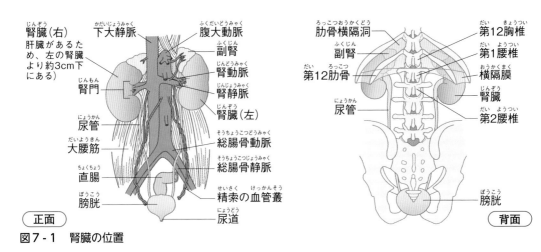

図7-1 腎臓の位置

正面の図：
腎臓（右）肝臓があるため、左の腎臓より約3cm下にある）
下大静脈
腹大動脈
副腎
腎動脈
腎静脈
腎臓（左）
腎門
尿管
総腸骨動脈
大腰筋
総腸骨静脈
直腸
精索の血管叢
膀胱
尿道

背面の図：
肋骨横隔洞
副腎
第12肋骨
尿管
第12胸椎
第1腰椎
横隔膜
腎臓
第2腰椎
膀胱

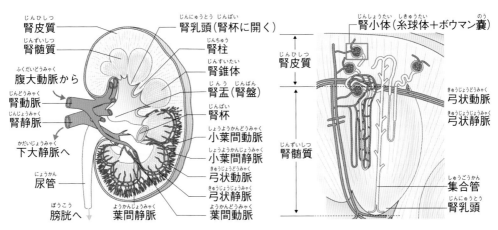

図7-2 腎臓の構造

腎皮質
腎髄質
腹大動脈から
腎動脈
腎静脈
下大静脈へ
尿管
膀胱へ
葉間静脈
腎乳頭（腎杯に開く）
腎柱
腎錐体
腎盂（腎盤）
腎杯
小葉間動脈
小葉間静脈
弓状動脈
弓状静脈
葉間動脈

腎小体（糸球体＋ボウマン囊）
腎皮質
腎髄質
弓状動脈
弓状静脈
集合管
腎乳頭

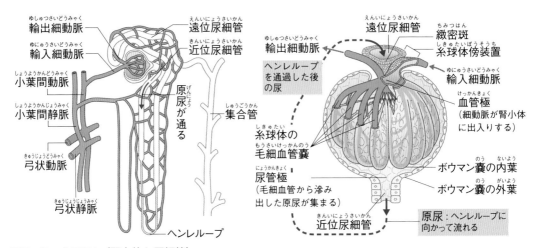

図7-3 ネフロン（腎小体と尿細管）

輸出細動脈
輸入細動脈
小葉間動脈
小葉間静脈
弓状動脈
弓状静脈
遠位尿細管
近位尿細管
原尿が通る
集合管
ヘンレループ

遠位尿細管
輸出細動脈
ヘンレループを通過した後の尿
糸球体の毛細血管囊
尿管極（毛細血管から滲み出した原尿が集まる）
近位尿細管
緻密斑
糸球体傍装置
輸入細動脈
血管極（細動脈が腎小体に出入りする）
ボウマン囊の内葉
ボウマン囊の外葉
原尿：ヘンレループに向かって流れる

泌尿器系

- 身体各部の細胞が活動した結果、産生された代謝物産は、血管によって腎臓に運ばれ、不要な水分とともに尿として体外に排泄される。このように、尿をつくり体外に排泄する器官系が泌尿器系 urinary system である。
- 泌尿器系は尿を産生する左右の腎臓と、尿を膀胱に運ぶ 1 対の尿管、さらに膀胱から外尿道口にいたる尿道からなる。
- 生殖器の発生との関係から、尿道の構造には性差が著しいため、臨床的視点からも正確な理解が求められる。

腎臓

- 腎臓 kidney は腹膜後器官の 1 つに数えられ、腹膜下で豊富な脂肪組織にゆるく包まれ、さらにその表面は腎筋膜とよばれる結合組織におおわれる。
- 腎筋膜 renal fascia の結合組織は、横隔膜や腹壁の他、腎臓に出入りする腎動脈や尿管の表層にも結合して、腎臓をしっかりと体壁に固定している（図7 - 1）。
- 腎臓の内側中央部は腎門 hilum とよばれ、ここを腎動脈、腎静脈および尿管が通る（図7 - 2）。
- 腎臓の内部は、表層部の皮質 cortex と中心部のすじばった髄質 medulla からなる。
- 皮質には尿産生の場となる腎小体 renal corpuscle と、これを輸送する尿細管の弯曲した部分が含まれ、髄質には、尿細管の直行する部分が含まれる。
- 尿細管は集合して集合管をつくり、腎臓に10個ほどある腎乳頭 renal papilla とよばれるふくらみの先端に開口する。腎乳頭の先端に向き合い、そこから流出する尿を受け取るように腎杯 renal calix が形成され、腎杯がいくつか集合して腎盂（腎盤）renal pelvis をつくる。この腎盤から尿管に移行する。
- 皮質には、直径0.1mmほどの赤くて丸い腎小体が散在している。腎小体はマルピギー小体ともよばれ、特殊な毛細血管が糸玉状に発達した糸球体 glomerule と、これを包む扁平な上皮細胞からなるボウマン嚢からか構成される。
- 糸球体の毛細血管から原尿として濾過されたものがボウマン嚢に流れ込む。
- 腎小体でつくられた原尿を運ぶ尿細管は、皮質にある腎小体の周囲を曲がりくねって近位尿細管の迂曲部をつくる。その後、直線的に髄質に向かい、ヘンレループ（ヘンレのわな、ヘンレ係蹄）とよばれるU字状のカーブをつくり再び皮質にもどる。尿細管はさらに曲がりくねって遠位尿細管の迂曲部をつくったあと、集合管とよばれる直行する太い管に合流する（図7 - 3）。
- 左右の腎臓から 1 日に約200Lの原尿が排出されるが、その99％は尿細管や集合管を通過する間に再吸収され、尿 urine として排泄されるのは 2 Lにも満たない。
- 尿産生機能の単位をなす、腎小体と尿細管をあわせた構造は腎単位またはネフロン nephron とよばれ、片方の腎臓に約100万個あるといわれる。

▶腎臓の血管

- 腹部大動脈から分かれた腎動脈は腎門から腎臓に進入し、葉間動脈、弓状動脈、小葉間動脈と分枝を繰り返しながら、糸球体や尿細管に枝を伸ばしている。
- 血液が糸球体を通過する間に塩分、グルコースやアミノ酸などの糖、タンパク、分解産物などが大量の水分が原尿として濾過される。
- 尿細管のまわりを取り囲む血管は静脈となり、原尿から再吸収された水分、生体に必要なグルコースやアミノ酸などを取り込み、しだいに合流して腎静脈となり腎臓を出る。

2 尿管・膀胱

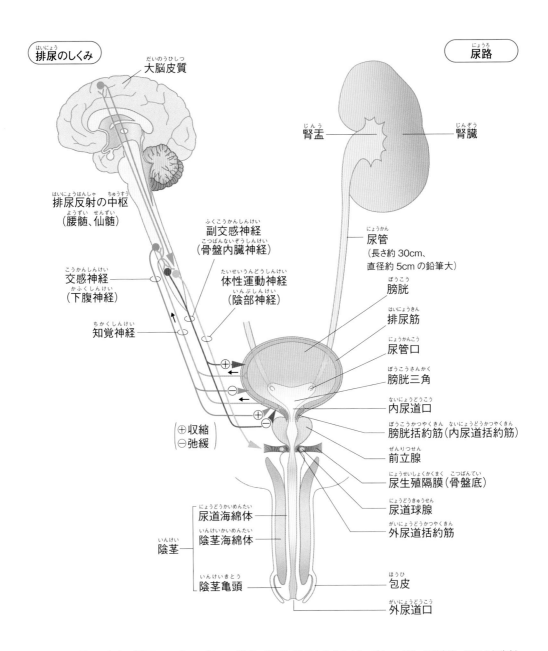

排尿のしくみ

大脳皮質（だいのうひしつ）

排尿反射の中枢（はいにょうはんしゃ ちゅうすう）
（腰髄、仙髄）（ようずい せんずい）

副交感神経（ふくこうかんしんけい）
（骨盤内臓神経）（こつばんないぞうしんけい）

交感神経（こうかんしんけい）
（下腹神経）（かふくしんけい）

体性運動神経（たいせいうんどうしんけい）
（陰部神経）（いんぶしんけい）

知覚神経（ちかくしんけい）

⊕収縮
⊖弛緩

尿路（にょうろ）

腎盂（じんう）

腎臓（じんぞう）

尿管（にょうかん）
（長さ約 30cm、
直径約 5cm の鉛筆大）

膀胱（ぼうこう）

排尿筋（はいにょうきん）

尿管口（にょうかんこう）

膀胱三角（ぼうこうさんかく）

内尿道口（ないにょうどうこう）

膀胱括約筋（内尿道括約筋）（ぼうこうかつやくきん ないにょうどうかつやくきん）

前立腺（ぜんりつせん）

尿生殖隔膜（骨盤底）（にょうせいしょくかくまく こつばんてい）

尿道球腺（にょうどうきゅうせん）

外尿道括約筋（がいにょうどうかつやくきん）

尿道海綿体（にょうどうかいめんたい）

陰茎海綿体（いんけいかいめんたい）

陰茎（いんけい）

陰茎亀頭（いんけいきとう）

包皮（ほうひ）

外尿道口（がいにょうどうこう）

図7‐4　尿管と膀胱と排尿のメカニズム （堺章：新訂目でみるからだのメカニズム、p.102、医学書院、2000より改変）

尿管

- 腎臓から膀胱に尿を運ぶ、30cmほどの長さの管を尿管 ureter とよぶ（図7-4）。
- 尿管の壁は豊富な平滑筋を含み、内腔面の粘膜上皮は特有の移行上皮からなる。
- 尿管は蠕動運動 peristalsis によって尿を膀胱へと導く。

膀胱

- 膀胱 urinary bladder は骨盤内臓の最前部にあり、恥骨のすぐ後方に位置する。男性では直腸の前に、女性では子宮や腟の前方に位置する。
- 膀胱の粘膜上皮も尿管と同様、移行上皮からなるが、排尿直後の収縮した膀胱では上皮は7〜8層の円柱上皮細胞 columnar cell の重なりを示し、尿が貯留し拡張した膀胱では2〜3層の扁平な上皮細胞 epithelial cell に変化する。このように、移行上皮は尿の貯留の状態によって膀胱の伸縮に対応するのに都合のよい構造といえる。
- 膀胱の内腔には、左右2つの尿管開口部と尿を尿道に導く内尿道口 internal urethral orifice がある。これら3つの孔に囲まれた部位を膀胱三角 vesical trigone とよぶ。膀胱三角は膀胱の伸縮にかかわらず、比較的一定の形状を保つ。
- 尿管は膀胱の壁を斜めに貫くために、膀胱内に尿が貯留したときには弁の役割をして尿が逆流するのを防いでいる。
- 膀胱壁をつくる平滑筋は、骨盤内臓神経に由来する副交感神経の支配を強く受け、排尿を促す働きをするため、排尿筋 detrusor muscle とよばれる。排尿筋の走行は全体的に交錯しており、この筋の収縮によって溜まった尿が尿道に向かって排出される。
- 内尿道口を取り囲む平滑筋は発達しており、膀胱括約筋 vesical sphincter または内尿道括約筋とよばれ、下腹神経に含まれている交感神経の支配を受け、排尿筋とともに排尿の調節をする（図7-4）。
- 排尿の神経調節機構は膀胱壁・内尿道括約筋への自律神経（副交感・交感神経）および外尿道括約筋への体性運動神経、加えて膀胱や陰部に分布する知覚神経による支配を受け、さらにこれらの神経を統合するための中枢神経による意識的な調節と脊髄反射による排尿反射の二段階調節が加わるため複雑となる。
- 膀胱内圧が上昇すると知覚神経から仙髄へ刺激伝導され、脊髄反射により膀胱壁が収縮する。膀胱内圧が上昇するためにさらに高位の中枢神経に刺激伝導され、排尿環境が整うと随意的に外尿道括約筋を弛緩させる。その後は無意識下で排尿反射が生じ、副交感神経が優位になると膀胱壁が収縮、内尿道括約筋は弛緩して排尿が成立する。意識下で横隔膜および、腹壁筋により腹圧をかけると補助的に膀胱を収縮させる。

Nursing Eye　膀胱三角と生活体位

　膀胱三角は膀胱の下方で内尿道口に続くすり鉢の底のような形を形成する。膀胱内の尿のみならず、尿管や膀胱内膜上皮の落屑などを尿道に導く漏斗の役割をもつとされる。立位・座位での排尿の場合は膀胱内に異物を残さないための非常によい形状である。しかし、寝たきり状態など臥位での排泄の場合は漏斗状の形の維持が災いし、死腔（デッドスペース）として、残尿および膀胱内の落屑などいわゆるゴミの貯留スペースになる可能性がある。膀胱留置カテーテルを実施している患者の蓄尿バッグ内に浮遊物が多量に排泄される場合があるのはこのスペースによると考えられる。臥位での生活を強いられる患者の場合はケア援助の際に考慮が必要な構造である。

3 尿道

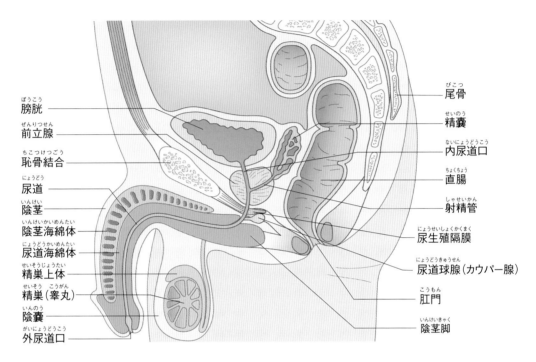

膀胱（ぼうこう）
前立腺（ぜんりつせん）
恥骨結合（ちこつけつごう）
尿道（にょうどう）
陰茎（いんけい）
陰茎海綿体（いんけいかいめんたい）
尿道海綿体（にょうどうかいめんたい）
精巣上体（せいそうじょうたい）
精巣（睾丸）（せいそう こうがん）
陰嚢（いんのう）
外尿道口（がいにょうどうこう）

尾骨（びこつ）
精嚢（せいのう）
内尿道口（ないにょうどうこう）
直腸（ちょくちょう）
射精管（しゃせいかん）
尿生殖隔膜（にょうせいしょくかくまく）
尿道球腺（カウパー腺）（にょうどうきゅうせん）
肛門（こうもん）
陰茎脚（いんけいきゃく）

図7-5　男性の膀胱と尿道

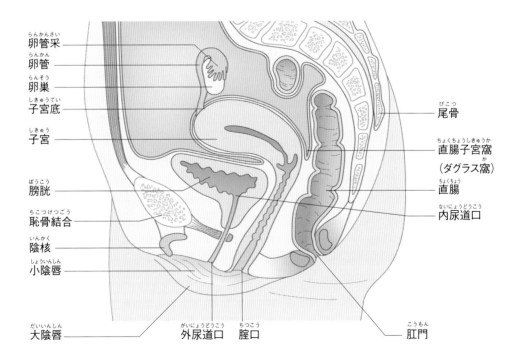

卵管采（らんかんさい）
卵管（らんかん）
卵巣（らんそう）
子宮底（しきゅうてい）
子宮（しきゅう）
膀胱（ぼうこう）
恥骨結合（ちこつけつごう）
陰核（いんかく）
小陰唇（しょういんしん）

尾骨（びこつ）
直腸子宮窩（ダグラス窩）（ちょくちょうしきゅうか）（か）
直腸（ちょくちょう）
内尿道口（ないにょうどうこう）

大陰唇（だいいんしん）
外尿道口（がいにょうどうこう）
腟口（ちつこう）
肛門（こうもん）

図7-6　女性の膀胱と尿道

尿道

- 尿道urethraとは、尿を膀胱から外尿道口まで運ぶ管構造を指すが、その長さと構造に著しい男女差がみられる。
- 男性の尿道は、膀胱の下にある前立腺prostateと尿生殖隔膜urogenital diaphragmを貫き、陰茎の一部をなす尿道海綿体corpus spongiosum penisを通り、亀頭glans penisの先端に外尿道口を開口させる（図7-5）。男性の尿道の長さは15〜20cmほどで途中で屈曲している。
- 尿生殖隔膜は骨盤内臓を支える役割をもつが、尿道が貫く部分では、その周囲を骨格筋性の外尿道括約筋が取り囲み、排尿を随意的に調節している。
- 外尿道括約筋は陰部神経に含まれる運動神経に支配される。
- 尿道の粘膜には尿道球腺や小さい粘液腺が発達しており、尿の通りをよくするとともに、性的興奮によって亀頭の表面を潤す働きをする。
- 女性では、前立腺や尿道海綿体が形成されないため、尿道の長さは約5cm程度と短く直線的で、尿生殖隔膜を貫いたあと腟前庭に外尿道口を開口する（図7-6）。尿生殖隔膜に外尿道括約筋が形成されるのは、男性の場合と同様である。
- 女性の場合、構造的に尿道および膀胱における尿路感染症を合併しやすい。

Nursing Eye　尿道の特徴と導尿

　尿を排泄するために、尿道にカテーテル（管）を挿入する場合がある。陰部および尿道周囲には陰部神経由来の知覚神経が豊富に分布しているため、カテーテル挿入による痛みを最小限にする技術を身につける必要がある。女性，男性ともに尿道走行の方向性と構造を念頭において、挿入することが望ましい。

　女性の尿道は直線的で短く、外尿道口が腟前庭に開口している。そのためカテーテルの挿入は容易であるが、尿道口の同定が難しい場合がある。

　男性の尿道は個人差はあるが女性の3〜4倍の長さがあり、導尿の管挿入技術が難しい。尿道は尿道口から約10cm周辺、尿道球腺開口部、尿生殖隔膜部で膀胱に向け直角に角度を変える。そのため、カテーテルを挿入するとその周囲でつかえる感じを受ける。一般的な挿入技術の教本では陰茎の角度を変えて挿入するように示されている。しかし、陰茎の角度を変えても尿生殖隔膜部の尿道角度を変化しない。尿道海綿体周囲は皮下組織などの疎性結合組織で構成されるため可動性がある。そのため、カテーテルの先端が尿道球腺周囲に達したら、陰茎を尿道海綿体および陰茎脚（根）部ごと少し下肢側に押し下げ尿道角度を図7-7のように緩やかにしてカテーテルを挿入することで苦痛を軽減することができる。

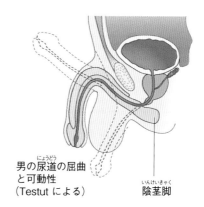

男の尿道の屈曲と可動性（Testutによる）

陰茎脚

図7-7　男性の尿道と屈曲と可動性

問1　ナトリウムイオンが再吸収される主な部位はどれか。　（第102回、2013年）

1．近位尿細管
2．Henle〈ヘンレ〉のループ〈係蹄〉下行脚
3．Henle〈ヘンレ〉のループ〈係蹄〉上行脚
4．遠位尿細管
5．集合管

問2　排尿回数が減少するのはどれか。　（第101回、2012年）

1．フロセミドの内服
2．寒冷な環境
3．熱中症　heat illness
4．膀胱炎　cystitis

問3　レニンが分泌される臓器はどれか。　（第100回、2011年）

1．下垂体
2．心　房
3．副　腎
4．腎　臓
5．肝　臓

問4　アンジオテンシンⅡの作用はどれか。　（第98回、2009年）

1．細動脈を収縮させる。
2．毛細血管を拡張させる。
3．レニン分泌を促進する。
4．アルドステロン分泌を抑制する。

問5　腎臓でナトリウムイオンの再吸収を促進するのはどれか。　（第95回、2006年）

1．バソプレシン
2．アルドステロン
3．レニン
4．心房性ナトリウム利尿ペプチド

問6　水・電解質の調節で正しいのはどれか。　（第99回、2010年）

1．循環血漿量の減少はレニンの分泌を増加させる。
2．抗利尿ホルモン〈ADH〉は尿浸透圧を低下させる。
3．過剰な飲水は血中ナトリウム濃度を上昇させる。
4．アルドステロンは腎からのカリウム排泄を減少させる。

問7　循環血液量を増加させるのはどれか。　（第94回、2005年）

1．プロスタグランジン
2．ブラジキニン
3．カリクレイン
4．アルドステロン

問8　膀胱で正しいのはどれか。　（第104回、2015年）

1．漿膜で覆われている。
2．直腸の後方に存在する。
3．粘膜は移行上皮である。
4．筋層は2層構造である。

問9　排尿時に収縮するのはどれか。　（第109回、2020年）

1．尿　管
2．尿　道
3．膀胱平滑筋
4．内尿道括約筋
5．外尿道括約筋

▶解答
問1　1　問2　3　問3　4　問4　1　問5　2　問6　1　問7　4　問8　3　問9　3

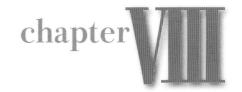

chapter VIII
生殖器系

　ヒトの生命はかぎられており、加齢とともに老化が進み、ついには死ぬ運命にある。したがって、種族の絶滅を避けるために子孫を残す必要がある。子どもをつくり、種族の存続をはかるための器官系が生殖器系である。

　生殖器系と泌尿器系とは、本来それぞれの機能が明らかに異なるが、男性の尿道は両者の機能を備え、位置関係も近接している。さらに、発生学的にも密接に関連していることから、泌尿・生殖器系としてまとめて扱われることもある。

　男女の生殖器は、それぞれ相同の器官から構成されるが、その発生過程で異なる分化をとげるため、著しく異なる構造と機能を備えることになる。

本章の到達目標

1　排卵、受精、着床とは何か。また、これらの現象が起こる解剖学的部位について説明できる。
2　男女の生殖器の相同性について発生学的に比較しつつ説明できる（精巣と精管の連続性、卵巣と卵管の不連続性はどうか）。
3　精巣が下降して陰嚢に納まるが、卵巣が骨盤内に留まる理由を説明できる。
4　精子を運ぶ精路の構造と射精について説明できる。
5　尿生殖隔膜とは何かを説明できる。
6　陰茎海綿体における勃起機構について簡潔に説明できる。
7　胎盤の構造と機能的役割について簡潔に説明できる。

1 生殖器・男性の生殖器①

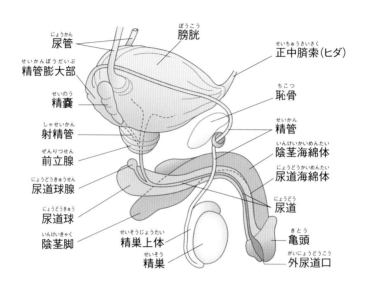

尿管
膀胱
精管膨大部
精嚢
射精管
前立腺
尿道球腺
尿道球
陰茎脚
精巣上体
精巣
正中臍索（ヒダ）
恥骨
精管
陰茎海綿体
尿道海綿体
尿道
亀頭
外尿道口

図8-1　男性生殖器の全景

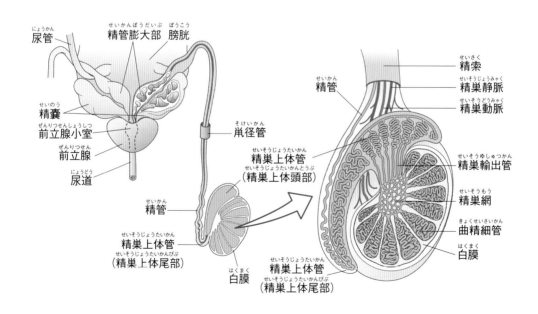

尿管
精管膨大部
膀胱
精嚢
前立腺小室
前立腺
尿道
精管
精巣上体管（精巣上体尾部）
白膜
鼡径管
精巣上体管（精巣上体尾部）
精索
精管
精巣静脈
精巣動脈
精巣上体管（精巣上体頭部）
精巣輸出管
精巣網
曲精細管
白膜

図8-2　精管と精嚢

生殖器

- 男女の生殖器genital organは、それぞれ相同の器官から構成されるが、その発生過程で異なる分化をとげるために著しく異なる構造と機能を備えることになる。
- 男性生殖器は、精巣、精管、陰茎のほか、精嚢、前立腺、尿道球腺などの付属器官からなる（図8-1）。
- 女性生殖器としては、卵巣、卵管、陰核、子宮、膣のほか、大前庭腺のような付属器官がある。

精巣

- 精巣testisは陰嚢に納められた4～5cmほどの楕円形の器官で、その上部に精巣上体とよばれる細長い構造が付属し、ここから精管が起こる。精巣と精管は構造的に連続している。
- 胎児期の精巣は腹腔内にあるが、しだいに下降し、出生時には鼠径管inguinal canalを経て陰嚢内に納まる。
- 精巣下降descent of testicleに障害が起こると、停留睾丸などによって精子を産生する精巣本来の能力に異常をきたし、精巣は萎縮する。
- 精巣が骨盤腔から脱して陰嚢内に下降するのは、精子を産生し成熟させるのに至適な温度環境を得るためと考えられている。
- 精巣の内部には、直径0.2mmほどの著しく蛇行した精細管seminiferous tubuleがぎっしり詰まっており、精細管の間に少量の結合組織がみられる。この結合組織のなかに、テストステロンなどの男性ホルモンを分泌する間細胞（ライディッヒ細胞）が小集団を形成する。
- 精細管の壁をなす精上皮は精子のもとになる細胞からなり、成熟した精子に至るさまざまな段階の細胞がみられる。
- 精子spermは精子細胞が成熟してつくられ、精細管の内腔に送り出される。
- 精子は特殊な形態をもつ細胞で、頭部と長い尾部が区別される。精子は尾部を鞭のように振って運動を行う。
- 精細管は互いに吻合して精巣網をつくる。精巣網から10数本の精巣輸出管が起こり、精巣上体に入って合流して1本の精巣上体管をつくる。
- 精巣上体管duct of epididymisは、精巣上体のなかを激しく蛇行しながら下行し、その下端部から精管に移行する。精巣でつくられた精子は精巣上体管のなかに貯蔵され、機能的に成熟し受精能を獲得する。
- 精巣は、腹大動脈の枝として腎動脈の下から起こる精巣動脈によって養われる。

精管と精嚢

- 精管vas deferensは精巣上体の下端部から起こり、陰嚢の内部を鼠径管に向けて上行し、骨盤腔に入ったあと、前立腺の後外側を貫く。精管の長さは約40cmあり、平滑筋の豊富な壁をもつ。精子を運ぶこの管は、自律神経の支配を強く受ける（図8-2）。
- 精嚢seminal vesicleは膀胱の下部後方に位置する細長い嚢状の構造で、精管が前立腺を貫く部位、すなわち射精管ejaculatory ductとよばれる細い管に合流し、開口する。
- 精嚢は黄色で粘性のある分泌物を産生し、分泌物は果糖などを含んでおり精子の運動性を活発にする。

2 男性の生殖器②

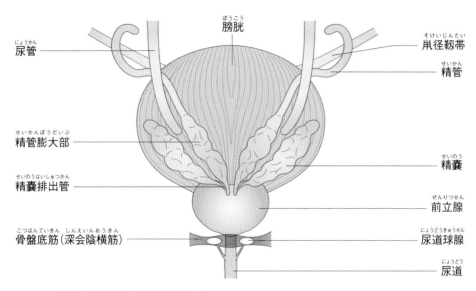

図 8 - 3　精嚢・前立腺・尿道球腺 (後面)

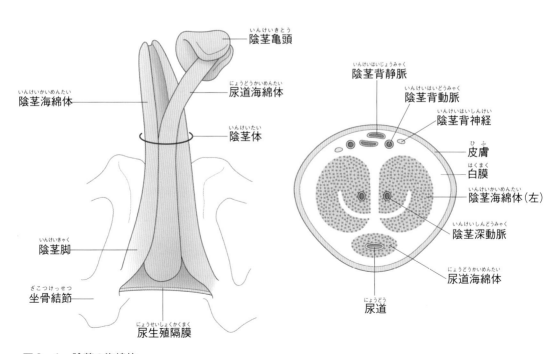

図 8 - 4　陰茎の海綿体

前立腺

- 前立腺prostateは膀胱のすぐ下で尿道の周囲を囲むようにあり、先端部を下に向けた栗の実の形をした腺である（図8‐3）。
- 腺の内部を射精管ejaculatory ductが貫き、前立腺小室prostatic utricleとよばれる尿道が膨らんだ部位に開口する。
- 前立腺の分泌物は乳白色のアルカリ性の液体で、栗の花のような特有のにおいをもつ。分泌物は、クエン酸や亜鉛、酸性フォスファターゼを含み、精子の運動を促進させる。
- 前立腺は直腸のすぐ前にあるため、前立腺肥大などの病変を直腸から触診することができる。
- 尿道球腺bulbourethral glandは前立腺の下方にあるエンドウ豆大の左右1対の腺で、尿道海綿体に含まれる尿道に開口する。尿道球腺は射精に先立ち透明な粘液を分泌し、尿道の内腔面や亀頭を潤す。

陰茎

- 陰茎penisは泌尿器としての尿道を含むと同時に、男性の交接器官としての働きをもつ。
- 陰茎を包む皮膚は、亀頭glans penisへの移行部で包皮prepuceとよばれるたるみをつくる。
- 陰茎は尿道を包む尿道海綿体corpus spongiosum penisと、勃起の主役をなす陰茎海綿体corpus cavernosum penisからなる（図8‐4）。
- 陰茎の海綿体は特殊な静脈洞が集合したもので、ここに多量の血液が流れこむと充血が起こり、陰茎が勃起する。
- 亀頭は尿道海綿体の先端にあるふくらみで、外尿道口を開口させるとともに、陰部神経由来の豊富な知覚神経の支配を受ける。
- 陰茎海綿体は、恥骨の下面で左右2脚に分かれて陰茎脚crus of penisをつくる。
- 尿道海綿体、陰茎海綿体ともに白膜とよばれる厚い結合組織でおおわれ、勃起の維持に重要な働きをする。

陰嚢

- 陰嚢scrotumは精巣、精巣上体を入れる嚢状の構造で、陰茎の皮膚に続く。皮膚にはメラニン色素が豊富で脂肪組織は少なく、薄い。皮下には肉様膜とよばれる平滑筋層が発達している。
- 外気温が低下すると肉様膜の平滑筋が収集して陰嚢の皮膚は縮むが、外気温が高ければ肉様膜が弛緩して皮膚も伸びる。肉様膜の伸縮は、精子を形成するのに適切な温度を保つための仕組みと考えられている。

Nursing **前立腺肥大**
Eye
　　前立腺の中央部を尿道が貫く。前立腺のうち、尿道の周囲にある部分を内腺とよび、その外側部を外腺とよぶ。外腺は、前立腺固有の腺組織である。
　　60歳以上の男性では、内腺が肥大して尿道を圧迫するために排尿障害をおこすことがある。これが前立腺肥大症である。前立腺肥大症があると、尿の流出が悪くなり、遷延性排尿などを生じやすくなる。導尿カテーテルの挿入時に挿入困難の原因ともなる。

生殖器系

3 女性の生殖器①

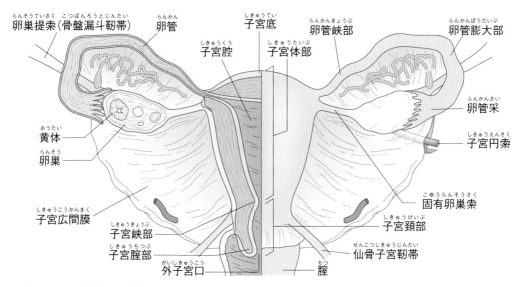

図8-5 女性生殖器の全景

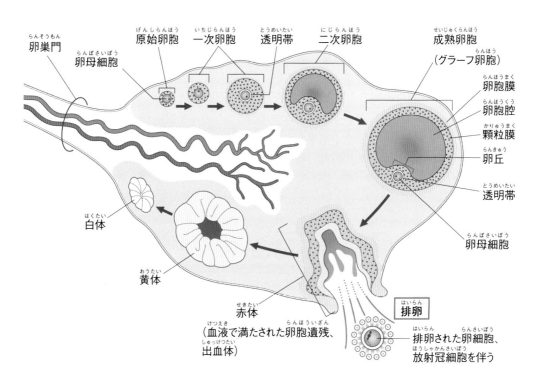

図8-6 卵巣・卵胞の発育

女性生殖器

- 女性生殖器は卵子を産生し、排卵にかかわる卵巣、受精の場となり卵子を子宮まで運ぶ卵管、受精した卵子を発育・成長させる子宮、交接器と産道の役割をする腟、さらに大陰唇、小陰唇などの外生殖器からなる（図8-5）。陰核は、男性の陰茎に相当し、陰部神経由来の豊富な知覚神経の支配を受ける。

卵巣

- 卵巣*ovary*は男性の精巣と相同の器官で、長さ4cmほどの楕円形をした構造である。卵巣は卵子をつくる実質性器官で、皮質と髄質とに分けられる。
- 皮質は結合組織からなり、そのなかには原始卵胞、一次卵胞、二次卵胞、成熟卵胞（グラーフ卵胞）と、さまざまな成熟段階の卵胞*follicle*、黄体、白体がみられる（図8-6）。
- 髄質は疎性結合組織からなり、血管、神経が分布している。思春期以降の女性では、左右の卵巣から交互に約28日に1個の割合で成熟卵子を排卵する。
- 排卵後の卵胞は黄体*corpus luteum*となり、受精が起こらなかった場合は月経黄体としてやがて白体*corpus albicans*となり、退化・消滅する。
- 受精が起こり、妊娠が成立した場合は、妊娠黄体として黄体ホルモン（プロゲステロン）を分泌し、妊娠を維持させる働きをする。このことから、妊娠初期に黄体を摘出すると流産することが知られている。
- 新生児の卵巣には100万個以上の卵胞が存在するが、思春期には40万程度にまで減少し、正常な女性が一生涯に排卵する卵子の数は400個程度とされる。したがって、大多数の卵子は、その成熟過程で閉鎖卵胞*atretic follicle*として退化・消滅し、排卵にこぎつける卵子は1％にも満たない。
- 卵巣は、腹大動脈の枝として腎動脈の下から起こる卵巣動脈によって養われる。

卵管

- 卵管*uterine tube*は、子宮の両側から10cmほど伸びた管で、その先端部を卵管采*fimbria*とよぶ。細い突起を備えた卵管采は漏斗状の構造をもち、卵巣の表面をおおう。
- 卵巣から排卵された卵子は、この卵管采によって取り込まれ卵管内に導かれる。
- 卵管の一部に卵管膨大部*ampulla of uterine tube*とよばれる内腔のふくらみがみられる。受精*fertilization*は通常ここで起こる。
- 卵管の先端部が腹腔内に開口している。このため、女性の骨盤内腔は卵管、子宮、腟を経て外界に通じており、これは、男性にはみられない特徴的な構造である。
- この構造上の特徴を利用して、経腟的に子宮や卵管に空気や造影剤を注入することによって、卵管閉塞の検査や治療がなされる。
- 卵管の粘膜は線毛細胞と粘液分泌細胞とからなり、粘液に満たされた卵管内腔には、線毛の働きによって子宮側に向かう緩やかな流れがもたらされる。

Nursing Eye

卵管内妊娠（子宮外妊娠）

　通常、卵管膨大部で受精した卵子は3〜4日かけて子宮に到達し、ここで子宮内膜に着床するが、子宮に達する前に卵管壁に着床する場合があり、これを卵管妊娠とよぶ。卵管妊娠は子宮外妊娠の大部分を占め、受精卵の発育が進むと、卵管壁が破裂して大出血を引き起こす。卵管内に戻れない受精卵が腹腔内に落ち、ダグラス窩などに腹腔妊娠を生じることがある。下腹部に圧痛や反跳痛を認め、発覚することが多い。

VIII 生殖器系 3 女性の生殖器①

3 女性の生殖器②

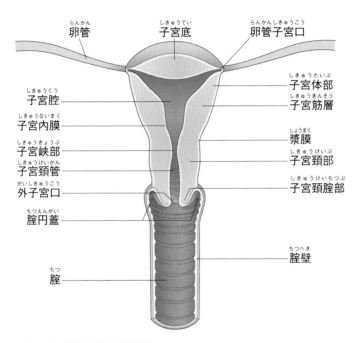

卵管
子宮底
卵管子宮口

子宮体部
子宮腔
子宮筋層
子宮内膜
漿膜
子宮峡部
子宮頚部
子宮頚管
外子宮口
子宮頚腟部
腟円蓋
腟壁
腟

図8-7　子宮と腟の前頭断

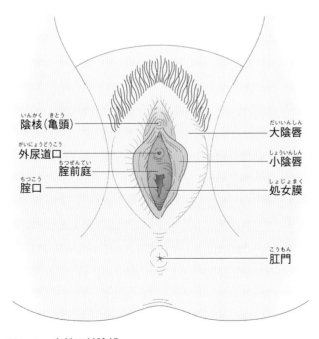

陰核（亀頭）
大陰唇
外尿道口
小陰唇
腟前庭
腟口
処女膜
肛門

図8-8　女性の外陰部

子宮

- 子宮*uterus*は骨盤腔の中央にあって、膀胱の後方、直腸の前に位置する。
- 子宮は長さ8cm、幅4cm、厚さ4cmほどの大きさをもち、前後にやや扁平な形をしている。子宮の上壁を底部とよび、両外側から卵管が伸びる（図8-7）。
- 子宮の下部はいくぶん細くなっており、ここを子宮頸部*uterocervical*とよぶ。子宮頸部の下端は腟に突出しており、この部位が子宮腟部*vaginal part*である。
- 子宮の壁は子宮内膜*endometrium*とよばれる粘膜と、その外側の平滑筋層*myometrium*からなる。内膜は性周期によって構造的変化を示す。すなわち、卵巣内で卵胞の成熟が起こると卵胞ホルモン（エストロゲン）の分泌が高まり、子宮内膜を充血させ厚さを増大させる。
- 引き続き排卵が起こると、卵巣では黄体が形成され、そこから分泌される黄体ホルモン（プロゲステロン）の働きによって、受精卵を待ち受け、着床*implantation*に向けて子宮内膜が肥厚する。
- 受精せず、着床が起こらなかった場合には、肥厚した子宮内膜は脱落し、月経*menstruation*として血液とともに腟を経て体外に排出される。平均的な出血量は30〜60mLとされる。
- 受精卵の着床が起こり、妊娠が成立すると子宮内膜はさらに厚さを増し、胎盤の形成にかかわる。
- 受精卵が卵管から子宮に移動する間に、細胞分裂を行って胞胚*blastula*とよばれる中空の球体となり、子宮内膜に着床する。着床した受精卵の周囲を包む栄養細胞は、子宮内膜に向けて無数の細い突起を伸ばして、そこから酸素や栄養分を取り込みながら発育を始める。
- 子宮の平滑筋層は1cmほどの厚さをもち、自律神経の支配を受ける。妊娠した子宮の収縮機構は複雑で、陣痛の発来など、ホルモンによる調節も強く受ける。
- 分娩の際に子宮壁の平滑筋は強く収縮するが、一般に平滑筋が強く収縮すると激痛を伴う。

腟および外陰部

- 腟*vagina*は子宮頸部に続く前後に扁平な8cmほどの長さをもつ管で、腟前庭に開口する。
- 腟口は外尿道口の後方、肛門の前に位置する。
- 子宮腟部を取り囲む腟の上端部を腟円蓋*vault of vagina*とよぶ。
- 腟の粘膜は重層扁平上皮からなり、機械的刺激に強い構造を備える。
- この粘膜は角質化しない重層上皮からなり、その構造は性周期に依存して変化する。
- 腟内腔は酸性環境をつくるが、これは常在性の乳酸菌であるデーデルライン桿菌の働きによる。この常在菌が、外部からほかの細菌や病原微生物が侵入するのを防御する。
- 外尿道口の前方に小さな陰核*clitoris*があるが、これは男性の陰茎海綿体と相同の勃起器官であり、深部にある陰核海綿体は恥骨の下面で2脚に分かれる。
- 陰核は男性の亀頭と同様、豊富な知覚神経の支配を受ける（図8-8）。
- 陰核から後方に向かい左右の小陰唇が腟前庭を挟んで開裂し、腟の後方で癒合する。
- 小陰唇*labia minora*は無毛で、色素に富む。
- 腟前庭*vestibule*の両外側には静脈叢からなる前庭球*vaginal bulb*があり、これは男性の尿道海綿体に相当する構造である。
- 腟前庭の後方にはエンドウ豆大の大前庭腺*greater vestibular gland*があり、性的興奮によって腟前庭に粘液を分泌する。大前庭腺はバルトリン腺ともよばれる。大前庭腺は男性の尿道球腺に相当する構造である。
- 女性の外陰部では、小陰唇の外側に大きな皮膚のヒダでできた大陰唇*labia majora*がある。大陰唇は男性の陰嚢に相当する構造で、陰毛が生え、脂腺や汗腺をもち、皮下脂肪が豊富である。

3 女性の生殖器③

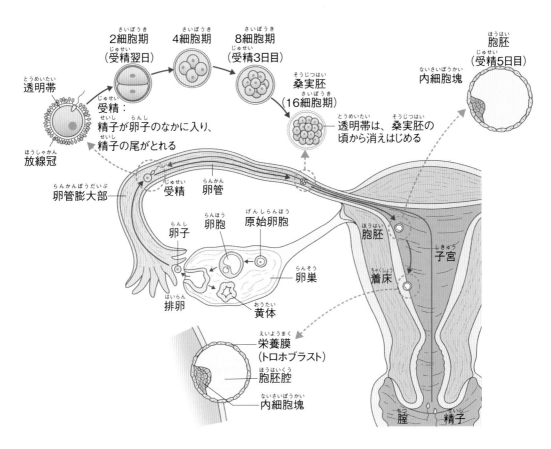

図8-9 受精と着床

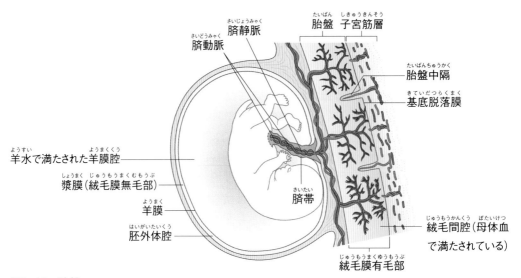

図8-10 胎盤

胎盤

- 受精卵は、受精後3日ほどで細胞分裂をしながら子宮内膜に到達する。16個の細胞からなり桑実胚とよばれる細胞塊は、分裂をつづけながら胞胚とよばれる中空の丸い構造となる（図8-9）。

- 胞胚は、その一部に内細胞塊とよばれる細胞集団をつくり、周囲を栄養膜とよばれる細胞層に囲まれる。内細胞塊は胎児の本体をつくる。

- 受精後6～7日で、胞胚 *blastula* の栄養膜 *trophoblast*（トロホブラスト）が子宮内膜を溶解し、胞胚が子宮内膜の中に着床 *implantation* する。着床は通常、子宮内腔の上半部に起こる。

- 受精後8～9日の間を妊卵とよび、ヒトの外観を呈して8週以内までを胎芽または胚子 *embryo* とよぶ。ヒトの外観を呈し胎児 *fetus* とよばれるのは受精から8週以後のことである。

- 着床後、栄養膜の細胞が盛んに分裂増殖し、栄養膜は子宮壁に向かって絨毛とよばれる多数の小さな突起を伸ばす。絨毛を伸ばす栄養膜は絨毛膜 *chorion* とよばれる。絨毛膜は、絨毛から栄養を吸収する働きをもち、その一部から胎盤がつくられる。

- 胎盤 *placenta* は、胎児が母体から栄養と酸素を受け取るためにつくられる器官である（図8-10）。子宮内膜に付着し、成熟した胎盤は直径15cm、厚さが3cmほどの円板状の構造で重さは約500gに達する。

- 胎盤の母体側は脱落膜 *menstrual decidua* とよばれ、子宮内膜からつくられるが、分娩の際に胎児に続いて子宮壁からはがれ、後産として排出される。

- 胎児側の胎盤は、母体側の脱落膜と向かいあう絨毛膜と、そこから起こる無数の絨毛とからなる。絨毛と絨毛の間の間隙は絨毛間腔とよばれる。この絨毛間腔には脱落膜の血管が開口し、母体の血液で満たされている。

- 絨毛は母体の血液の中に根を伸ばして、絨毛内に分布する胎児の毛細血管と絨毛間腔内の血液の間で物質交換が行われる。このようにして、胎児の血液は二酸化炭素や老廃物を母体の血液に送り出し、母体の血液から酸素と栄養分を受け取って胎児が成長する。

- 胎盤では、お互いに混じり合うことのない母体の血液と胎児の血液との間で、物質交換が行われることから、胎児にとって胎盤は、肺、腸、腎臓の各機能を合わせもつ器官といえる。

- このように、母体の血液と胎児の血液は直接混じり合うことはないが、ウイルスやアルコールなどの物質は母体から血液を介して胎児に運ばれるため、胎盤を経由した感染や薬物の影響が起こることがある。

- 胎児の血液は、臍帯 *umbilical cord* の中を走る1本の臍静脈を通って胎児に運ばれ、2本の臍動脈を通って胎児から胎盤に戻される。臍静脈と臍動脈は、ゼリー状の結合組織に包まれた長さ約1m、太さ1.5cmほどの臍帯のなかを通る。

- 出生と同時に、臍動脈と臍静脈には血流がなくなり、新生児のいわゆるへその緒は退化し脱落する。しかし、臍動脈と臍静脈は成人でも臍の裏側につながる血管の痕跡構造として観察される。

4 骨盤腔の性差・会陰の構造

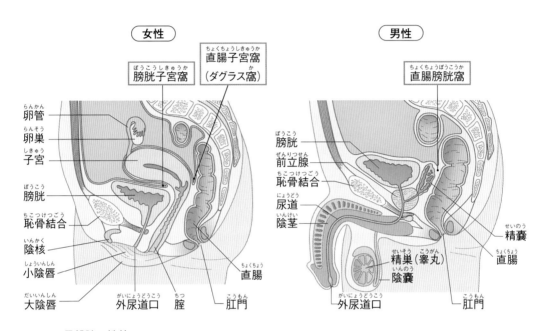

図8-11　骨盤腔の性差

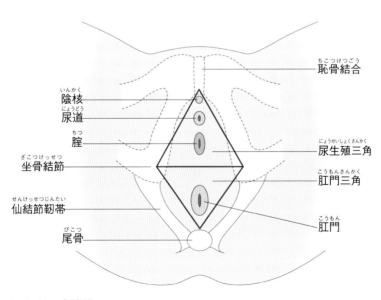

図8-12　会陰部

骨盤腔の性差

● 骨盤腔は腹腔と連続しており、腹部の内臓と同様に骨盤にみられる内臓は連続性のある腹膜におおわれている。

● 腹壁の内面をおおう腹膜は膀胱の上面および後面をおおい、男性では直腸、女性では子宮から直腸をおおい直腸の前方にくぼみが形成される（図8-11）。このくぼみのことを男性では直腸膀胱窩 rectovesical pouch、女性では直腸子宮窩 rectouterine pouch（ダグラス窩ともよばれる）という。

● また、子宮の前面と後面をおおう腹膜は子宮の左右両側で合わさり2重の膜をつくりヒダ状となって左右それぞれ外側に向かい骨盤壁につく。この左右の腹膜のヒダを子宮広間膜 broad ligament という。子宮を養う子宮動脈や子宮静脈、子宮を支持する子宮円索はこの間膜の間を通る。

● 男性の骨盤腔は完全に外界と隔絶された腔所であるが、女性では生殖器でも述べたとおり、卵管の先端部にある卵管采で骨盤腔に開口している。

会陰の構造

● 会陰 perineum は骨盤底部の下口にあって、恥骨と尾骨の先端に囲まれた菱形の部分をいう。

● 会陰は左右の坐骨結節を結ぶ線によって、前後2つの三角形に区分される。前部を尿生殖三角 urogenital triangle、後部を肛門三角 anal triangle とよぶ。尿生殖三角には尿道と腟口が開口する。肛門三角では肛門が開口する（図8-12）。

● 会陰部の皮下には、骨盤底の筋群があり、骨盤内臓を支えている。尿生殖三角の領域には尿生殖隔膜 urogenital diaphragm があり、ここに骨格筋性の外尿道括約筋が発達して排尿を随意的に調節する。

● 肛門三角の皮下には脂肪組織が豊富にあり、その深層に骨盤隔膜 pelvic diaphragm がある。

● 臨床的にいう会陰とは、男性では陰嚢の後端から肛門の間を、女性では腟前庭の後端から肛門の間を指す。

● 分娩の際には会陰が引き伸ばされ薄くなるが、腟を開口させる尿生殖隔膜の伸縮性が乏しいため、しばしば損傷される。

Nursing Eye　ダグラス窩の構造的な特徴と臨床所見

　ダグラス窩は腹腔後壁の底部にあたり、臥位の際に最も低い位置となるため、腹腔内で生じた滲出液や膿などの貯留場所となることがあり、臨床において問題となることが多い部位である。手術後、ドレーンを留置し、滲出液の貯留を避ける処置を施す部位でもある。ダグラス窩にたまった膿瘍などは直腸や、腟から抜き取る場合もある。胃がんなどのがんが進行し、がん細胞が漿膜を破って腹腔内にこぼれダグラス窩に落ちる場合がある。そこでがん細胞の定着・増殖したものをシュニッツラー Schnitzler 転移とよぶ。

問1 男性生殖器で正しいのはどれか。

（第96回、2007年）

1．精子は精細管でつくられる。
2．精索は血管と神経からなる。
3．陰茎には軟骨様組織がある。
4．前立腺はホルモンを分泌する。

問2 成人男性の直腸診で腹側に鶏卵大の臓器を触れた。この臓器はどれか。

（第99回、2010年）

1．副　腎
2．膀　胱
3．精　巣
4．前立腺

問3 次の文の（　　）内に共通して入る用語で適切なのはどれか。　（第93回、2004年）

　発生初期に腹腔で生じた（　　）は、胎生後期に腹膜に沿って陰嚢内に下降する。下降が完了せず、腹腔内や鼠径部に留まることがある。これを停留（　　）という。

1．前立腺
2．精巣上体
3．精索
4．睾丸

問4 性周期とホルモンについて正しいのはどれか。　（第98回、2009年）

1．卵胞期の体温は上昇する。
2．卵胞刺激ホルモン（FSH）は視床下部から分泌される。
3．妊娠が成立しない場合の黄体の寿命は20日間である。
4．成熟卵胞に黄体化ホルモン（LH）が作用して排卵が起きる。

問5 性周期で正しいのはどれか。

（第100回、2011年）

1．卵胞はプロゲステロンの作用で発育する。
2．子宮内膜はエストロゲンによって増殖する。
3．排卵後に黄体化ホルモン（LH）の分泌が急激に増加する。
4．受精が成立しないと、卵胞は白体を経て黄体になる。

問6 女性の生殖機能について正しいのはどれか。　（第101回、2012年）

1．子宮内膜は排卵後に増殖期になる。
2．黄体期の基礎体温は低温期となる。
3．エストロゲンは卵巣から分泌される。
4．排卵された卵子の受精能は約72時間である。

問6 男性生殖器について正しいのはどれか。

（第105回、2016年）

1．精巣は腹腔内にある。
2．精嚢は精子を貯留する。
3．前立腺は直腸の前面に位置する。
4．右精巣静脈は腎静脈に流入する。

問6 女性の骨盤腔内器官について腹側から背側への配列で正しいのはどれか。

（第106回、2017年）

1．尿　道 ― 肛門管 ― 腟
2．腟 ― 尿　道 ― 肛門管
3．肛門管 ― 腟 ― 尿　道
4．尿　道 ― 腟 ― 肛門管
5．腟 ― 肛門管 ― 尿　道

▶解答
問1　1　　問2　4　　問3　4　　問4　4　　問5　2　　問6　3　　問7　3　　問8　4

chapter IX

内分泌系

　分泌腺とは、ある細胞の集団が特定の化学物質を合成し、これを分泌する腺をいう。分泌腺には、外分泌腺と内分泌腺とがある。外分泌腺では、導管を介して体外または体外につながる管腔に物質を放出する。これに対して、内分泌腺では、導管を形成することなく、細胞が合成したホルモンは毛細血管に放出され、血流によって全身に運ばれる。内分泌腺から放出された個々のホルモンは、特定の細胞に結合し、ごく微量にもかかわらず、特有の反応を引き起こす。ある細胞がホルモンに対して特異的な反応を示すのは、その細胞が特定のホルモンの情報を受け取るための受容体を備えているからである。

　一般的に、内分泌器官は豊富な血管の分布を受けており、毛細血管の内皮細胞には数多くの小孔が開いている。このような血管を有窓性毛細血管とよぶ。

本章の到達目標

1 内分泌腺の名称を具体的にあげ、それぞれの存在部位、分泌するホルモンの名称と働きについて簡潔に説明できる。

2 外分泌腺と内分泌腺との構造的違いについて略図を描いて説明できる。

3 血液中のカルシウム代謝にかかわるホルモンについて説明できる。

4 血液中の糖代謝にかかわるホルモンについて説明できる。

5 水溶性ホルモンと脂溶性ホルモンの働きについて、例をあげて比較説明できる。

1 内分泌器官の特徴

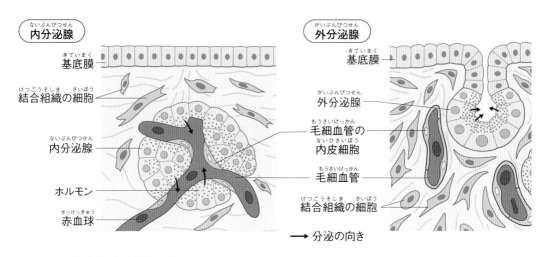

内分泌腺

基底膜
結合組織の細胞
内分泌腺
ホルモン
赤血球

外分泌腺

基底膜
外分泌腺
毛細血管の内皮細胞
毛細血管
結合組織の細胞

→ 分泌の向き

図9-1　内分泌腺と外分泌腺の構造

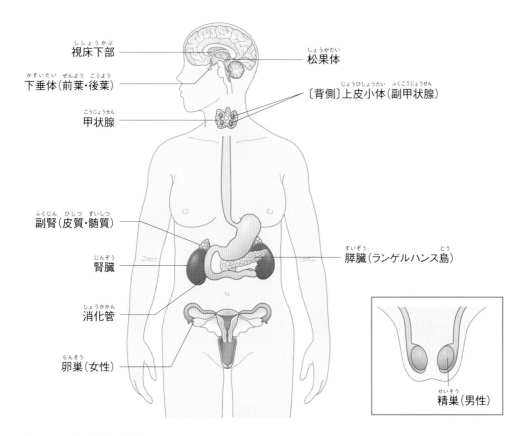

視床下部
松果体
下垂体(前葉・後葉)
〔背側〕上皮小体(副甲状腺)
甲状腺
副腎(皮質・髄質)
膵臓(ランゲルハンス島)
腎臓
消化管
卵巣(女性)
精巣(男性)

図9-2　内分泌腺の分布

内分泌系

- 人体はその恒常性を維持するために、神経系と内分泌腺 endocrine gland から分泌されるホルモン hormone の調節を受ける。
- 内分泌腺で産生されるホルモンは、血流に乗って全身に運ばれ、ごく微量で特異的な反応を引き起こす。この反応の特異性は、それぞれのホルモンに対する特異的な受容体を備えた細胞（標的細胞）のみが反応することによって起こる。

内分泌腺の一般的な特徴

- ホルモンは、身体内外のストレスに対する反応に関係するとともに、身体の発育、性的成熟、食欲、渇き、睡眠のほか、病気に対する反応にも関係する。
- たいていのホルモンは内分泌腺で合成される。外分泌腺が導管を形成し分泌物を運んでいるのと違い、内分泌腺ではホルモンを合成、分泌し、豊富に分布する毛細血管を介してすばやく全身に輸送している（図9-1）。
- 内分泌器官の一般的な特徴として、細胞内にホルモンを貯蔵する小胞を多数備えていること、自律神経の刺激で小胞に含まれたホルモンを分泌すること、豊富に分布する毛細血管の内皮細胞は多数の小孔を備えていること、があげられる。このような形の毛細血管を有窓性毛細血管 fenestrated capillary とよぶ。
- しかし、このように血管を介して遠くの細胞に作用するホルモンのほかに、ホルモンを分泌した細胞のすぐ近くの細胞に血管を介さず、直接働きかける例もある。

内分泌腺の種類

- 内分泌腺には腺細胞の集団として独立したものと、ほかの器官のなかに腺細胞がいろいろなサイズの集団として分散しているものとがある（図9-2）。
- 独立して存在する例として、**下垂体、松果体、甲状腺、上皮小体（副甲状腺）、副腎**がある。ほかの器官のなかに存在する例としては、**膵臓のランゲルハンス島**や**精巣、卵巣、胎盤**があげられる。

ホルモン受容体の種類

- 上述したように、大部分のホルモンは血管を介して標的細胞の近くまで運ばれ、水溶性の性質をもつ下垂体ホルモンや副腎髄質ホルモンは、細胞膜の受容体に結合して特有の反応を引き起こす。
- しかし、脂溶性の性質をもつステロイドホルモンや甲状腺ホルモンは、細胞膜を容易に通過するため、直接標的細胞に浸入し、細胞内の受容体と結合し作用する。このような細胞内受容体の多くは核にある。

2 下垂体

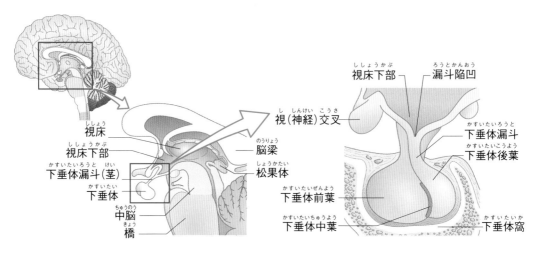

視床下部
漏斗陥凹
視(神経)交叉
下垂体漏斗
下垂体後葉
視床
脳梁
視床下部
松果体
下垂体漏斗(茎)
下垂体前葉
下垂体
下垂体中葉
下垂体窩
中脳
橋

図9-3　下垂体

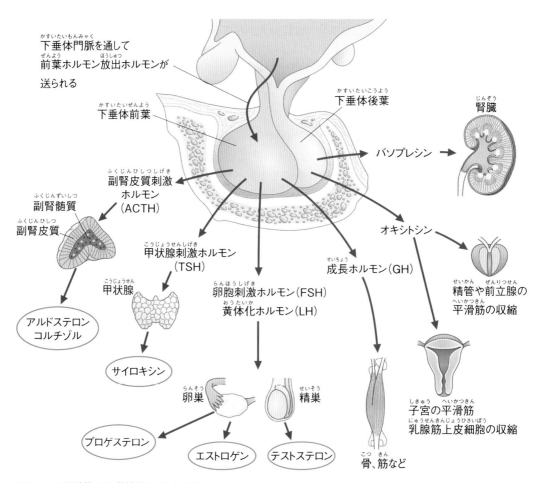

下垂体門脈を通して
前葉ホルモン放出ホルモンが
送られる

下垂体前葉
下垂体後葉
腎臓

バソプレシン

副腎皮質刺激
ホルモン
（ACTH）

副腎髄質
副腎皮質

オキシトシン

甲状腺刺激ホルモン
（TSH）

成長ホルモン（GH）

卵胞刺激ホルモン（FSH）
黄体化ホルモン（LH）

精管や前立腺の
平滑筋の収縮

甲状腺

アルドステロン
コルチゾル

サイロキシン

卵巣

精巣

子宮の平滑筋
乳腺筋上皮細胞の収縮

プロゲステロン

エストロゲン

テストステロン

骨、筋など

図9-4　下垂体から分泌されるホルモン

下垂体

- 下垂体 *pituitary gland* は、脳底部の視床下部から前下方に伸びた下垂体茎の先端にあるふくらみで、前葉 *anterior lobe* と後葉 *posterior lobe* からなる（図9-3）。下垂体は、内頭蓋底中央のトルコ鞍にある下垂体窩に納められている。発生学的に、前葉は咽頭の粘膜が陥入してできた上皮細胞の集団からなり、後葉は脳の一部が伸びだしてつくる神経組織からなる。このことから、前葉は腺性下垂体 *adenohypophysis*、後葉は神経性下垂体 *neurohypophysis* ともよばれる。下垂体はホルモンを毛細血管に分泌し、血液によって全身に運ばれるため、血管が豊富に分布している。

▶下垂体前葉ホルモン（図9-4）

- 前葉細胞は、細胞内に含まれる分泌果粒小胞の染色性や、電子顕微鏡でみる微細構造の違いから α、β、δ、ε細胞を区別する。前葉ホルモンとして、つぎのものがある。
- 成長ホルモン（GH：*growth hormone*）：細胞の増殖を促進するホルモンで、とくに成長期の骨端軟骨に働き、骨の長さの成長を促す。小児期にこのホルモンの分泌が低下すると低身長症となり、成長期を過ぎても分泌量の低下が起こらなければ巨人症を引き起こす。
- 催乳ホルモン（*prolactin*）：授乳期にこのホルモンが多量に分泌され、乳腺を発達させるとともに乳汁の分泌を促進する。このホルモンはプロラクチンともよばれる。
- 甲状腺刺激ホルモン（TSH：*thyroid stimulating hormone*）：その名のとおり甲状腺の分泌機能を亢進させるホルモンで、これが過剰に分泌されるとバセドウ病を引き起こす。
- 副腎皮質刺激ホルモン（ACTH：*adrenocorticotropic hormone*）：副腎皮質からのホルモン分泌を促進するホルモンで、外界からのストレス刺激があると、このホルモンが分泌される。
- 性腺刺激ホルモン（*gonadotrophin*）：卵胞の成熟と、黄体の形成を促進するホルモンで、前者は卵胞刺激ホルモン *follicle stimulating hormone*（FSH）、後者は黄体化ホルモン *luteinizing hormone*（LH）とよばれる。男性では、精巣の間細胞からのホルモン分泌を促す間細胞刺激ホルモンが分泌される。
- このように、下垂体前葉から分泌されるホルモンは末梢の内分泌腺の機能を調節する働きを示すことから、下垂体は内分泌系の中枢的役割を担っているといえる。しかし、この下垂体前葉も、さらに高位の視床下部から分泌される前葉ホルモン放出ホルモンによって調節される。

▶下垂体後葉ホルモン（図9-4）

- 後葉から分泌されるホルモンとして、バソプレシンとオキシトシンが知られている。後葉ホルモンは、間脳の視床下部にある神経細胞で合成される。この細胞が突起を伸ばし、下垂体後葉に終末部をつくり、ここから後葉ホルモンを分泌する。
- バソプレシン *vasopressin* は、平滑筋を収縮させ血圧を上昇させるほか、腎尿細管からの水分再吸収を高める働きをもつため、抗利尿ホルモン *antidiuretic hormone*（ADH）ともよばれる。
- オキシトシン *oxytocin* は、分娩時に子宮の平滑筋を収縮させ、陣痛を促進する。また、乳児が乳首をくわえる吸引刺激などにより分泌が起こり、反射的な乳汁分泌につながる（射乳反射）。

3 松果体・甲状腺・上皮小体

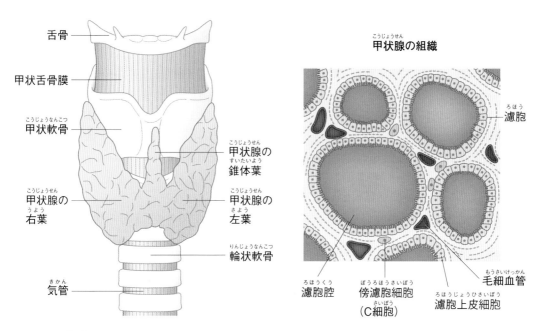

舌骨

甲状舌骨膜

甲状軟骨（こうじょうなんこつ）

甲状腺の右葉（こうじょうせん／うよう）

気管（きかん）

甲状腺の錐体葉（こうじょうせん／すいたいよう）

甲状腺の左葉（こうじょうせん／さよう）

輪状軟骨（りんじょうなんこつ）

甲状腺の組織（こうじょうせん）

濾胞（ろほう）

毛細血管（もうさいけっかん）

濾胞上皮細胞（ろほうじょうひさいぼう）

濾胞腔（ろほうくう）

傍濾胞細胞（ぼうろほうさいぼう）（C細胞）

図9-5　甲状腺

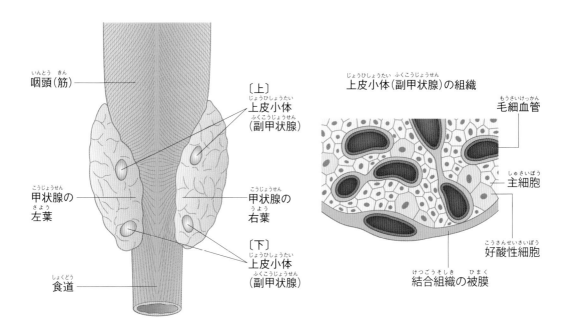

咽頭（筋）（いんとう／きん）

甲状腺の左葉（こうじょうせん／さよう）

食道（しょくどう）

〔上〕上皮小体（じょうひしょうたい）（副甲状腺）（ふくこうじょうせん）

甲状腺の右葉（こうじょうせん／うよう）

〔下〕上皮小体（じょうひしょうたい）（副甲状腺）（ふくこうじょうせん）

上皮小体（副甲状腺）の組織（じょうひしょうたい／ふくこうじょうせん）

毛細血管（もうさいけっかん）

主細胞（しゅさいぼう）

好酸性細胞（こうさんせいさいぼう）

結合組織の被膜（けつごうそしき／ひまく）

図9-6　上皮小体

松果体

- 松果体pineal glandは間脳の後方に突出した小豆大の内分泌腺で、赤灰白色を呈する。松果体は松果体細胞と、神経膠組織からなる（図9-3）。
- 松果体は太陽光の刺激に反応し、24時間周期の生体リズムに従ってメラトニンmelatoninを分泌する。このリズムを概日リズムという。メラトニンは性的機能を抑制する働きがある。
- メラトニンは、太陽光の刺激の少ない夜間に多く産生されて、血管内に放出される。

甲状腺

- 甲状腺thyroid glandは、前頸部にある甲状軟骨の下部をU字状におおい、サイロキシンやカルシトニンを分泌する（図9-5）。
- 甲状腺の濾胞をつくる濾胞上皮細胞はサイロキシンthyroxinを分泌する。サイロキシンはヨードを含むホルモンで、細胞の基礎代謝を亢進させる。この機能が異常に高まるとバセドウ病とよばれる甲状腺機能亢進症が起こる。バセドウ病は20歳代の若い女性に多いとされる。
- サイロキシンの分泌低下はクレチン病を引き起こす。クレチン病とは、身体に組織液が貯留し、精神的にも肉体的にも活動が鈍くなる症状である。
- 濾胞細胞の周囲には傍濾胞細胞が分布している。この傍濾胞細胞はカルシトニンcalcitoninを分泌し、血中カルシウム濃度を低下させる働きをする。カルシトニンは、後述するパラトルモンとともにカルシウムの代謝を調節する重要なホルモンである。
- 甲状腺は思春期に肥大し、機能の亢進を起こしやすい。甲状腺は妊娠時に肥大することが知られているが、高齢者では萎縮する。

上皮小体（副甲状腺）

- 上皮小体（副甲状腺）parathyroid glandは甲状腺の背面に付着する上下1対の小さな内分泌腺で、この主細胞がパラトルモンparathormone（PTH）を分泌する（図9-6）。このホルモンは血中カルシウム濃度を上昇させ、カルシトニンと拮抗的に働く。
- パラトルモンがカルシウムの血中濃度を上昇させるためには、骨組織に作用して、骨質に含まれるカルシウムを溶解する。このようにして、血中のカルシウム濃度が一定に保たれる。
- パラトルモンの分泌が過剰になると、カルシウムの貯蔵部位である骨や歯からカルシウムが血液中に溶け出し、骨はもろくなり骨折を起こしやすくなる。
- パラトルモンの働きが低下すると、血中カルシウム濃度が低下し、神経や骨格筋の興奮性が高まり、けいれんを引き起こす。これがテタニーとよばれる症状である
- したがって、甲状腺の摘出の際には、上皮小体を切除しないように、注意が必要とされる。

Nursing Eye　甲状腺と放射性ヨウ素

　甲状腺には身体に含まれるヨウ素の7〜8割が存在するといわれる。原発事故等では、放射性ヨウ素（^{131}I）が環境中に放出されることで、それらを大気や食物から曝露した小児に甲状腺癌が発生することが心配される。放射性ヨウ素の体内への取り込みは甲状腺に蓄積しているヨウ素の量によって異なることから、予防的に安定化ヨウ素剤（ヨウ化カリウム）を投与される。

4 副腎

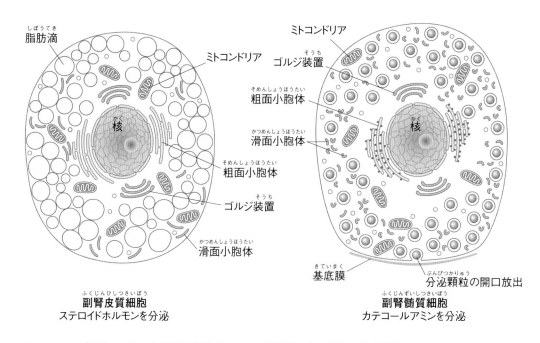

図9-7 ペプチド-アミン分泌系の細胞とステロイド分泌系の細胞の基本構造

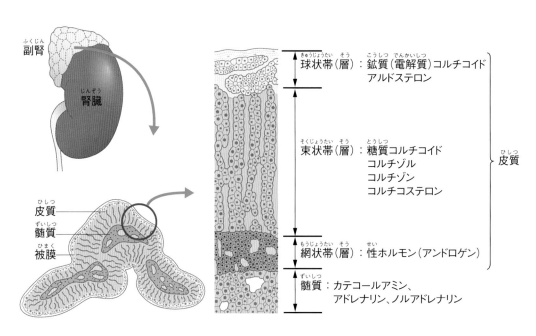

図9-8 副腎と副腎の内景

副腎

- 副腎 *adrenal gland* は腎臓の上端に被さるように位置し、腎臓とともに筋膜に包まれる腹膜後器官の１つである。
- 表層の皮質と中心部の髄質とに分けられ、前者はステロイド系の、後者はペプチド・アミン系のホルモンを分泌する（図9-7）。
- 皮質は脂質を多く含むため白くみえるが、髄質は赤みをおびている。ステロイド系の分泌細胞は副腎皮質のほか、卵巣や精巣にもみられ、細胞質内に滑面小胞体が豊富に分布するが、分泌小胞はみられない。
- 一方、副腎髄質細胞は下垂体、上皮小体など多くの内分泌細胞と同じく、細胞質内に多数の分泌顆粒をふくみ、アドレナリンやノルアドレナリン、ペプチド系のホルモンを分泌する。
- 皮質は、表層から球状帯、束状帯、網状帯の３層が区別される（図9-8）。

副腎皮質ホルモン

- ミネラロコルチコイド *mineralocorticoid*〔鉱質（電解質）コルチコイド〕：アルドステロン *aldosterone* とよばれるステロイドホルモンを球状帯から分泌し、血中のナトリウムやカリウムイオンの濃度を調節する。血液中のナトリウムやカリウムイオンは神経や筋の活動にとっても不可欠なものであり、副腎皮質を除去した動物を生かせておくことはできない。
- グルココルチコイド *glucocorticoid*（糖質コルチコイド）：コルチゾル *cortisol* ともよばれるハイドロコルチゾン *hydrocortisone* などのホルモンを束状帯から分泌する。このホルモンはタンパク質から糖の合成を促進し、血糖値を高める働きをもつ。過剰に分泌されると、副腎性の糖尿病を引き起こす。このホルモンはタンパク質合成を抑制し、抗体産生や肉芽の形成を抑制するため、臨床的によく用いられる。
- 性ホルモン：性ホルモンは網状帯から分泌されアンドロゲン *androgen* とよばれる男性ホルモンのほか、女性ホルモンであるプロゲステロン *progesterone* やエストロゲン *estrogen* を少量分泌する。
- アンドロゲンの分泌過剰が女性に起こると、体毛が生え、声が太くなるなど、男性化が起こる。

副腎髄質ホルモン

- 髄質は交感神経の組織が分化してできたもので、アドレナリン *adrenaline* とノルアドレナリン *noradrenaline* を分泌する細胞がある。これらのホルモンは、交感神経の終末から放出される伝達物質と同様の働きをする。すなわち、血圧の上昇、血糖値の増大、心臓拍動の増進など闘争・逃走反応を引き起こす。
- 副腎髄質の細胞は交感神経の節後神経細胞が突起を失い、内分泌細胞としてホルモンを毛細血管に直接放出して機能していると考えられる。

Nursing Eye ストレスに関連するホルモン

カナダの生理学者ハンス・セリエは、ストレスに関連して起こる身体反応が次の３段階で起こることを示した。警告反応期ではアドレナリンによる逃走・闘争反応が誘導され、ストレスを引き起こすストレッサーとの闘いを助ける。抵抗期では主に副腎皮質から糖質コルチコイドが分泌されストレスへの抵抗性が上昇する。ストレッサーとの闘いが長期にわたった場合などは、身体の栄養素が極度に枯渇し、疲弊期に陥る。疲弊期では消化管の潰瘍や免疫系の抑制など病理的な変化が認められ、死に至る場合もある。

5 膵臓ランゲルハンス島・精巣と卵巣

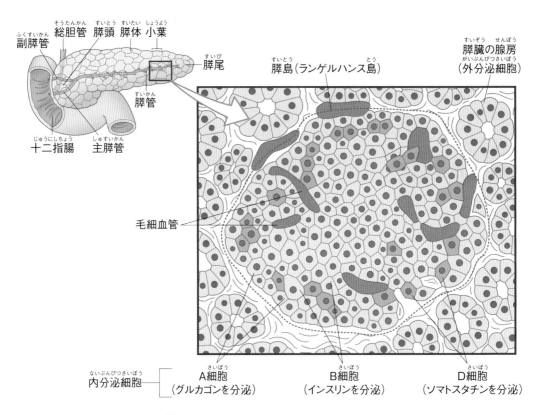

図9-9 ランゲルハンス島の構造

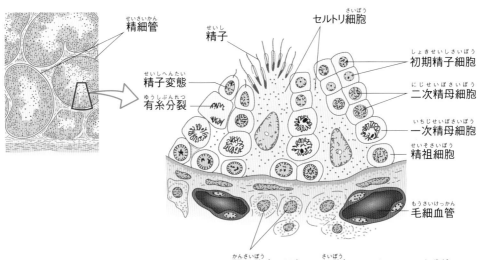

図9-10 精細管の断面と間細胞

膵臓ランゲルハンス島

- 膵臓 *pancreas* は膵液を分泌する外分泌器官であると同時に、膵臓の内部にランゲルハンス島とよばれる内分泌細胞の集団部がある（図9-9、p.125参照）。
- ランゲルハンス島には、よく発達した毛細血管に接してインスリンを分泌するB細胞と、グルカゴンを分泌するA細胞がみられる。細胞の数としてはB細胞が多く全体の約80％を占める。
- インスリン *insulin* は血糖値を低下させ、肝臓でのグリコーゲンの貯蔵を促す。糖尿病は、B細胞の機能低下によって血中のインスリンが欠乏して、生体内の細胞における糖の消費量が減少し、血糖値が上昇した状態である。
- グルカゴン *glucagon* はインスリンと拮抗的に作用し、血糖値を高める働きをする。
- このほかに、少数のD細胞がありソマトスタチン *somatostatin* を分泌する。このホルモンは、膵臓のインスリンとグルカゴンの内分泌とともに、膵液の外分泌も抑制する。
- これらのホルモンは門脈を介して肝臓に運ばれ、糖の代謝を調節する。
- 糖尿病には、1型糖尿病と2型糖尿病とがある。前者では、ランゲルハンス島の変性によってB細胞が消滅し、インスリンが不足するもので、小児期にみられる。
- 2型糖尿病では、インスリンの分泌量は正常か軽度に不足している状態でも、インスリンの活性が低下するために高血糖や糖尿などの糖代謝異常が起こる。

精巣

- 精巣内部には、曲精細管の間の結合組織のなかに間細胞（ライディッヒ細胞）とよばれる内分泌細胞が、毛細血管の周囲に小集団をなして散在している（図9-10、p.139参照）。この間細胞は、細胞質内に滑面小胞体を豊富にもち、テストステロン *testosterone* などの男性ホルモンを分泌する。
- テストステロンは精子の発生を促し、精嚢や前立腺を発達させるとともに二次性徴を発現させる。
- 間細胞は下垂体前葉ホルモンの調節を受ける。
- 大型のセルトリル細胞では精子細胞と収納し、精子形成を促す。

卵巣

- 卵巣内には成熟過程の異なる数多くの卵胞があり、この卵胞壁（顆粒膜）をつくる顆粒層細胞が卵胞ホルモンまたはエストロゲン *estrogen* とよばれる女性ホルモンを分泌する（p.143参照）。
- 成熟した卵胞は、そのまわりを卵胞膜とよばれる同心円状の結合組織層でおおわれている。卵胞膜は内外の2層に区別され、内卵胞膜には毛細血管が豊富にみられる。外卵胞膜は膠原線維を多く含んでいる。
- 内卵胞膜にある細胞は、エストロゲンの原料となるテストステロンを分泌し、これが卵胞顆粒層細胞に運ばれてエストロゲンになる。
- 卵胞が成熟し排卵が起こると、卵胞は黄体となり、ここでプロゲステロン *progesterone* とよばれる黄体ホルモンを分泌する。
- 現在では、これらのホルモン濃度を人為的に変化させ人工受精や避妊を目的とした操作が日常的に行われるため、臨床的にも重要な意味をもつ。

問1　ホルモンを分泌するのはどれか。

（第98回、2009年）

1．前立腺
2．子　宮
3．膵　臓
4．肝　臓

問2　外分泌器官はどれか。

（第100回、2011年）

1．副　腎
2．胸　腺
3．涙　腺
4．甲状腺

問3　卵巣から分泌されるホルモンはどれか。
2つ選べ。　（第99回、2010年）

1．エストロゲン
2．プロラクチン
3．プロゲステロン
4．黄体化ホルモン〈LH〉
5．卵胞刺激ホルモン〈FSH〉

問4　ホルモンと産生部位の組合わせで正しい
のはどれか。　（第101回、2012年）

1．エリスロポエチン ―― 腎　臓
2．アドレナリン ――――― 副腎皮質
3．成長ホルモン ―――― 視床下部
4．レニン ――――――― 膵　臓

問5　ホルモンとその作用の組合わせで正しい
のはどれか。　（第100回、2011年）

1．成長ホルモン ―― 血糖値の上昇
2．バソプレシン ―― 尿量の増加
3．コルチゾール ―― 血中カリウム値の上昇
4．アンジオテンシンⅡ ―― 血管の拡張

問6　血中カルシウム濃度を上昇させるホルモ
ンを分泌する器官はどれか。

（第102回、2013年）

1．副甲状腺
2．甲状腺
3．下垂体
4．副　腎

問7　ホルモンとその産生部位の組み合わせで
正しいのはどれか。　（第104回、2015年）

1．エリスロポエチン ――――― 膵臓
2．アドレナリン ―――――― 副腎皮質
3．成長ホルモン ――――― 視床下部
4．レニン ――――――――― 腎臓

問8　膵臓から分泌されるのはどれか。

（第105回、2016年）

1．ガストリン
2．カルシトニン
3．アルドステロン
4．ソマトスタチン

問9　ホルモンと分泌部位の組み合わせで正し
いのはどれか。　（第106回、2017年）

1．サイロキシン ―――― 副甲状腺
2．テストステロン ――― 前立腺
3．バソプレシン ―――― 副腎皮質
4．プロラクチン ―――― 下垂体前葉

問10　ホルモンと分泌部位の組み合わせで正し
いのはどれか。　（第108回、2019年）

1．膵臓 ―――――― グルカゴン
2．副腎 ―――――― プロラクチン
3．腎臓 ―――――― アルドステロン
4．脳下垂体 ―――― インクレチン
5．視床下部 ――――― テストステロン

▶解答
問1　3　　問2　3　　問3　1、3　　問4　1　　問5　1　　問6　1　　問7　4　　問8　4　　問9　4
問10　1

chapter **X**

神経系

　神経系は、内分泌系とともに生体の調節にかかわる器官系であり、調和のとれた機能を発揮するための情報伝達を行っている。神経の機能的単位をなす神経細胞はニューロンとよばれ、核を備えた細胞体から多数の樹状突起をアンテナのように伸ばして、さまざまな情報を受け取る。また、細胞体から伸びる軸索とよばれる1本の神経突起は、さまざまな情報を統合して神経終末に伝導する。

　神経終末からは神経情報を伝達する化学物質が放出され、他の神経に情報を伝えたり、支配する細胞に働きかけて特有の反応を引き起こしたりする。

本章の到達目標

1 脊髄の横断面を略図で示し、そこから起こる脊髄神経の構造と機能を説明できる。

2 脳神経12対の機能的分類（純運動性、純知覚性、混合性、自律神経を含む混合性の各神経）について、脊髄神経と対比させて説明できる。

3 延髄、橋、中脳、間脳、小脳の位置関係と機能的役割を説明できる。

4 大脳皮質における機能領域の局在について説明できる。

5 大脳基底核、内包とは何かを説明できる。

6 脳脊髄膜の3層構造とクモ膜下腔について説明できる。

7 脳室の構造と脳脊髄液の代謝経路について説明できる。

8 腰椎穿刺を行う部位と、その臨床的目的について説明できる。

9 脊髄神経の分節性と神経叢の形成について説明できる。

10 腕神経叢の分枝と上肢の神経支配について説明できる。

11 腰・仙骨神経叢に由来する神経の枝と下肢の神経支配を説明できる。

12 交感神経と副交感神経について比較して説明できる（起始核は中枢のどこにあるか。神経節の形成部位は。神経伝達物質はどうか）。

13 錐体路系と錐体外路系の神経伝導路を比較して説明できる。

1 神経系

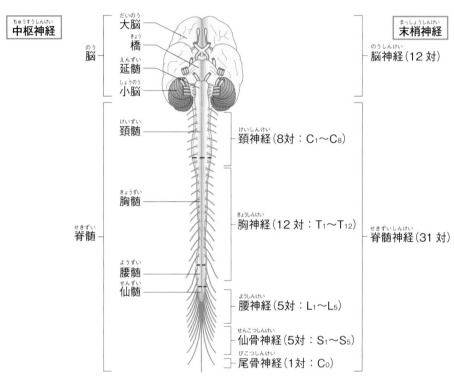

中枢神経

脳
- 大脳（だいのう）
- 橋（きょう）
- 延髄（えんずい）
- 小脳（しょうのう）

脊髄（せきずい）
- 頚髄（けいずい）
- 胸髄（きょうずい）
- 腰髄（ようずい）
- 仙髄（せんずい）

末梢神経

脳神経（のうしんけい）（12 対）

脊髄神経（せきずいしんけい）（31 対）
- 頚神経（けいしんけい）（8対：C_1〜C_8）
- 胸神経（きょうしんけい）（12 対：T_1〜T_{12}）
- 腰神経（ようしんけい）（5対：L_1〜L_5）
- 仙骨神経（せんこつしんけい）（5対：S_1〜S_5）
- 尾骨神経（びこつしんけい）（1対：C_0）

図10-1　中枢神経と末梢神経

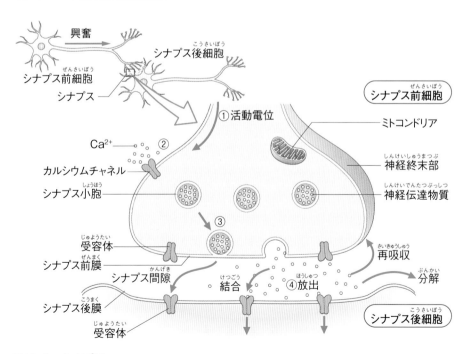

興奮

シナプス後細胞（こうさいぼう）

シナプス前細胞（ぜんさいぼう）

シナプス

シナプス前細胞（ぜんさいぼう）

① 活動電位

ミトコンドリア

Ca^{2+}　②

カルシウムチャネル

神経終末部（しんけいしゅうまつぶ）

シナプス小胞（しょうほう）

神経伝達物質（しんけいでんたつぶっしつ）

③

受容体（じゅようたい）

シナプス前膜（ぜんまく）

シナプス間隙（かんげき）

結合（けつごう）

④放出（ほうしゅつ）

再吸収（さいきゅうしゅう）

分解（ぶんかい）

シナプス後膜（こうまく）

受容体（じゅようたい）

シナプス後細胞（こうさいぼう）

図10-2　シナプス

神経系

- 神経系は体内や外部環境の変化を感受し、求心性の神経線維を介して上位の中枢へ伝える。すると中枢で知覚の情報が処理され、それに対する応答が遠心性の神経線維を介して末梢の器官に伝えられ反応が起こる。

中枢神経と末梢神経

- 神経系は、形態学的あるいは機能的にさまざまな分類がなされる。中枢神経に対する末梢神経、運動（遠心性）神経に対する知覚（求心性）神経などがその例である。
- 脳と脊髄は、形態的にも機能的にも神経系の中枢をなすため中枢神経系とよばれる（図10-1）。
- 脳は、終脳とよばれる大脳半球、間脳、中脳、小脳、橋、延髄に区分される。脊髄は、頚髄、胸髄、腰髄、仙髄に区分される。このうち、上肢や下肢に多くの神経を送る頚髄や腰髄は太くなっており、それぞれ頚膨大、腰膨大とよばれる。
- 身体各部からの情報を脳や脊髄に伝えたり、脳や脊髄からの情報を身体各部に伝えたりする神経系は、末梢神経系とよばれる。
- 脳から起こる末梢神経は12対あり、これを脳神経 *cranial nerve* とよぶ。
- 脊髄から起こる末梢神経は31対あり、これを脊髄神経 *spinal nerve* とよぶ。
- 末梢神経系は機能的な働きによって運動神経、知覚神経、自律神経に分類される。
- 体幹や四肢の運動を調節する神経を体性運動神経、その感覚をつかさどる神経を体性知覚神経とよぶ。
- 自律神経は、内臓や血管などの平滑筋、心筋、分泌腺などの働きを調節し、機能的な違いによって、さらに交感神経と副交感神経とに分類される。

シナプス

- 神経系は神経組織からなり、神経細胞 *neuron* と神経膠細胞（グリア細胞）*glia cell* が含まれる。
- 神経細胞は、さまざまな情報を活動電位 *action potential*（電気的情報）として神経終末に伝える。
- 神経終末には、他のニューロンまたは効果器細胞との間にシナプス *synapse* が形成され、神経伝達物質を用いた情報伝達が行われる。
- シナプス前細胞の神経終末は少し膨らんでおり、神経伝達物質 *neurotransmitter* が含まれるシナプス小胞が集合している。
- シナプス前細胞とシナプス後細胞の間には、シナプス間隙とよばれる20〜40 nmの隙間がある。
- シナプスにおける情報伝達は以下の流れで行われる（図10-2）。
  ①活動電位がシナプス前細胞の神経終末に到達する。
  ②カルシウムチャネルが開き、神経終末内のカルシウムイオン（Ca^{2+}）濃度が上昇する。
  ③シナプス小胞がシナプス前細胞の細胞膜と融合する。
  ④開口分泌によりシナプス小胞内の神経伝達物質がシナプス間隙に放出される。
  ⑤神経伝達物質がシナプス後細胞の細胞膜上の受容体に結合し、活動電位が発生する。
- 代表的な神経伝達物質には、アセチルコリン、ノルアドレナリン、グルタミン酸、γアミノ酪酸（GABA）などがある。

2 中枢神経系①-1

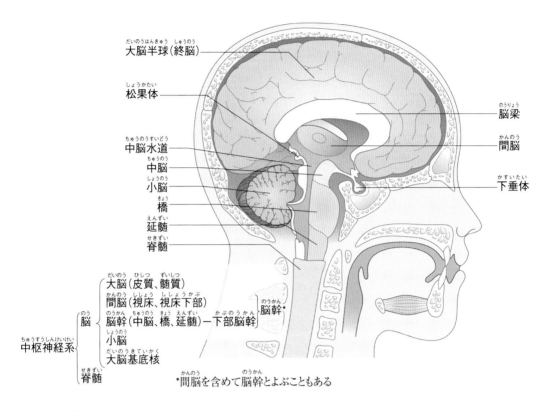

大脳半球（終脳） だいのうはんきゅう しゅうのう

松果体 しょうかたい

脳梁 のうりょう

中脳水道 ちゅうのうすいどう

間脳 かんのう

中脳 ちゅうのう

小脳 しょうのう

下垂体 かすいたい

橋 きょう

延髄 えんずい

脊髄 せきずい

大脳（皮質、髄質） だいのう ひしつ ずいしつ
間脳（視床、視床下部） かんのう ししょう ししょうかぶ
脳幹（中脳、橋、延髄）—下部脳幹 のうかん ちゅうのう きょう えんずい かぶのうかん
脳幹* のうかん
脳 のう
中枢神経系 ちゅうすうしんけいけい
小脳 しょうのう
大脳基底核 だいのうきていかく
脊髄 せきずい

*間脳を含めて脳幹とよぶこともある かんのう のうかん

図10- 3　脳の正中断面

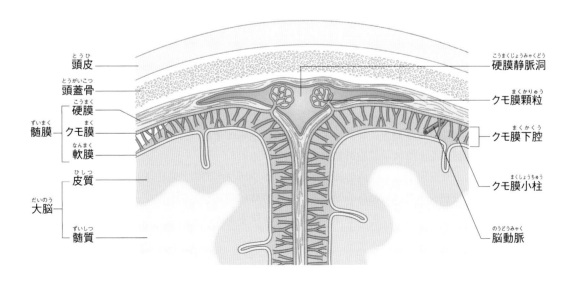

頭皮 とうひ

頭蓋骨 とうがいこつ

硬膜 こうまく

髄膜 ずいまく

クモ膜 まく

軟膜 なんまく

皮質 ひしつ

大脳 だいのう

髄質 ずいしつ

硬膜静脈洞 こうまくじょうみゃくどう

クモ膜顆粒 まくかりゅう

クモ膜下腔 まくかくう

クモ膜小柱 まくしょうちゅう

脳動脈 のうどうみゃく

図10- 4　脳・脊髄膜

中枢神経系

- 中枢神経系 *central nervous system* のうち脳は頭蓋腔内に、脊髄は脊柱管内に、それぞれが骨構造のなかに納められている。
- 脳は大脳や間脳、中脳、橋、延髄、小脳の各部に分けられる（図10-3）。
- 脳や脊髄はやわらかい構造であり、髄膜 *meninx* とよばれる3層の結合組織性の被膜におおわれ保護されている（図10-4）。髄膜は、最外層の硬膜、中間層のクモ膜、脳・脊髄の表面を直接おおう軟膜からなる。
- クモ膜と軟膜の間にある空所はクモ膜下腔とよばれ、ここには脳脊髄液とよばれる液体成分がある。
- 大脳の内部には脳室とよばれる空所があり、ここも脳脊髄液で満たされている。このように、やわらかい脳は、その内部と表層にある液体によって保護されている。

脳・脊髄膜

- 硬膜 *dura mater* は膠原線維を主体とする厚くて丈夫な膜からなる。
- 硬膜は2葉に分けられ、外葉は頭蓋や脊柱管の骨膜に相当するもので、骨の内面にしっかりと結合している。したがって、脳では硬膜外腔は存在しない。
- 脳硬膜は脳からの静脈を運ぶ硬膜静脈洞を通過させるが、この部分を除いて内外両板は癒合している。これに対して、脊髄硬膜 *spinal dura mater* では内外両板の間に脂肪や静脈叢がみられる。
- 脳硬膜は左右の大脳半球を分ける大脳縦裂の中に深く入り込み、大脳鎌 *falx cerebri* をつくる。
- このほか、小脳半球を分ける小脳鎌 *falx cerebelli*、大脳と小脳の間を水平に区分する小脳テント *tentorium cerebelli* も脳硬膜がつくるしきり構造である。
- 硬膜には、無髄および有髄の知覚性神経線維が豊富に分布しており、頭痛の原因となる。硬膜を引っ張ると激しい痛みを発することが知られている。
- また、硬膜には中硬膜動脈の枝が広く分布しており、この動脈が拡張することでここに分布する知覚神経が伸展され、痛みを伝えていると考えられている。
- クモ膜 *arachnoidea* は、硬膜の内側にある半透明のやわらかい膜で、脳・脊髄の表面をおおうが脳の溝の中まで進入することはない。
- 硬膜とクモ膜との結合は緩く、ここに硬膜下腔とよばれるリンパ隙が形成される。
- クモ膜をつくる細胞は、細胞間の結合が強く、クモ膜下腔に満たされた脳脊髄液を硬膜下腔に漏れないようにしている。
- 軟膜 *pia mater* は最内層の薄い透明な膜で、脳と脊髄の溝や小さなくぼみにまで進入し、その表面に密着しておおう。
- したがって、溝やくぼみに進入しないクモ膜と軟膜との間には隙間ができて、ここに脳脊髄液を入れると同時に、脳に栄養を運ぶ数多くの血管が通過する。
- クモ膜と軟膜の間の間隙は、クモ膜下腔 *subarachnoid space* とよばれ、クモ膜下出血など臨床的にも重要な部位である。

2 中枢神経系①-2

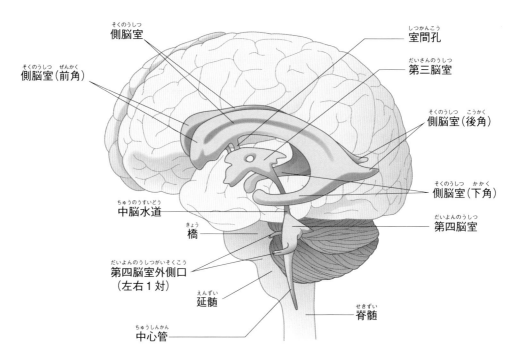

側脳室

側脳室（前角）

室間孔

第三脳室

側脳室（後角）

側脳室（下角）

中脳水道

橋

第四脳室

第四脳室外側口
（左右1対）

延髄

脊髄

中心管

図10-5　脳室系

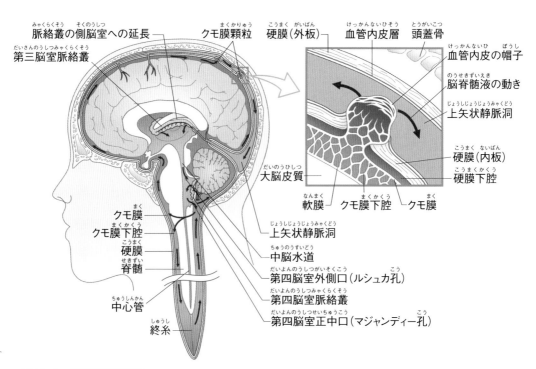

脈絡叢の側脳室への延長

第三脳室脈絡叢

クモ膜顆粒

硬膜（外板）

血管内皮層

頭蓋骨

血管内皮の帽子

脳脊髄液の動き

上矢状静脈洞

硬膜（内板）

硬膜下腔

大脳皮質

軟膜

クモ膜下腔

クモ膜

クモ膜

クモ膜下腔

硬膜

脊髄

中心管

終糸

上矢状静脈洞

中脳水道

第四脳室外側口（ルシュカ孔）

第四脳室脈絡叢

第四脳室正中口（マジャンディー孔）

図10-6　脳脊髄液の流れ

脳室と脳脊髄液

- 大脳の内部には、**側脳室**ventricleとよばれる左右対称の大きな空洞がある（図10-5）。
- 左右の間脳にはさまれた空所は第三脳室とよばれ、左右の側脳室とは室間孔を通して連結している。
- **第三脳室**third ventricleは、橋・延髄の後方および小脳の前方にある第四脳室と中脳水道を介してつながる。
- **第四脳室**fourth ventricleは脊髄全体を貫く脊髄中心管に続くが、さらに正中口、左右の外側口を通してクモ膜下腔に通じている。
- 脳室の各部には、**脈絡叢**choroid plexusとよばれる血管を多数進入させた絨毛状の構造をもち、ここから血液を濾過するかたちで**脳脊髄液**cerebrospinal fluidを産生する（図10-6）。
- 脳脊髄液はすべての脳室を満たし、さらに第四脳室にある3つの孔を通してクモ膜下腔をも満たす。
- クモ膜下腔の脳脊髄液は、頭頂部に多数みられるクモ膜顆粒を通じて、硬膜内を走る硬膜静脈洞に排出される。
- このように、脳脊髄液は脈絡叢にある動脈から濾しだされ、脳室とクモ膜下腔を満たした後、クモ膜顆粒arachnoid granulationを介して静脈に合流するが、この流れがなんらかの病変で閉ざされると、脳脊髄液が脳室やクモ膜下腔に貯留し、**脳圧亢進**の症状を引き起こす。
- 髄膜炎やクモ膜下出血などが脳圧亢進の原因となる。

Nursing Eye

腰椎穿刺

　脳脊髄液を採取するときや、麻酔液などを注入するとき、穿刺は脊柱管のなかで脊髄が終わる高さ、すなわち第1腰椎の高さよりも下位の第3と第4腰椎の間、または第4〜5腰椎の間の高さで行われる。

　穿刺するための針をクモ膜下腔に進めるには、両側の腸骨稜の最高点を結ぶ線、すなわちヤコビー（Jakobi）線が第4腰椎と第5腰椎の間の位置にあるため、穿刺の目安となる。したがって、穿刺の介助を行うためには、患者の腸骨稜を指で示すとよい。

　穿刺する場合には、腰部の棘突起の間を広げるために座位で前屈させるか、側臥位で膝を抱え込む体位が合理的である。

水頭症

　脳脊髄液が脳室に過剰に貯留することによって、なんらかの症状を呈する病態を水頭症という。小児の場合は、先天性のものや髄膜炎によるものが多く、頭が異常に大きくなる。

　成人の場合は、クモ膜下出血、頭部外傷などに罹患したあと、第四脳室からクモ膜下腔への3つの孔に通過障害が起こり、脳脊髄液の産生と排出のバランスが崩れると、髄液が貯留して脳室が拡大し、脳を圧迫するために生じる。これが水頭症である。

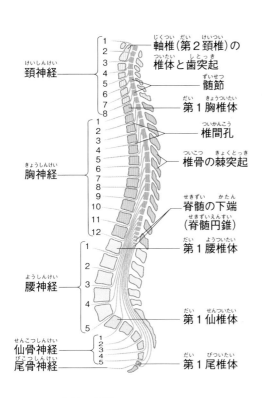

図10-7　脊髄の全景

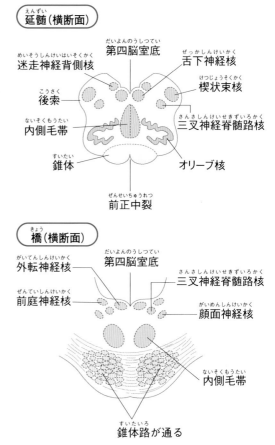

延髄（横断面）

迷走神経背側核　第四脳室底　舌下神経核

後索　楔状束核

内側毛帯　三叉神経脊髄路核

錐体　オリーブ核

前正中裂

橋（横断面）

外転神経核　第四脳室底　三叉神経脊髄路核

前庭神経核　顔面神経核

内側毛帯

錐体路が通る

図10-9　延髄と橋

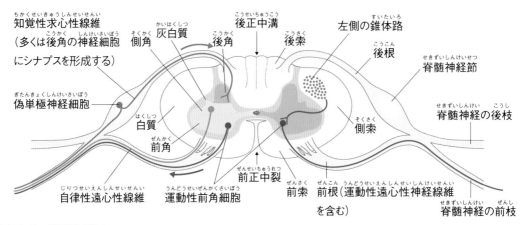

知覚性求心性線維
（多くは後角の神経細胞
にシナプスを形成する）

後正中溝　左側の錐体路

側角　灰白質　後角　後索　後根

偽単極神経細胞　脊髄神経節

白質　脊髄神経の後枝

前角　側索

自律性遠心性線維　運動性前角細胞　前正中裂　前索　前根（運動性遠心性神経線維を含む）　脊髄神経の前枝

図10-8　脊髄の断面

脊髄

- 脊髄*spinal cord*は、頸部から仙部にいたる脊椎の骨がつながってつくる脊柱管のなかに、脊髄膜に包まれて存在する。脊髄は、長さ40cmほどの円柱状の構造である（図10-7）。
- 頸髄と腰髄は、それぞれ頸膨大、腰膨大とよばれ太くなっている。
- 脊髄の下端部は第1〜第2腰椎の高さで終わり、脊柱管の長さと明らかな違いがみられる。この違いは、脊髄の成長が止まったあとも脊柱の成長が続いたことによる。
- 脊髄横断面の中央部は灰白質とよばれ、ここに神経細胞が多数集合している（図10-8）。
- 灰白質*gray matter*の前部を前角とよび、ここに骨格筋を支配する運動神経細胞*motor nerve cell*が集合している。
- 灰白質の中心外側部には自律神経系の細胞が、また後部には脊髄神経後根からの知覚情報を感受する神経細胞が集合している。
- 灰白質の中央部には、第四脳室につながり脳・脊髄液を入れている細い脊髄中心管が通る。
- 脊髄横断面の周辺部は白質*white matter*とよばれ、上位中枢との情報のやりとりをする数多くの軸索突起、すなわち神経線維の束が通過する部位である。
- 脊髄には前根および後根とよばれる脊髄神経の根が形成される。
- 前根*ventral root*は運動性の、後根*dorsal root*は知覚性の情報を伝える神経線維の通路をなす。
- 前枝と後枝からなる脊髄神経は、体性運動神経、知覚神経、自律神経のすべてを含む混合性神経である。

延髄と橋

- 延髄*medulla oblongata*は脊髄の上端に連続する部分で、やや太さを増し、橋*pons*はさらにその上に続く（図10-9）。
- 延髄と橋の背面は菱形のくぼみをなし、脳脊髄液を入れる第四脳室の前壁をつくる。
- 延髄と橋からは多くの末梢神経すなわち脳神経が起こるため、これらの脳神経をつくる神経細胞体の集合部が延髄や橋に多くみられる。このような中枢神経にみられる神経細胞体の集合部を神経核とよぶ。また、これらの集合部は、脳神経の起始核ともよばれる。
- 延髄の前面には左右対称の錐体*pyramid*とよぶ膨らみがある。ここが随意運動にかかわる運動神経の通路で、いわゆる錐体路*pyramidal tract*の通路をなす。
- 錐体路系の神経線維の多くが、この錐体で左右交叉する。これが錐体交叉*pyramidal decussation*である。
- 延髄や橋には生命の維持に深くかかわる自律神経の中枢があり、呼吸、血管運動、嚥下、嘔吐などの機能を調節する。
- 延髄と橋に、後述する中脳、間脳を加えた部位を脳幹*brain stem*とよぶ（中脳、橋、延髄を脳幹とよぶこともある）。

Nursing Eye　植物状態と脳死

　脳が広範囲に損傷されていても、延髄を中心とする脳幹部の機能が保たれていれば、その生命は維持される。この状態が、いわゆる植物状態である。

　延髄も含めて脳の機能が全体的に損傷されると、自発的な呼吸や心臓・血管の調節ができなくなり死に至る。この場合、人工呼吸器などの生命維持装置を用いて脳を除く器官の機能をある程度維持することは可能である。

　このように、脳幹部を含む脳全体が不可逆的に機能停止した状態を脳死とよぶ。

2 中枢神経系③

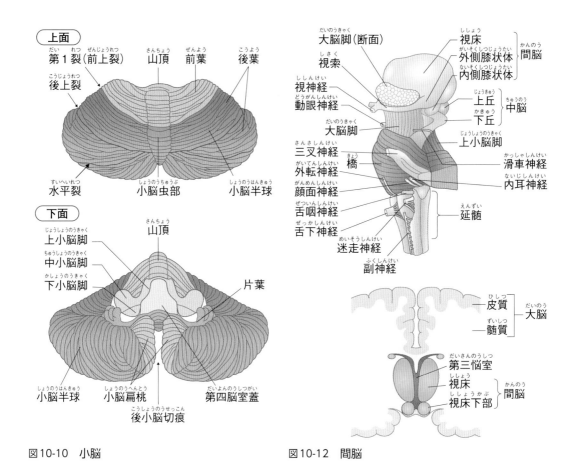

上面

第1裂（前上裂）　山頂　前葉　後葉
後上裂
水平裂　小脳虫部　小脳半球

下面

上小脳脚　山頂
中小脳脚
下小脳脚　　　片葉
小脳半球　小脳扁桃　第四脳室蓋
後小脳切痕

図10-10　小脳

大脳脚（断面）　視床　外側膝状体　内側膝状体　間脳
視索
視神経
動眼神経　上丘　中脳　下丘
大脳脚　上小脳脚
三叉神経　橋　滑車神経
外転神経　内耳神経
顔面神経
舌咽神経　延髄
舌下神経
迷走神経
副神経

皮質　大脳
髄質
第三悩室
視床　間脳
視床下部

図10-12　間脳

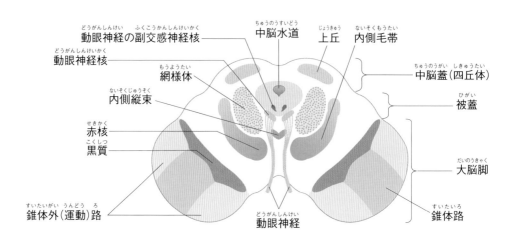

動眼神経の副交感神経核　中脳水道　上丘　内側毛帯
動眼神経核
網様体　中脳蓋（四丘体）
内側縦束　被蓋
赤核
黒質　大脳脚
錐体外（運動）路　動眼神経　錐体路

図10-11　中脳

小脳

- 小脳 *cerebellum* は延髄と橋の後方、大脳の後下方にあって、上・中・下小脳脚でそれぞれ中脳 *mesencephalon*、橋 *pons*、延髄 *medulla oblongata* と連絡路をつくる（図10-10）。
- 小脳の表面には特徴的な細くて水平に走る溝が多数みられる。
- 小脳外表部の皮質には、大きさの異なる多数の神経細胞が3層構造をなして集合している。3層のうち中間層には、大きなプルキンエ細胞 *Purkinje cell* が分布している。
- 中心部の髄質には、歯状核など小脳核 *cerebellar nucleus* と総称される神経細胞の集合部がある。
- 小脳は、身体の平衡や反射の調節に深くかかわり、全身の骨格筋の働きが調和のとれた円滑な運動となるよう、協調運動の中枢的役割をしている。

中脳

- 橋の上方に続く部位で、大脳脚 *cerebral crus*、被蓋 *tegmentum*、四丘体 *quadrigeminal body* の3部からなる（図10-11）。
- 大脳脚は錐体路をはじめ、大脳と脊髄を結ぶ神経線維束がつくる柱状の白質からなる。
- 被蓋は神経核と神経線維の伝導路をなし、中央部には赤核 *red nucleus* がある。赤核は鉄分を含んでいるため赤みがかってみえる。
- 大脳脚と被蓋の境界部には、メラニンを含むため黒ずんでみえる黒質 *substantia nigra* がある。
- 赤核、黒質ともに錐体外路 *extrapyramidal tract* の中継核として重要な部位である。
- 四丘体は上下各1対の高まりをなし、上丘 *superior colliculus* は視覚の下丘 *inferior colliculus* は聴覚の反射運動にかかわる。
- 瞳孔括約筋を支配する副交感神経が動眼神経に含まれ、この起始核が中脳にある。このため、中脳に障害があると光反射が機能しなくなる。

間脳

- 間脳 *diencephalon* は中脳と大脳半球の間で、第三脳室の左右両外側壁をつくる部位に位置する（図10-12）。
- 間脳は視床 *thalamus* と視床下部 *hypothalamus* からなり、視床の後方には内側膝状体および外側膝状体とよばれる2対の高まりがある。
- 内側膝状体 *medial geniculate body* は聴覚情報の、外側膝状体 *lateral geniculate body* は視覚情報の中継路をなす。
- 視床は、皮膚や内臓からの知覚情報を大脳に伝える伝導路の中継核をなす。したがって、痛みなどの感覚を伝える知覚神経はすべてここでシナプスを形成し、次のニューロンがその情報を大脳の知覚領域に伝える。
- 視床は、錐体外路の中継点として運動機能の調節にもかかわる。
- 視床下部は、その名のとおり視床の下部に位置し、自律神経系や内分泌系の最高中枢として全身の平滑筋や分泌腺の働きを調節する。
- 視床下部は、体温を一定に保つための体温調節中枢として重要な働きをする。
- 視床下部の前方から、漏斗とよばれる細い突起を下方に伸ばし、その先端部の膨らみが下垂体である（図10-3参照）。下垂体は内分泌の中枢的役割をするが、この下垂体も視床下部の調節を受ける（p.155参照）。

2 中枢神経系④

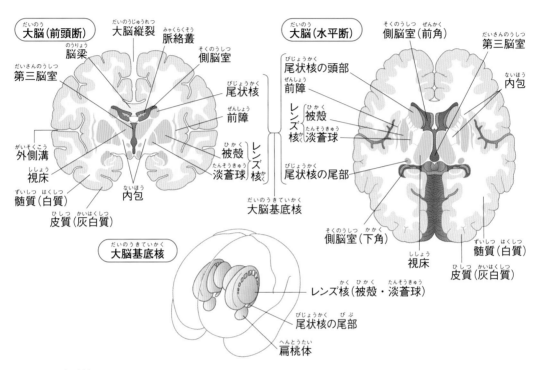

図10-13　大脳核

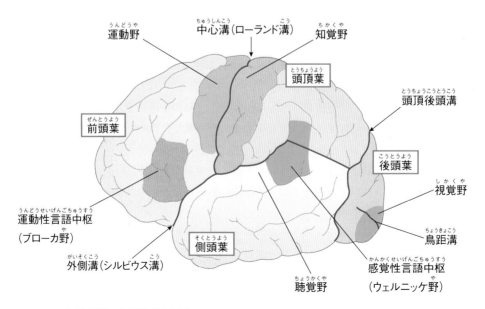

図10-14　大脳皮質にある機能の局在

大脳

- 大脳 *cerebrum* は、大脳縦裂 *longitudinal cerebral fissure* によって左右の半球に分けられる。
- 大脳半球の表面には、多くの溝（大脳溝）とその間の高まりがみられる。この高まりを大脳回または大脳回転とよぶ。
- 大脳溝の代表的なものとして、中心溝（ローランド溝）、外側溝（シルビウス溝）および頭頂後頭溝がある。これらの溝が前頭葉、頭頂葉、後頭葉および側頭葉を区分する。
- 大脳の表層部は皮質または灰白質とよばれ、神経細胞が6層構造を形成している。
- 大脳の内部は髄質または白質とよばれ、神経線維の通路をなすが、髄質のなかにも大脳基底核とよばれる神経細胞の集合部がみられる（図10-13）。
- 大脳基底核 *basal nuclei* には、被殻、淡蒼球、尾状核、視床があり、被殻と淡蒼球を合わせてレンズ核、レンズ核に尾状核を合わせて線条体とよぶ。
- 大脳基底核は、錐体外路系の中継点として重要な働きをする。
- 大脳の各領域は特定の機能と深く関係している。たとえば、中心溝のすぐ前にある中心前回には、身体各部の骨格筋を支配する運動野があり、うしろの中心後回には、全身からくる知覚情報を受ける知覚野がある（図10-14）。
- 運動野と知覚野にもさらに機能局在があり、皮質の各部分が身体の各部分に対応している（図10-15）。複雑な動きが必要となる手や発声に関与する唇、舌などは、対応する皮質領域が広くなっている。また同様に、手の指、唇、舌など感覚が鋭敏な部分に対応する皮質領域も広くなっている。
- 大脳皮質にみられるその他の機能局在を以下に示す。
- 視覚野：後頭葉の後下端部にあり、網膜で感受した光や色彩の情報を統合し認識する。
- 聴覚野：側頭葉の上内側面にあり、内耳で感受した音の情報を認識する。
- 運動性言語中枢 *motor speech center*：ブローカ野ともよばれ、前頭葉の外側下部にある。この部位に障害が起こると、音を聞くことはできても、意味のある言葉を話すことができなくなる。
- 感覚性言語中枢 *sensory speech center*：ウェルニッケ野ともよばれ、聴覚野のすぐ後方にある。この部位の障害によって、音を感受できても言葉の意味が理解できなくなる。
- 連合野 *association area*：大脳半球のうち、上記の機能領域以外の部位を占め、各領域からの情報を整理統合し、思考、判断、推理など、もっとも人間らしい精神活動にかかわる。

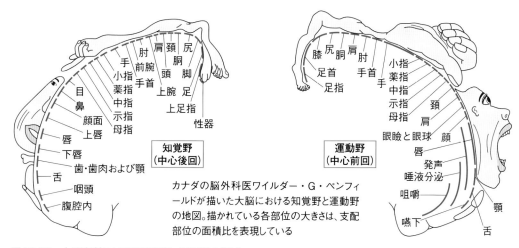

知覚野（中心後回）

運動野（中心前回）

カナダの脳外科医ワイルダー・G・ペンフィールドが描いた大脳における知覚野と運動野の地図。描かれている各部位の大きさは、支配部位の面積比を表現している

図10-15　大脳皮質における感覚野・運動野の領域

2 中枢神経系⑤

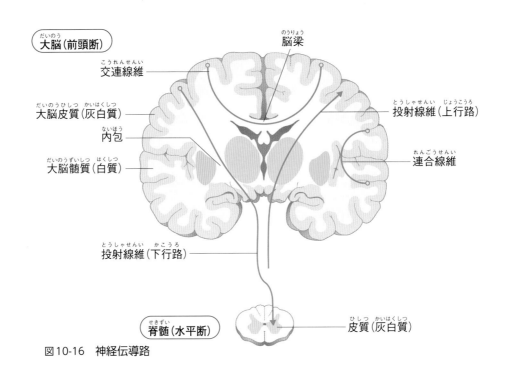

図10-16 神経伝導路

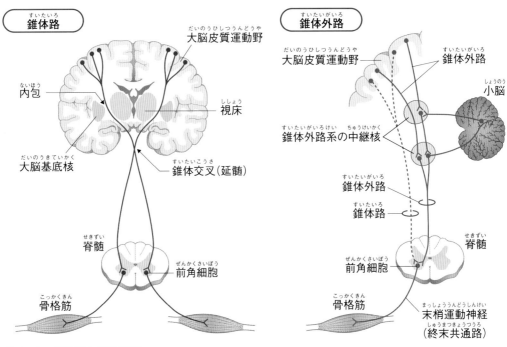

図10-17 錐体路と錐体外路

神経伝導路

- 大脳皮質にある機能領域からの刺激情報、または各機能領域への情報を伝導する神経線維束の通路を伝導路とよぶ。
- 伝導路は、同一半球内の異なる領域を結ぶ連合線維 *association fibers*、左右の半球を連結する交連線維 *commissural fibers*、さらに大脳皮質と脊髄・末梢の各部を結ぶ投射線維 *projection fibers* の3種に分けられる（図10-16）。
- 大脳の正中矢状断面にあらわれる脳梁は、左右の半球を結ぶ交連線維の束からなる。
- 投射線維の主要な伝導路は臨床的にも重要で、大脳皮質の運動野から末梢に向かう下行路と、末梢からの知覚情報を大脳皮質に伝える上行路とに分けられる。
- 投射線維の大部分が大脳の髄質にある内包 *internal capsule* とよばれる部位を通過する。内包の周辺は脳出血などの血管障害が起こりやすい部位であるため、この部位が冒されると身体の反対側に運動や知覚の麻痺が起こる。
- 全身の運動性伝導路は次の2つが区別される（図10-17）。

▶ 錐体路

- 錐体路 *pyramidal tract* とは、全身の骨格筋を支配する下行性伝導路の代表的なもので、大脳皮質の運動野から起こる神経線維が内包、中脳、橋、延髄を通り、大部分は延髄の錐体で左右交叉して反対側の脊髄側索を下行して脊髄前角細胞にシナプスを介して結合する。
- 脊髄前角細胞の軸索突起は神経線維の束をつくり、脊髄の前根を通ったあと前枝と後枝に分かれ、身体各部の骨格筋を支配する。

▶ 錐体外路

- 錐体外路 *extrapyramidal tract* とは全身の骨格筋の緊張や協調的運動にかかわる神経路で、反射的、不随意的であるため、ほとんど意識にのぼらない。
- この神経路には大脳基底核のほか、中脳の赤核、小脳の歯状核、延髄のオリーブ核などが情報の中継核としてかかわり、複雑な反射弓を形成している。
- 錐体路系と錐体外路系はいずれも、脊髄前角にある運動神経細胞に神経情報を伝える。したがって、脊髄の前根から起こる末梢神経は共通の運動性興奮の伝導路となる。

3 末梢神経系①-1

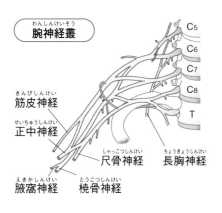

腕神経叢（わんしんけいそう）

筋皮神経（きんぴしんけい）
正中神経（せいちゅうしんけい）
尺骨神経（しゃっこつしんけい）
長胸神経（ちょうきょうしんけい）
腋窩神経（えきかしんけい）
橈骨神経（とうこつしんけい）

C5 C6 C7 C8 T

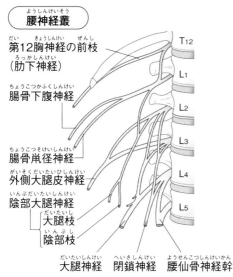

腰神経叢（ようしんけいそう）

第12胸神経の前枝（だい12きょうしんけいのぜんし）（肋下神経）（ろっかしんけい）
腸骨下腹神経（ちょうこつかふくしんけい）
腸骨鼠径神経（ちょうこつそけいしんけい）
外側大腿皮神経（がいそくだいたいひしんけい）
陰部大腿神経（いんぶだいたいしんけい）
　大腿枝（だいたいし）
　陰部枝（いんぶし）
大腿神経（だいたいしんけい）
閉鎖神経（へいさしんけい）
腰仙骨神経幹（ようせんこつしんけいかん）

T12 L1 L2 L3 L4 L5

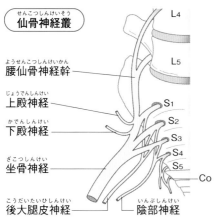
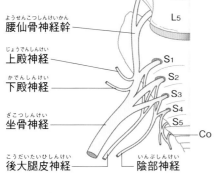

仙骨神経叢（せんこつしんけいそう）

腰仙骨神経幹（ようせんこつしんけいかん）
上殿神経（じょうでんしんけい）
下殿神経（かでんしんけい）
坐骨神経（ざこつしんけい）
後大腿皮神経（こうだいたいひしんけい）
陰部神経（いんぶしんけい）

L4 L5 S1 S2 S3 S4 S5 Co

図10-18　腕神経叢・腰神経叢・仙骨神経叢

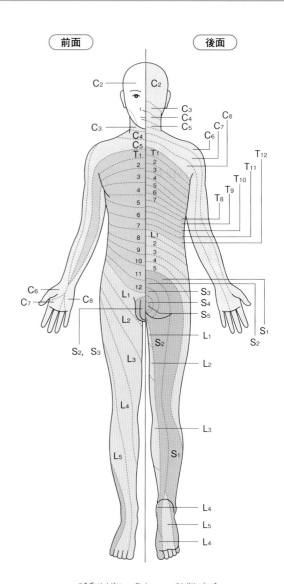

前面　後面

C2 C3 C4 C5 C6 C7 C8 T1 T2 T3 T4 T5 T6 T7 T8 T9 T10 T11 T12 L1 L2 L3 L4 L5 S1 S2 S3 S4 S5

■脊髄神経と皮膚への分布領域（せきずいしんけい　ひふ　ぶんぷりょういき）
頚神経（8対）：C1～C8（けいしんけい）
胸神経（12対）：T1～T12（きょうしんけい）
腰神経（5対）：L1～L5（ようしんけい）
仙骨神経（5対）：S1～S5（せんこつしんけい）
尾骨神経（1対）：C0（びこつしんけい）

図10-19　皮膚分節

末梢神経系

- 末梢神経系 *peripheral nervous system* とは、前述のとおり脳神経と脊髄神経に自律神経を加えたものを指すが、これらは、中枢神経の起始核から伸び出した神経突起の束にほかならない。
- 末梢神経の線維束のところどころに、中枢神経の核に相当する神経細胞の集合部がある。この集合部を神経節 *ganglion* とよぶ。
- 知覚神経では知覚神経節とよばれ、脊髄後根のなかに脊髄神経節 *spinal ganglion* が膨らみをつくる。
- 自律神経では、交感神経節や副交感神経節が脊椎の両外側や、支配する臓器の周囲に分布する。

脊髄神経

- 脊髄から起こる脊髄神経 *spinal nerves* は31対からなり、頚神経 *cervical nerves*（8対）、胸神経 *thoracic nerves*（12対）、腰神経 *lumber nerves*（5対）、仙骨神経 *sacral nerves*（5対）および尾骨神経 *coccygeal nerves*（1対）を区別する。
- 頚部から起こる頚神経は、頚神経叢と腕神経叢とに分けられる。頚神経叢は主に頚部や肩の皮膚や筋を支配し、腕神経叢は上肢の皮膚や筋を支配する（図10-18）。
- 胸神経は肋間神経をつくり、腰神経と仙骨神経は、腰神経叢・仙骨神経叢をつくる。
- 脊髄の両外側から前根および後根が起こり、脊柱管のなかで両者が合流したあと、上下の脊椎骨が外側につくる椎間孔を通り脊髄神経として末梢に向かう。
- 前根は運動神経の伝導路で、後根は知覚神経の伝導路である（図10-8参照）。後根の途中には偽単極神経細胞の集合がつくる膨らみがみられる。これが脊髄神経節である。
- 末梢に向かう脊髄神経は前枝と後枝に分かれ、前者は体幹の外側面や前面、さらに上肢、下肢の皮膚や筋に分布する。
- 一方、後枝は一般的に前枝に比べて神経線維の束が細く、背側の皮膚や固有背筋などかぎられた部位に分布する。
- このように、前根と後根が合流して前枝と後枝がつくられるため、脊髄神経はすべて運動性および知覚性神経を含む混合性神経である。
- 脊髄神経のうち、上肢や下肢のような突出部をつくらない胸部では、肋間神経のような単純な走行がみられ、特定の肋間隙の皮膚や筋に分布する。
- これに対して、上肢や下肢の支配にかかわる頚部や腰・仙骨部では、頚・腕神経叢、腰・仙神経叢とよばれる複雑な神経線維束の合流と分枝のくり返しがみられる。
- 脊髄神経は、基本的に体幹を分節的に支配している。脊髄神経のどの高さに知覚情報を伝える神経が、皮膚のどの領域に分布しているのかを図10-19に示した。このような体表の皮膚に分布する知覚神経の支配区分を皮膚分節 *dermatome* とよぶ。皮膚分節は、体幹とくに胸部で分節性の区分がよく保たれているが、上肢・下肢では長軸に沿うように伸びている。
- 皮膚分節に沿うかたちで皮膚に感覚障害がみられる場合には、脊髄や脊髄神経の後根の障害が疑われる。

X 神経系

3 末梢神経系①-2

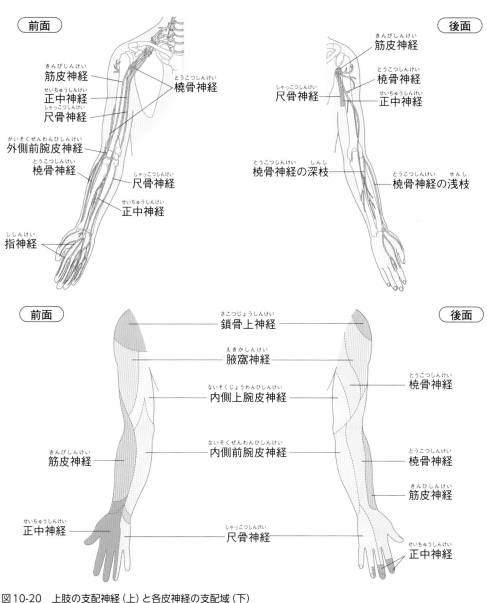

図10-20　上肢の支配神経（上）と各皮神経の支配域（下）

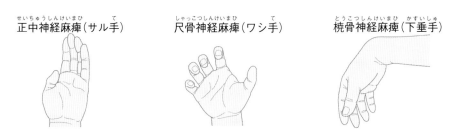

図10-21　神経麻痺にみられる特徴的な手の変化

上肢の支配神経

- 頚髄の上半から起こる脊髄神経は頚神経叢をつくり、その枝は頚部から肩にかけての皮膚や筋に分布する。呼吸筋として機能する横隔膜も、頚神経叢から起こる横隔神経の支配を受ける。
- 頚髄の下半分、すなわち第5から第8頚神経に第1胸神経が加わって腕神経叢をつくり、ここから起こる神経の大部分が上肢帯および上肢の皮膚と筋に分布する。なかでも正中神経、尺骨神経、橈骨神経、筋皮神経、腋窩神経などは臨床的にも重要である（図10-20）。
- 腕神経叢などから枝分かれして上肢の皮膚に分布する皮神経の支配域を図10-20（下）に示した。この皮神経の支配域は、皮膚分節（図10-19）とは異なるため、感覚障害が生じた場合には症状を詳しく調べることで末梢神経のどのレベルで損傷されているか判別できる。
- 正中神経 *median nerve*：上腕動脈とともに上腕の内側を肘窩に向かって下行し、前腕の屈筋群と母指球の筋を支配しつつ手掌に分布する。正中神経の麻痺によって、「サル手」とよばれる母指球の扁平化が起こる（図10-21）。正中神経に含まれる知覚神経は手掌の橈側半、すなわち母指側の皮膚知覚にかかわる。
- 尺骨神経 *ulnar nerve*：上腕の内側を下行し、手にある小さな骨格筋の大部分を支配するため、この神経が麻痺すると指先の細かい運動ができなくなる。この神経の麻痺によって「ワシ手」とよばれる特徴的な変化が起こる（図10-21）。
- 尺骨神経は、手掌と手背の尺側半、すなわち小指側の皮膚知覚にかかわる。この神経は上腕骨の内側上果の後方を通過する部位では、皮膚と骨との間にあるため、外部からの圧迫を感じやすい。尺骨の肘頭と上腕骨の内側上果の間を何かにぶつけて圧迫すると特有の強いしびれ感が小指の先端まで感じられる。
- 橈骨神経 *radial nerve*：上腕骨にある橈骨神経溝に沿って、上腕外側の深部を下行し前腕の橈側から手に向かう。その走行経路は上肢の伸側、すなわち後面にある。支配領域は、手を含む上肢すべての伸筋に枝を与え、上肢伸側の皮膚知覚にかかわる。この神経の麻痺によって肘や手首が伸ばせなくなり、おばけの手のような「下垂手」の状態を引き起こす（図10-21）。
- 皮下注射はおもに上肢の伸側で行われ、筋肉内注射は三角筋が用いられるが、この際には橈骨神経の走行をよく理解して実行することが大切である。
- 筋皮神経 *musculocutaneous nerve*：上腕にある3つの屈筋、すなわち烏口腕筋、上腕二頭筋、上腕筋を支配するとともに、上腕の皮膚知覚にも一部かかわる。
- 腋窩神経 *axillary nerve*：腋窩から肩に向かって三角筋を支配し、また、その付近の皮膚知覚にかかわる。この神経の麻痺によって腕を水平より高く持ち上げることができなくなる。

肋間神経

- 胸神経12対の前枝を肋間神経 *intercostal nerves* とよび、それぞれが特定の肋間隙を肋間動脈、肋間静脈とともに各肋骨の下縁に沿って走行し、肋間筋や腹壁の筋を支配するとともに、胸・腹部の前面と側面の皮膚知覚にかかわる。
- 下位の肋間神経は腹部にも広く分布し、皮膚の知覚にかかわる。

3 末梢神経系②

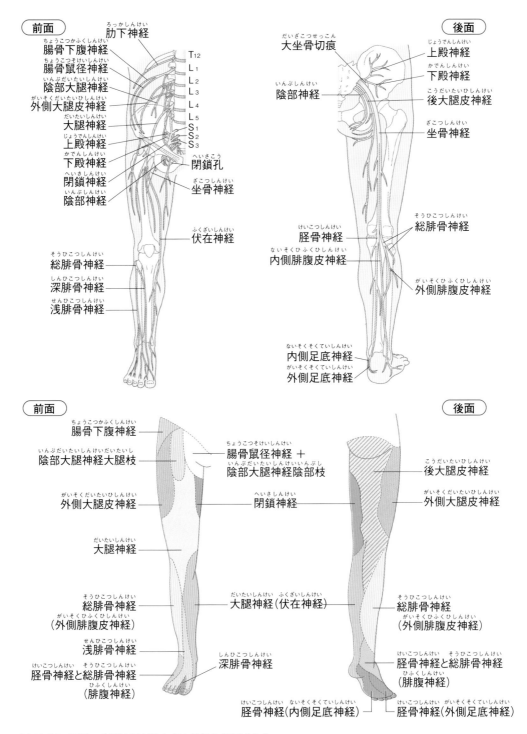

前面

肋下神経
腸骨下腹神経
腸骨鼠径神経
陰部大腿神経
外側大腿皮神経
大腿神経
上殿神経
下殿神経
閉鎖神経
陰部神経

T₁₂
L₁
L₂
L₃
L₄
L₅
S₁
S₂
S₃
閉鎖孔
坐骨神経

伏在神経

総腓骨神経
深腓骨神経
浅腓骨神経

後面

大坐骨切痕
上殿神経
下殿神経
陰部神経
後大腿皮神経
坐骨神経

脛骨神経
内側腓腹皮神経
総腓骨神経
外側腓腹皮神経

内側足底神経
外側足底神経

前面

腸骨下腹神経
陰部大腿神経大腿枝
外側大腿皮神経
大腿神経
総腓骨神経
（外側腓腹皮神経）
浅腓骨神経
脛骨神経と総腓骨神経
（腓腹神経）

腸骨鼠径神経 ＋
陰部大腿神経陰部枝
閉鎖神経
大腿神経（伏在神経）
深腓骨神経

脛骨神経（内側足底神経）

後面

後大腿皮神経
外側大腿皮神経
総腓骨神経
（外側腓腹皮神経）
脛骨神経と総腓骨神経
（腓腹神経）
脛骨神経（外側足底神経）

図10-22 下肢の支配神経（上）と各皮神経の支配域（下）

下肢の支配神経

- 下肢を支配する神経は腰神経叢と仙骨神経叢から起こる。
- 腰神経叢からは、大腿神経と閉鎖神経が起こる（図10-22）。
- 大腿神経 *femoral nerve* は鼡径靱帯の下をくぐって大腿の伸側、すなわち前面に分布して大腿四頭筋とよばれる伸筋と皮膚の知覚を支配する。
- 閉鎖神経 *obturator nerve* は骨盤の前外側にある閉鎖孔を通り大腿内面に現われ、内転筋群を支配するとともに、大腿内側の皮膚知覚にかかわる。
- 仙骨神経叢から起こる神経として、殿筋を支配する運動神経、会陰の皮膚と筋を支配する陰部神経、大腿部後面の皮膚知覚にかかわる知覚神経がある。
- 陰部神経 *pudendal nerve* は会陰部や外陰部の皮膚知覚にかかわるとともに、外肛門括約筋や外尿道括約筋を調節する運動神経を含んでいる。さらに骨盤内臓や生殖器に分布する知覚神経を多く含むので、排尿、排便のほか勃起にもかかわり、機能的にも重要である。
- 坐骨神経 *sciatic nerve* は、骨盤内腔から梨状筋の下方を通り、大殿筋におおわれて大腿の屈筋群を支配しつつ後側を下行し、膝窩の少し上方で総腓骨神経と脛骨神経とに分岐する（図10-22）。
- 坐骨神経は、大腿では屈筋群、下腿では伸筋群と屈筋群をすべて支配することから、臨床的に重要である。
- 殿筋への筋肉注射や腰椎の椎間板ヘルニアなどで坐骨神経に刺激が加えられると神経の走行に沿って大腿と固いの後面から足までの広範囲に痛みが感じられる。大殿筋の筋肉注射との関連は筋系の項でもすでに述べた（p. 63）。
- 総腓骨神経は、さらに浅腓骨神経と深腓骨神経とに分枝して足底に至る。
- 浅腓骨神経 *superficial peroneal nerve* は下腿の表層を下行し、腓骨筋を支配するとともに足背の皮膚に分布する。長く正座すると足がしびれるのは、この神経の一時的な麻痺による。また、小児麻痺によっておかされるのもこの浅腓骨神経であり、腓骨筋が麻痺するために、これと拮抗的に働く下腿の緊張があらわれ、特有の尖足が起こる。
- 深腓骨神経 *deep peroneal nerve* は、下腿の伸筋群と足背の筋群を支配する。
- 脛骨神経 *tibial nerve* は下腿の屈筋と足底の筋群を支配し、下腿の後面、足底の皮膚の知覚にかかわる。

Nursing Eye　坐骨神経痛

　坐骨神経やその枝が周囲からの圧迫や炎症の影響を受けると坐骨神経痛を起こす。坐骨神経痛の原因には椎間板ヘルニア、股関節の脱臼、妊娠中の子宮による圧迫などがある。高齢者では変形性腰椎症、脊柱管狭窄症などの脊柱の変形も原因となる。坐骨神経痛の症状は殿部から下肢に放散する痛みである。

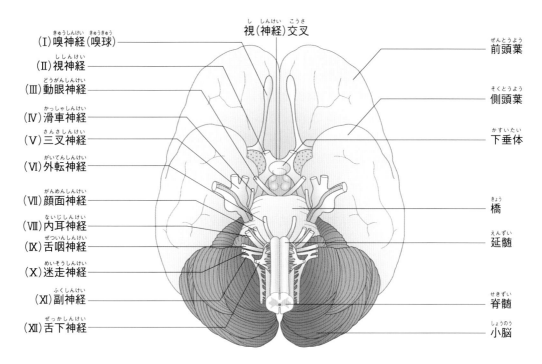

（Ⅰ）嗅神経（嗅球）
（Ⅱ）視神経
（Ⅲ）動眼神経
（Ⅳ）滑車神経
（Ⅴ）三叉神経
（Ⅵ）外転神経
（Ⅶ）顔面神経
（Ⅷ）内耳神経
（Ⅸ）舌咽神経
（Ⅹ）迷走神経
（Ⅺ）副神経
（Ⅻ）舌下神経

視（神経）交叉
前頭葉
側頭葉
下垂体
橋
延髄
脊髄
小脳

覚え方の例：嗅いで 視る 動く 滑車の 三の 外に 顔内の 舌が 迷って 走り 副に 舌下げ

図10-23 脳神経

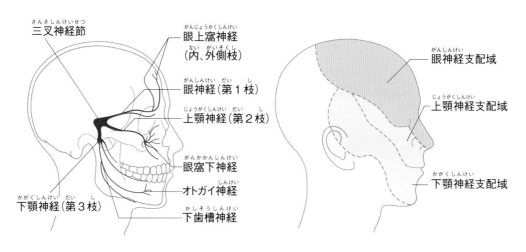

三叉神経節
眼上窩神経（内、外側枝）
眼神経（第1枝）
上顎神経（第2枝）
眼窩下神経
オトガイ神経
下顎神経（第3枝）
下歯槽神経

眼神経支配域
上顎神経支配域
下顎神経支配域

図10-24 三叉神経の走行（左）と皮膚の支配域（右）

脳神経

● 脳神経cranial nerveは脳の髄質にある起始核から起こり、脊髄神経のような前根や後根をつくらない。したがって、脳神経の中には知覚神経、運動神経、自律神経のすべてを含む機能的に混合性の神経もあるが、純知覚性や純運動性の神経がある（図10-25）。

▶嗅神経(第Ⅰ脳神経)

● 嗅神経olfactory nerveは、上鼻道の一部にある嗅粘膜で感受したにおいの情報を、篩骨を貫き前頭葉の下面にある嗅球に伝える純知覚性の神経である（p.193参照）。この末梢神経は、嗅粘膜にある感覚上皮細胞の突起の束からなり、ほかの脳神経にはみられない特徴的なものである。

▶視神経(第Ⅱ脳神経)

● 視神経optic nerveは、網膜で感受した明るさや色彩の情報を伝える純知覚性の神経である（p.197参照）。視神経は脳底部で視交叉を形成するが、半球状の網膜の内側半からの情報のみが左右交叉し、網膜の外側半に由来する視神経は交叉しない。このことが、視野障害が耳側性半盲など、特異なかたちで出現する理由になる。視神経の視覚情報は外側膝状体で中継され、後頭葉の視覚野に伝えられる。中脳にある上丘を経由する一部の視覚情報は、視覚に関連する反射運動にかかわる。

▶動眼神経(第Ⅲ脳神経)

● 動眼神経oculomotor nerveは、眼球の運動にかかわる6つの小さな筋のうち4つを支配する（p.195参照）。また、この神経には瞳孔を収縮させる平滑筋を支配する副交感神経を含んでおり（p.199参照）、機能的に混合性の神経である。動眼神経の起始核は中脳にある。

▶滑車神経(第Ⅳ脳神経)

● 滑車神経trochlear nerveは、眼球の運動にかかわる上斜筋を支配する純運動性の神経である。

▶三叉神経(第Ⅴ脳神経)

● 三叉神経trigeminal nerveは、脳神経のうちもっとも太い神経で、橋に起始核をもつ。この神経は眼神経、上顎神経、下顎神経の3本からなる（図10-24）。三叉神経は大部分が知覚神経からなるが、わずかに運動神経を含む混合性の神経である。
● 眼神経：前頭部から頭頂部にかけての皮膚、眼球や鼻腔の粘膜の知覚情報を感受する。角膜や結膜の鋭い痛みはこの神経によって伝えられる。
● 上顎神経：顔面の皮膚、上顎部や口蓋粘膜の知覚、さらには上顎の歯の痛みを伝える神経である。
● 下顎神経：下顎部と側頭部の皮膚、頬部および口腔底の粘膜、さらには下顎の歯の痛みを伝える知覚神経を含む。下顎神経は、顔面の咀嚼筋を支配する運動神経を含む。

▶外転神経(第Ⅵ脳神経)

● 外転神経abducens nerveは、眼球運動にかかわる外側直筋を支配する純運動性の神経である。

▶顔面神経(第Ⅶ脳神経)

● 顔面神経facial nerveは内頭蓋底にある内耳道を通り、乳様突起の前方で頭蓋骨を離れたあと、耳介の前方で耳下腺を貫き、扇型に広がりながら顔面に分布する。橋と延髄の境界部に起始核をもつ。
● 顔面に広がるこれらの神経は、顔面にある表情筋を支配する運動性の神経である。
● 顔面神経はこのほか、舌の味覚や涙腺、顎下腺、舌下腺の分泌機能を調節する副交感神経を含む。したがって、顔面神経も機能的に混合性の神経である。

3 末梢神経系③-2

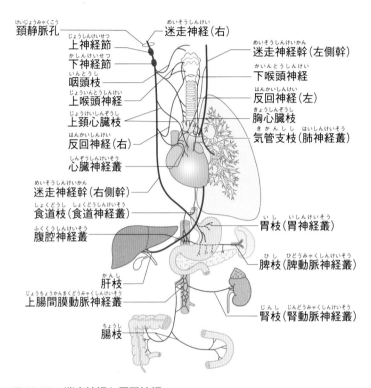

けいじょうみゃくこう
頚静脈孔
じょうしんけいせつ
上神経節
かしんけいせつ
下神経節
いんとうし
咽頭枝
じょういんとうしんけい
上喉頭神経
じょうけいしんぞうし
上頚心臓枝
はんかいしんけい
反回神経(右)
しんぞうしんけいそう
心臓神経叢
めいそうしんけいかん
迷走神経幹(右側幹)
しょくどうし　しょくどうしんけいそう
食道枝(食道神経叢)
ふくくうしんけいそう
腹腔神経叢
かんし
肝枝
じょうちょうかんまくどうみゃくしんけいそう
上腸間膜動脈神経叢
ちょうし
腸枝

めいそうしんけい
迷走神経(右)
めいそうしんけいかん
迷走神経幹(左側幹)
かいんとうしんけい
下喉頭神経
はんかいしんけい
反回神経(左)
きょうしんぞうし
胸心臓枝
きかんしし　はいしんけいそう
気管支枝(肺神経叢)
いし　いしんけいそう
胃枝(胃神経叢)
ひし　ひどうみゃくしんけいそう
脾枝(脾動脈神経叢)
じんし　じんどうみゃくしんけいそう
腎枝(腎動脈神経叢)

図10-25　迷走神経と反回神経

Nursing Eye 関連痛

　胸部や腹部の内臓に異常が起きると、そこに分布している知覚神経が刺激情報を脊髄に伝える。この場合、脊髄の同じ高さに伝えられた皮膚からの情報と誤って認識し、その部位の皮膚の強い痛みとして感じられたり、筋肉の強い反射性収縮が起こる。これが関連痛とよばれる現象である(図10-26)。

　心臓に虚血が起こると、左の肩から胸部、上腕の内側部に痛みを感じるなど、特定の内臓と関連する体表の部位がしられている。知覚過敏が起こるこれらの部位をヘッドのゾーン(ヘッド氏帯)とよび、診断上にも利用される。

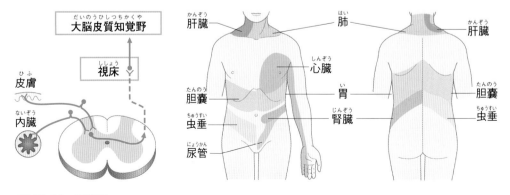

だいのうひしつちかくや
大脳皮質知覚野
ししょう
視床
ひふ
皮膚
ないぞう
内臓

かんぞう
肝臓
はい
肺
かんぞう
肝臓
しんぞう
心臓
たんのう
胆嚢
い
胃
たんのう
胆嚢
ちゅうすい
虫垂
じんぞう
腎臓
ちゅうすい
虫垂
にょうかん
尿管

図10-26　関連痛

▶ 内耳神経 (第Ⅷ脳神経)

- 内耳神経 *vestibulocochlear nerve* は橋と延髄の境界部から起こる太い神経で、顔面神経とともに内耳道を通り、前庭神経と蝸牛神経とからなる (p.200参照)。
- 前庭神経は内耳の前庭と半規管で感受した身体の平衡感覚や回転、加速度の情報を伝える。メニエール病にみる激しいめまいは、この前庭神経の異常による。
- 蝸牛神経は、内耳にある蝸牛のコルチ器で感受した音の情報を伝える。したがって、内耳神経は純知覚性の神経である。

▶ 舌咽神経 (第Ⅸ脳神経)

- 舌咽神経 *glossopharyngeal nerve* は、舌の後方1/3の味覚にかかわる知覚神経を含むとともに、嚥下にかかわる咽頭筋を支配する運動神経を含む。舌咽神経は、耳下腺の分泌を調節する副交感神経をも含む混合性の神経である。

▶ 迷走神経 (第Ⅹ脳神経)

- 迷走神経 *vagus nerve* は延髄に起始核をもち、運動性、知覚性のほかに副交感神経を多く含んだ混合性の神経である。頭蓋骨の頚静脈孔を通って外頭蓋底にあらわれ、総頚動脈、内頚動脈とともに頚動脈鞘に包まれて頚部を下行する (図10-25)。
- 右の迷走神経は右鎖骨下動脈の前を、左では大動脈弓の前を通って胸腔に進み、気管支の後方、食道の両外側から前後へと位置を変えて下行し、横隔膜を貫いて腹部内臓に分布する。
- 迷走神経の支配領域は広範で、咽頭や喉頭を含め、横行結腸の遠位1/3におよぶ胸部と腹部内臓のすべてを支配するため、副交感神経を多量に含んでいる。
- 迷走神経は反回神経 *recurrent laryngeal nerve* とよばれる比較的太い枝を出すが、右では鎖骨下動脈の下を、左では肺動脈と大動脈弓を結ぶボタロー管の痕跡構造である動脈管索 *arterial ligament* の下をくぐり反回し、咽頭や喉頭の筋を支配する。
- 反回神経は喉頭の発声器官である声帯の筋を支配するため、この神経の麻痺は特有の嗄声 *thick voice*、すなわちしわがれ声の原因となる。

▶ 副神経 (第Ⅺ脳神経)

- 副神経 *accessory nerve* は、迷走神経とともに頚静脈孔を通り頭蓋骨の外に出る。頚部にある胸鎖乳突筋 *sternocleidomastoid muscle* と、後頭部から背中に広がる僧帽筋を支配する純運動性の神経である。

▶ 舌下神経 (第Ⅻ脳神経)

- 舌下神経 *hypoglossal nerve* は延髄に起始核をもつ純運動性の神経で、舌下神経管を通って頭蓋の外に出て、舌を形成する骨格筋を支配する。

内臓の痛覚

- 手術などで腹壁を切開すると、麻酔なしでは耐えられない痛みが感じられるが、胃などの内臓を切開してもそれほどの痛みは感じられない。これは、内臓に分布する知覚神経が極めて少ないためである。
- 消化管などの内臓は、生理的な収縮や弛緩では痛みを発しないが、炎症時や化学的、物理的刺激によって充血や虚血、強い伸展や収縮などが起こると激しい痛みが感じられる。この痛みを脊髄まで伝えるのが、少ないながらも内臓に分布している知覚性神経である。
- 内臓の痛みは、ときには差し込むような持続的な痛みであるが、痛む部位を明瞭に認識できない。

3 末梢神経系④

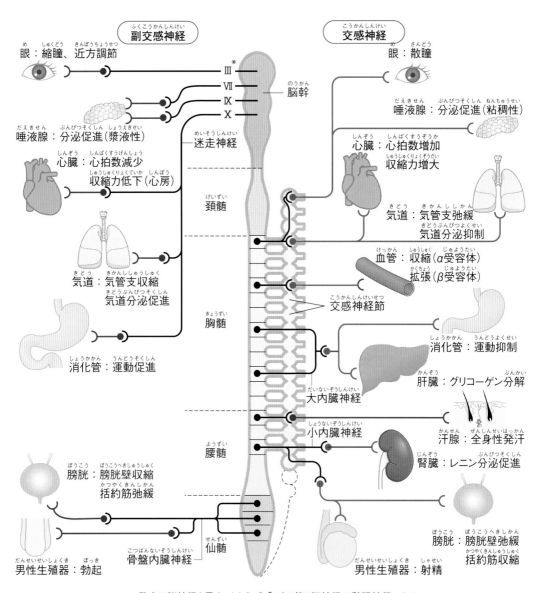

*ローマ数字は脳神経を示す。たとえば、「Ⅲ」は第3脳神経の動眼神経である。

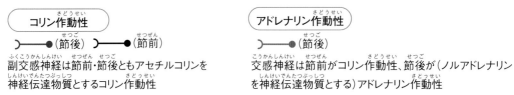

コリン作動性

⊃━━●（節後）　⊃━━●（節前）

副交感神経は節前・節後ともアセチルコリンを
神経伝達物質とするコリン作動性

アドレナリン作動性

⊃━━●（節後）

交感神経は節前がコリン作動性、節後が（ノルアドレナリン
を神経伝達物質とする）アドレナリン作動性

図10-27　交感神経と副交感神経

自律神経

- 神経のなかには血管や内臓の壁をつくる平滑筋、外分泌や内分泌腺の機能を調節するものがある。これが自律神経系 *autonomic nervous system* とよばれるもので、交感神経 *sympathetic nerves* と副交感神経 *parasympathetic nerves* とに分けられる（図10-27）。自律神経の働きは、通常われわれの意識にはのぼらない。
- 脳・脊髄から起こる自律神経は、末梢の支配臓器に到達する間に必ずシナプスを介して、次の神経に情報を伝達する。このシナプス部位にみられる自律神経細胞の集団が自律神経節で、交感神経節 *sympathetic ganglion* と副交感神経節 *parasympathetic ganglion* がある。
- 脳・脊髄の起始核から神経節までの部分を節前神経、神経節から末梢の支配臓器までの部分を節後神経とよぶ。
- 交感神経と副交感神経は多くの場合、お互いに拮抗的に機能する。

交感神経

- 交感神経の起始核は第1胸髄から第2腰髄の間の脊髄側角にある。
- 脊髄の側角から起こる節前神経の軸索は、脊髄前根を通り交感神経節が数珠状につながってつくる交感神経幹で節後神経とシナプスを形成する。
- 交感神経幹は脊椎の左右両外側に位置する。
- 頚部の交感神経幹は、上、中、下の3つの交感神経節をつくる。頚部の交感神経の節前神経は上部胸髄から起こり、節後神経は動脈壁にからみつくように動脈の分枝に沿って頭部や頚部内臓の平滑筋や腺の分泌を支配する。
- 頚部の交感神経節は、それぞれ心臓に向かう枝を出し、心拍を調節する。
- 胸部の交感神経幹は、大きさのふぞろいな10～12個の神経節からなる。これらの神経節から起こる節後神経は、気管や肺、食道などの胸部内臓を支配する。
- 第5胸神経節より下位では、節前神経が胸部の交感神経節を素通りして、大内臓神経 *greater splanchnic nerve* および小内臓神経として横隔膜を貫き腹部に達する。これらの節前神経は、腹腔動脈および上腸間膜動脈の基部で、それぞれ動脈と同名の神経叢をつくり節後神経とシナプスをつくる。
- この節後神経は、それぞれ動脈が分布する領域の消化器官や血管の平滑筋を支配する。
- 腹部には4から5個の腰神経節 *lumbar ganglion* がつくられる。ここから起こる節後神経は、上記の腹腔神経叢 *celiac plexus* や上腸間膜神経叢 *superior mesenteric plexus* のほか、下腸間膜神経叢 *inferior mesenteric plexus* の形成に加わる。下腸間膜神経叢から起こる節後神経は、同名の動脈にからみついて、動脈の分布領域の内臓を支配する。
- 骨盤部では4～5個の仙骨神経節がつくられ、ここから起こる節後神経は直腸、膀胱のほか内生殖器や外陰部に分布する。

副交感神経

- 起始核は中脳、橋や延髄を含む脳幹および仙髄にある。
- 中脳や橋、延髄から起こる副交感神経が、一部の脳神経に含まれることはすでに述べた。
- 仙髄に起始核をもつ副交感神経は骨盤内臓神経 *pelvic splanchnic nerve* に含まれて走行し、横行結腸の遠位部から直腸下部までの消化管と骨盤内臓、生殖器を支配する。膀胱壁の排尿筋や子宮、卵管などの壁をつくる平滑筋は、この副交感神経の支配を受ける。

問1　錐体路で正しいのはどれか。

1．大脳の運動皮質に始まる。
2．大脳の基底核を経由する。
3．脊髄の感覚神経に連絡する。
4．大多数は延髄で交叉する。

問2　中枢神経系で正しいのはどれか。

（第95回、2006年）

1．大脳の表面は白質と黒質とからなる。
2．小脳の下端に下垂体が位置する。
3．脳幹は延髄と脊髄とからなる。
4．間脳は視床と視床下部とからなる。

問3　中枢神経系を保護する組織で正しいもの
　　　はどれか。　　　　　（第93回、2004年）

1．髄膜は外側から硬膜、軟膜、くも膜である。
2．軟膜下は脳脊髄液で満たされている。
3．脳脊髄液は脳室の脈絡叢から分泌される。
4．脳脊髄液はリンパ管に吸収される。

問4　脊髄で正しいのはどれか。

（第97回、2008年）

1．小脳に連なる。
2．脊柱管内にある。
3．2層の膜で保護されている。
4．第10胸椎の高さで終わる。

問5　言語中枢があるのはどれか。

（第97回、2008年）

1．大　脳
2．小　脳
3．橋
4．延　髄

問6　麻痺すると猿手を生じるのはどれか。

（第102回、2013年）

1．総腓骨神経
2．橈骨神経
3．尺骨神経
4．正中神経

問7　中枢神経の障害部位と症状との組合わせ
　　　で正しいのはどれか。　（第91回、2002年）

1．間脳　―――　呼吸の抑制
2．中脳　―――　対光反射
3．橋　―――　体温の上昇
4．延髄　―――　除脳硬直

問8　閉眼運動に関与する神経はどれか。

（第84回、1995年）

1．動眼神経
2．三叉神経
3．顔面神経
4．滑車神経

問9　「両眼を強く閉じてください」と言うと
　　　図のような表情になった。異常のある神経
　　　はどれか。　　　　　（第92回、2003年）

1．動眼神経
2．三叉神経
3．外転神経
4．顔面神経

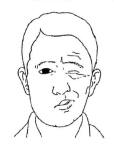

問10　脳神経とその障害による症状との組合わ
　　　せで正しいものはどれか。

（第96回、2007年）

1．視神経　―――　複　視
2．舌下神経　―――　舌の偏位
3．動眼神経　―――　眼球の外転不能
4．三叉神経　―――　額のしわ寄せ不能

▶解答
問1　1、4　　問2　4　　問3　3　　問4　2　　問5　1　　問6　4　　問7　2　　問8　3　　問9　4
問10　2

chapter XI

感覚器系

　ヒトが生命を維持するためには、外界の変化や異常を敏感に感受して、その変化に適切に対応しなければならない。このような外部環境の変化を感受する器官が感覚器官である。感覚器官で受容された情報は、神経情報として知覚性神経によって大脳の感覚中枢に伝えられ、ここで感覚情報が認識される。

　外部の環境変化を感受する器官として、目、耳、鼻、舌、皮膚などがあり、いずれにも感覚受容細胞が備えられている。これらの感覚器が感受する視覚、聴覚、嗅覚、味覚、皮膚知覚は、一般的に五感とよばれる。皮膚を除く感覚器は頭部に位置し、特殊感覚とよばれる。

　人体の感覚には、この他に体内に起こる変化を感受する深部知覚や内臓知覚などがある。

本章の到達目標

1 嗅粘膜と第1脳神経（上鼻道から篩骨を通って嗅球へ）の伝導路について説明できる。

2 視覚器の構造を説明できる。

3 網膜の光受容細胞について説明できる。

4 瞳孔の調節にかかわる神経について説明できる。

5 眼球の運動にかかわる筋の支配神経について説明できる。

6 白内障、緑内障について、眼球の構造と関連づけて説明できる。

7 外耳、中耳、内耳の構造について簡潔に説明できる。

8 内耳にある前庭器官、半規管、コルチ器の構造と、そこにある有毛細胞の働きについて説明できる。

9 皮膚の構造と皮膚が感覚器とみなされる理由を説明できる。

10 皮膚の構造を略図で示し、体液と体温の調節について説明できる。

1 感覚器・鼻腔と嗅覚器

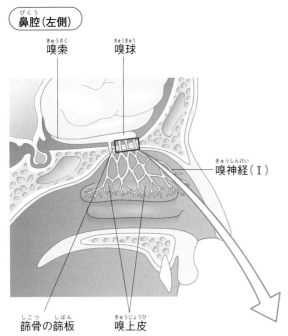

鼻腔(左側)

嗅索　嗅球

嗅神経(Ⅰ)

篩骨の篩板　嗅上皮

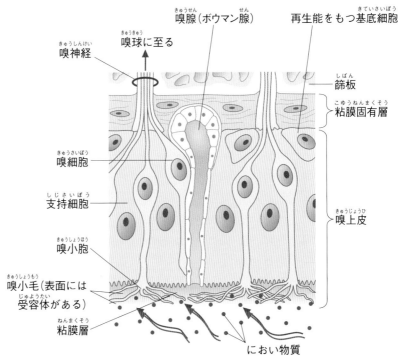

嗅腺(ボウマン腺)　再生能をもつ基底細胞

嗅神経　嗅球に至る

篩板

粘膜固有層

嗅細胞

支持細胞

嗅上皮

嗅小胞

嗅小毛(表面には
受容体がある)

粘膜層

におい物質

図11-1　嗅覚器の構造

感覚器

- ヒトの身体は、外界の環境変化をいち早く感知し、これに適切に対応しなければならない。このような外部環境の変化を受けとめるのが感覚器 sensory organ である。
- 感覚器で感知されたいろいろな刺激の情報は、知覚神経によって大脳皮質の知覚野に伝えられ、そこで認識される。
- ヒトの身体に備えられた感覚器は、嗅覚器としての鼻、視覚器としての眼、聴覚・平衡覚器としての耳、味覚器としての舌、および体知覚を感受する皮膚がある。これらの感覚が、いわゆる五感である。
- 五感のうち嗅覚 olfaction、視覚 vision、聴覚 audition・平衡覚 sense of equilibrium および味覚 taste sensation は特殊知覚とよばれ、これらの感覚器は頭部に集中していることがわかる。
- 一方、皮膚は全身をおおい、触覚、圧覚、温覚、冷覚、痛覚などを感受する。このほか、皮膚には健康状態を反映するいろいろな変化がみられるため、看護の臨床現場では皮膚の観察は重要である。
- ヒトの感覚には、これらの外界からの情報のみならず、身体の内部の変化を感受する深部知覚や、内臓の痛みを感受する内臓知覚がある。
- 発生学的にみると、感覚器の主要な部分は皮膚や神経などのように外胚葉に由来しており、外部からの情報を感受する性質を示している。

鼻腔と嗅覚器

- 鼻腔上部の粘膜は嗅粘膜とよばれ、やや黄褐色を帯びるこの粘膜上皮に「におい」を感受する嗅細胞 olfactory cell がある。淡紅色を帯びるその他の呼吸粘膜と区別される。
- 嗅細胞は神経細胞の一種で、先端部の膨らんだ嗅毛とよばれる細い突起をもつ。嗅細胞は、さらに軸索突起のような細い突起を伸ばして、篩骨にある小さな孔を通り、第1脳神経である嗅神経 olfactory nerve として嗅球 olfactory bulb に「におい」の情報を伝える。
- 複雑な構造をした鼻腔に吸い込まれると、空気中の化学物質は嗅粘膜の粘液細胞から分泌された粘液に溶かされ、これが嗅細胞の嗅毛を刺激する（図11-1）。
- 鼻腔の構造と機能については、呼吸器でも述べたが、かぜなどで鼻がつまって空気の通りが悪くなったり、鼻粘膜が乾燥し過ぎると、においを感じにくくなる理由も理解できるであろう。

Nursing Eye

鼻粘膜の炎症

ウイルスや細菌の侵入によって鼻粘膜から粘液の分泌が増加し、血管透過性が高まり血液中の水分が鼻水、鼻汁として鼻腔内に滲出する。

炎症に伴う鼻粘膜の腫脹や分泌物の滞留は、いわゆる「鼻づまり」を起こす。

空気の通りが悪くなったり、反対に鼻粘膜からの粘液分泌が少なく乾燥し過ぎて化学物質がうまく粘液に溶かし込まれないと、においの感覚が低下する。

また、急激な冷気の吸入やウイルス、細菌の侵入は鼻粘膜を刺激してクシャミを引き起こす。

鼻粘膜は血管が豊富であることから腫脹しやすい。また、感染が咽頭鼻部や後咽頭の軟部組織、耳管を介して中耳、副鼻腔、涙器や結膜に波及することが多い。

鼻出血

鼻粘膜への血液供給が豊富なため、鼻出血がよく起こる。鼻出血の多くは外傷により、出血部位は鼻中隔の前1/3（キーゼルバッハの部位）である。鼻出血が感染症や高血圧に関連する場合もある。動脈が破綻すると激しい鼻出血となり、静脈が損傷すると緩やかな鼻出血となる。

2 視覚器①

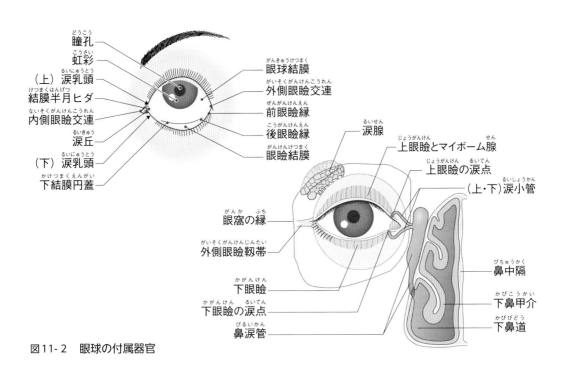

瞳孔
虹彩
（上）涙乳頭
結膜半月ヒダ
内側眼瞼交連
涙丘
（下）涙乳頭
下結膜円蓋

眼球結膜
外側眼瞼交連
前眼瞼縁
後眼瞼縁
眼瞼結膜

涙腺
上眼瞼とマイボーム腺
上眼瞼の涙点
（上・下）涙小管

眼窩の縁
外側眼瞼靭帯
下眼瞼
下眼瞼の涙点
鼻涙管

鼻中隔
下鼻甲介
下鼻道

図11-2　眼球の付属器官

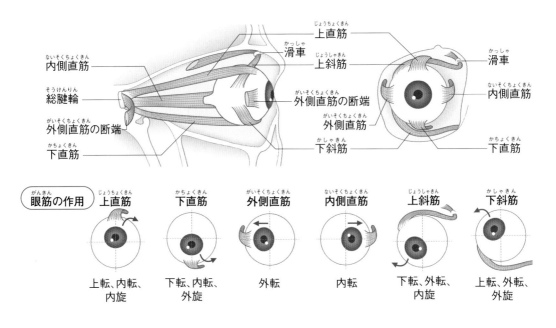

内側直筋
総腱輪
外側直筋の断端
下直筋

上直筋
滑車
上斜筋
外側直筋の断端
外側直筋
下斜筋
下直筋

滑車
内側直筋
下直筋

眼筋の作用

上直筋	下直筋	外側直筋	内側直筋	上斜筋	下斜筋
上転、内転、内旋	下転、内転、外旋	外転	内転	下転、外転、内旋	上転、外転、外旋

図11-3　眼筋

視覚器

- 視覚器は眼球とその付属器官からなる。眼球は、その壁をつくる眼球線維膜、眼球血管膜および網膜を主体とする眼球内膜、それに眼球内の眼房水、水晶体および硝子体から構成される。
- 付属器官としては眼瞼、結膜、涙器、眼筋がある。

眼球の付属器官 (図11-1)

▶眼瞼

- 眼瞼 *eyelid* は眼球の前面をおおう上下に分かれた板状の構造で、外表面は皮膚、内表面は結膜 *conjunctiva* とよばれる粘膜からなる。
- 眼瞼の芯をなす構造は眼瞼板とよばれる結合組織からなり、とくに上眼瞼で発達している。
- 上下の眼瞼板のなかには瞼板腺またはマイボーム腺とよばれる脂腺が縦に並んで配列している。眼瞼には表情筋の1つである眼輪筋が分布している。マイボーム腺の導管がつまり、炎症が起こると結合組織の内圧が上昇し、激しい痛みを伴う。これが麦粒腫、つまり「ものもらい」である。

▶結膜

- 眼瞼の後面をつくる眼瞼結膜 *palpebral conjunctiva* は、結膜円蓋とよばれるポケット状の折れ返りをつくり、一部強膜の前面をおおう眼球結膜 *bulbus conjunctiva* に続く。
- 粘膜からなる結膜が、細菌やウイルスに感染し炎症を起こした状態を結膜炎という。
- 眼球結膜は黄疸 *jaundice* を観察するのに便利であり、眼瞼結膜は貧血 *anemia* を観察するために用いられるので、臨床的にも重要である。

▶涙腺

- 涙腺 *lacrimal gland* は眼球の上外側にある分泌腺で、多数の導管を結膜円蓋の外側部に開口させる。分泌された涙は眼球を潤し、内側部に開口する涙小管を通って涙嚢、鼻涙管を経て下鼻道に運ばれる。

▶眼筋

- 眼球を容れている骨性の眼窩のなかに、眼球を動かすための6個の小さな横紋筋がある (図11-3)。これが眼筋 *oculomotor muscle* である。
- このうち、上直筋、下直筋、内側直筋、下斜筋の4つが動眼神経の支配を受ける。また、上斜筋は滑車神経に、外側直筋は外転神経に支配される (p.187参照)。
- これらの眼筋の運動が制限されると複視が生じ、支配神経の障害が疑われる。

Nursing Eye

兎眼

　兎眼とは眼瞼が十分に閉じないで、半ば開いた状態をいう。顔面神経の麻痺によって眼輪筋の調節機能に障害が主に起こる。この場合には、眼球が乾きやすくなるので保護が必要になる。

結膜の充血

　結膜の血管が拡張し血液がうっ滞しないかぎり、結膜は無色である。結膜の充血は局所の刺激による (たとえば、塵、塩素、煙など)。結膜炎は、ありふれた眼の接触性感染症である。

対光反射

　対光反射のテストは神経学的検査の一環として、ペンライトを使用して行われる。対光反射の反射弓は視神経 (求心路) と動眼神経 (遠心路) で構成され、光に対して瞳孔が急速に縮小する反応である。片眼に光を入れると両眼の瞳孔が縮小するが、これは片眼の網膜からの神経線維が左右の視索に送られるためである。瞳孔括約筋は副交感神経の線維に支配されるため、副交感神経線維を遮断すると、交感神経線維に支配される瞳孔散大筋の作用により瞳孔が拡大する。動眼神経圧迫の初期症状は、障害側での対光反射の遅延であり、見逃してはならない。

---

2 視覚器②

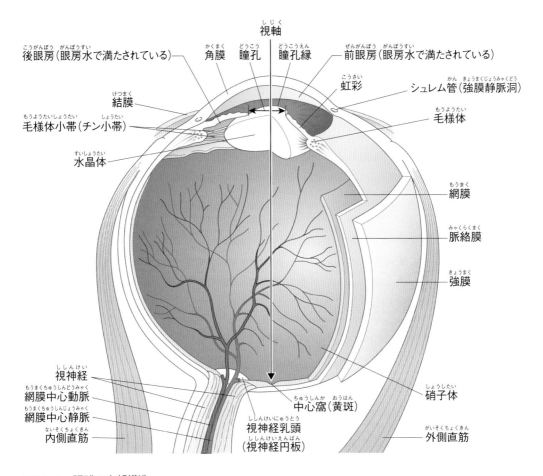

視軸

後眼房(眼房水で満たされている)　角膜　瞳孔　瞳孔縁　前眼房(眼房水で満たされている)

虹彩

シュレム管(強膜静脈洞)

結膜

毛様体

毛様体小帯(チン小帯)

水晶体

網膜

脈絡膜

強膜

視神経

網膜中心動脈

網膜中心静脈

内側直筋

視神経乳頭
(視神経円板)

中心窩(黄斑)

硝子体

外側直筋

図11-4　眼球の内部構造

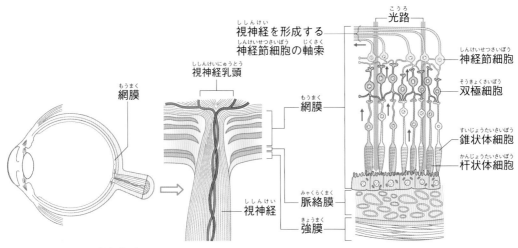

視神経を形成する
神経節細胞の軸索

視神経乳頭

網膜

視神経

網膜

脈絡膜

強膜

光路

神経節細胞

双極細胞

錐状体細胞

杆状体細胞

図11-5　網膜での情報伝達

眼球の内部構造

- 眼球の内部を占める構造物として、水晶体、硝子体および眼房水がある（図11-4）。
- 水晶体 *lens*：特殊な上皮細胞が集合してできたもので、弾力性に富むレンズ様の構造である。水晶体は加齢とともに硬化して、レンズとしての調節機能を低下させる。これが、いわゆる老眼とよばれる状態である。水晶体が白濁する病気を白内障 *cataracta* とよぶが、この場合、水晶体を摘出して、人工水晶体と入れ換える手術によって視力の回復がはかられる。
- 硝子体 *vitreous body*：水晶体と後方にある網膜との間の空所を満たすゼラチン様物質が硝子体である。ここにはヒアルロン酸が含まれる。

眼球内膜（網膜）

- 眼球の神経膜ともよばれる網膜 *retina* は、光の受容器である視細胞と視神経を含み、視覚器としてもっとも重要な部分である。
- 網膜は剥離が起こりやすく、半球をなす網膜の中央部には、中心窩 *fovea centralis* とよばれる小さいくぼみがある。中心窩の周囲には黄色い色素があり、眼底検査では黄褐色にみえるので黄斑 *macula lutea* ともよばれる。この中心窩は、特定の物体を注視したとき焦点が合う部位である。中心窩のやや内側には、視神経の起こる部位にあたる視神経乳頭 *optic papilla*、または視神経円板とよばれる構造があり、眼底鏡では丸くて白い斑として認められる。眼底鏡でみると、視神経の中心を走る網膜中心動・静脈、視神経乳頭の中央から、神経線維が四方に放散し、広く網膜に分布するようすが観察される。眼底部の動脈は加齢による変化、たとえば動脈硬化や糖尿病による血管の病変など、多くの疾患の情報を観察できる重要な部位である。
- 網膜にある光受容細胞には、色彩を認識する働きをもつ錐状体細胞 *cone* と、光の強弱を感受する杆状体細胞 *rod* に区別される。中心窩は錐状体のみを含み、周辺部に向かってその数が減少する。
- 杆状体細胞の先端にある外節にはロドプシンとよばれる視物質が含まれる。ロドプシンはビタミンAから合成されるため、これが不足すると暗い所で物が見えにくくなる。これが夜盲症、いわゆる「とり目」である。また、錐状体細胞の外節にはアイオドプシンが含まれる。

網膜の層構成

- 網膜は、光の進行方向から最も遠い部位である外層から、色素上皮層、杆状体・錐状体層、外境界膜、外果粒層、外網状層、内果粒層、内網状層、神経節細胞層、神経線維層および内境界膜の10層に区別される。
- 網膜における光や色彩の情報の受容は、外果粒層にある杆状体細胞・錐状体細胞とよばれる視細胞 *photoreceptor cell* で行われる。視覚情報は、次の神経である内果粒層の双極細胞 *bipolar neuron* に伝えられ、続いて第3番目の神経である神経節細胞 *ganglion cell* に伝えられる。神経節細胞の軸索突起は第2脳神経である視神経をつくり、この神経が視覚情報を大脳に伝える（図11-5）。

2 視覚器③

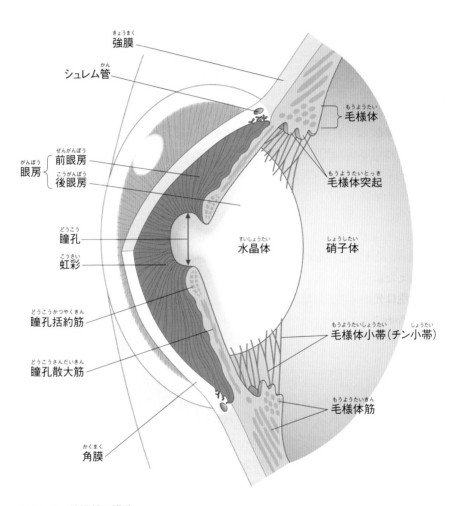

強膜
シュレム管
前眼房
眼房
後眼房
瞳孔
虹彩
瞳孔括約筋
瞳孔散大筋
角膜
毛様体
毛様体突起
水晶体
硝子体
毛様体小帯(チン小帯)
毛様体筋

図11-6　前眼部の構造

眼球線維膜（図11-6）

- 眼房水 *aqueous humor*：眼房とは角膜と水晶体の間の部位を指し、虹彩よりも前を前眼房 *anterior chamber*、後を後眼房 *vitreous chamber* とよぶ。眼房水は眼房を満たすリンパ液であり、虹彩と毛様体から分泌されて強膜静脈洞 *scleral venous sinus*（シュレム管）から静脈に吸収される。また、眼球内圧の維持と水晶体および角膜の代謝活動にかかわり、眼房水の吸収口であるシュレム管が詰まるなどの原因で眼球全体の内圧が高くなると、視神経を圧迫して失明を起こすことがある。これが緑内障 *glaucoma* とよばれる病気で、中年過ぎに多くみられる。

- 眼球線維膜は外膜ともよばれ、強膜と角膜に分けられる。ともに眼球の形状を維持するための強靱な構造である。

- 強膜 *sclera*：線維膜のうち後部の5/6を占める強靱な結合組織からなり、血管や神経の乏しい、いわゆる「しろめ」にあたる部分である。強膜は眼球の形状を保持する働きをすると同時に、眼球の運動にかかわる骨格筋性の眼筋を付着させる。

- 角膜 *cornea*：線維膜のうち前方の1/6を占めるが、角膜が透明であるため虹彩や瞳孔が透けてみえる。角膜には数多くの知覚性神経の自由神経終末が分布しているので、痛覚には敏感である。目に小さな異物が入っても非常に痛く感じられるのはこのためである。

- 角膜は、その辺縁部で眼瞼の裏側にある結膜と強膜とに移行する。この移行部には輪状に走行する強膜静脈洞（シュレム管）があり、眼房水の取り入れ口となる。

眼球血管膜

- 血管膜は中膜またはブドウ膜ともよばれる。血管膜は眼球の後部から順に、脈絡膜、毛様体および虹彩から構成される。

- 脈絡膜 *choroid*：強膜の内側にある脈絡膜は一種の結合組織層で、豊富な血管分布と多量のメラニン色素を備えた細胞を散在させるので、黒褐色を呈する。脈絡膜の毛細血管網は網膜に栄養を運び、色素細胞は光を吸収して、光の散乱を防ぐ働きをする。

- 毛様体 *ciliary body*：脈絡膜の前方に連なり、平滑筋からなる毛様体筋と血管を含む。毛様体筋 *ciliary muscle* が収縮すると、毛様体の内面と水晶体をつなぐ毛様体小帯（チン小帯）がゆるんで水晶体が厚くなる。このように、毛様体筋はレンズの役割をする水晶体の屈折率を変化させ、視覚器の遠近調節をする。毛様体筋をなす平滑筋は、第3脳神経である動眼神経に含まれる副交感神経の支配を受ける。

- 虹彩 *iris*：毛様体の前方につらなる部分で、水晶体の前面にある。その中央に瞳孔 *pupil* という円形の孔をつくる。瞳孔縁の付近には、同心円状に走行する瞳孔括約筋とよばれる平滑筋がある。この筋の収縮によって縮瞳とよばれる瞳孔の収縮が起きる。虹彩のなかを放射状に走る平滑筋性の瞳孔散大筋が収縮すると、瞳孔の拡大が起こる。これが散瞳である。瞳孔括約筋 *sphincter pupillae* は副交感神経の、瞳孔散大筋 *dilator pupillae* は交感神経の支配を受け、瞳孔に進入する光の強さに応じて、瞳孔が伸縮を起こし、光の量を調節する。虹彩にはメラニン顆粒をもった細胞があり、その量が多ければ目の色は黒目がちで、色素の量によって灰色、緑色、さらに少ない場合が青い目になる。

3 聴覚・平衡覚器①

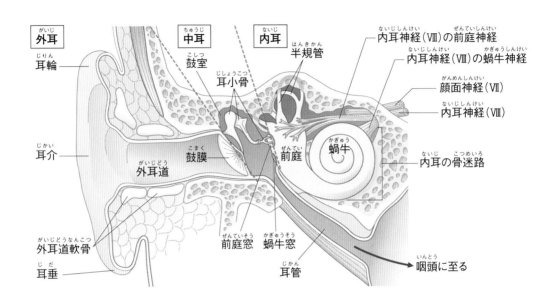

図11- 7　耳の構造

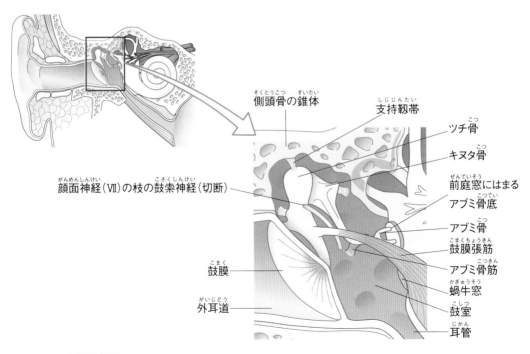

図11- 8　中耳の構造

聴覚・平衡覚器

- 耳は音を聞き取る聴覚と、平衡感覚や回転など身体のバランスを整える平衡覚という重要な機能をする感覚器である。耳は、外耳、中耳および内耳の３部からなる（図11-7）。

外耳

- 外耳とは耳介から鼓膜のある部位までを指し、耳介 *auricle* と外耳道を区別する。

▶耳介

- 体表に表れた、いわゆる「耳」のことで、弾性軟骨を芯にして薄い皮膚におおわれた管状の部分である。一般に皮下組織に含まれる脂肪が少なく、表面積が広くて温熱を放散しやすいので、凍傷を起こしやすい。耳垂とよばれる耳介の下部は結合組織と脂肪を含み、神経の分布が少ないため、ほとんど痛みを伴わずに採血が可能である。また、耳介は、集音装置としても役立っている。

▶外耳道

- ゆるくＳ字状に曲がる外耳道は、伝音および共鳴装置の働きをし、成人では2.5cmほどの長さで、６mmほどの直径をもつ。外耳道の皮膚には耳毛が生えており、脂腺のほか耳道腺とよばれるアポクリン汗腺を備える。脂腺と耳道腺の分泌物が耳垢となる。外耳道の外側１/３は軟骨性、内側２/３は骨性外耳道とよばれる。後者の皮膚は薄く、骨膜に接しているので、痛みに敏感である。

中耳

- 中耳は鼓膜 *tympanic membrane*、鼓室 *tympanic cavity* および耳管 *auditory tube* からなり、外耳で集められた音の振動が鼓膜を介して中耳に伝えられる（図11-8）。

▶鼓膜

- 外耳道との境界をなし、卵円形で漏斗状の薄い線維性膜からなる。鼓膜の外耳道側は皮膚に、鼓室側は粘膜におおわれ、知覚神経に富む。鼓膜は外耳道に対して約45度傾斜しているので、強い音の振動でも破損しにくい。

▶鼓室

- 鼓膜と内耳の間に位置し、側頭骨の錐体乳突部（岩様部）のなかにある空所である。鼓室にはツチ骨、キヌタ骨、アブミ骨とよばれる３つの耳小骨が、それぞれ関節をつくり連結している。ツチ骨は鼓膜に、アブミ骨は前庭窓 *oval window* を介して内耳に接して音波の骨伝導を行う。
- 耳小骨には耳小骨筋が付着しており、強い振動に対し反射的に収縮して鼓膜と耳小骨の振動を抑制するので、内耳に必要以上の強い刺激が伝わるのを防ぐ。

▶耳管

- 鼓室と咽頭腔をつなぐ管で、通常は閉じているが、唾や食物を飲み込んだり、あくびをしたりすることで管が開く。耳管は、鼓室内圧と大気圧を等しくすることによって、音の聞こえかたを正常に保つのに役立つ。

Nursing Eye　耳の炎症と痛み

　炎症の場が外耳か、あるいは中耳かによって痛みの種類が異なる。外耳炎では、耳介を引っ張るなどの物理的刺激を与えると痛みが増強するのが特徴である。一方、中耳炎ではこのような痛みはなく、耳閉感や難聴を伴うことが多い。外耳炎は、水泳の後に外耳を乾燥させずにいること、ピアスなどからの皮膚の細菌感染が原因となり得る。一方、中耳炎の多くは上気道の感染に続発したものであり、鼓膜に膿や滲出液の貯留を認める。

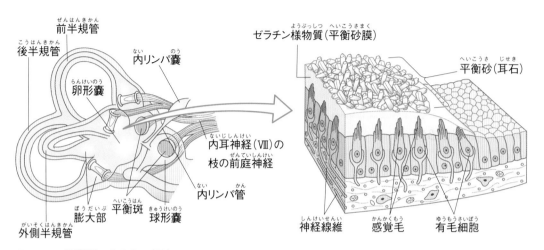

図11-9　平衡覚にかかわる器官

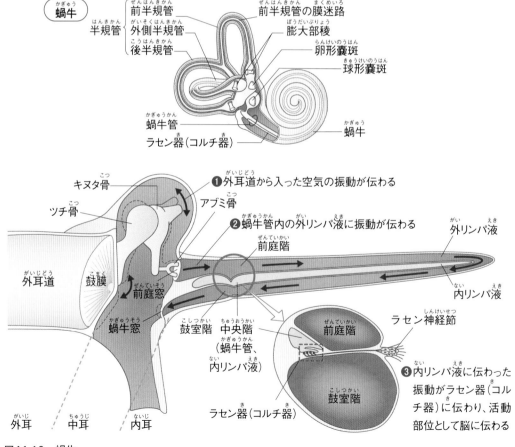

図11-10　蝸牛

内耳

- 内耳には、聴覚と平衡覚にかかわる感覚器がある。
- 側頭骨の錐体乳突部（岩様部）とよばれる部位に、複雑な形をした中空の骨迷路がある。その骨迷路のなかに膜迷路が納められている。
- 骨迷路と膜迷路の隙間に外リンパ液が、膜迷路の内部には内リンパ液が満たされている。
- これらの迷路は前庭、蝸牛、半規管からなり、それぞれが感覚器として機能する。

▶前庭

- 前庭 vestibule は蝸牛と骨半規管の間に位置し、膜迷路のなかに卵形嚢と球形嚢とがある。
- 卵形嚢 utricle は半規管と、球形嚢 saccule は蝸牛管とそれぞれ連結している。
- 両嚢とも内壁の一部が肥厚して平衡斑 macula を形成し、ここに分布する有毛細胞が身体の平衡に関する情報を感受し、この細胞の軸索突起が前庭神経をつくる（図11-9）。

▶蝸牛

- 蝸牛 cochlea とは、すなわちカタツムリの形をした2回転半のらせん状の管構造である。
- 蝸牛は、中央にある膜迷路の蝸牛管と、上段の前庭階と下段の鼓室階からなる。前庭階と鼓室階はともに骨迷路を構成し、外リンパ液で満たされる（図11-10）。
- 蝸牛管の床の部分には、コルチ器またはコルチのらせん器 spiral organ とよばれる、音を感受する装置がある。コルチ器にある有毛細胞から起こる知覚神経線維束は、蝸牛神経として、前述の前庭神経と合流して第8脳神経である内耳神経をつくる。

▶半規管

- お互いに直交する3つの面上でアーチを描く管状の構造で、それぞれに膨大部とよばれる膨らみをつくる。膨大部の内面では、特殊な感覚細胞の集団が膨大部稜を形成し、ここでは身体の回転運動の情報が感受される。ここにある感覚細胞の軸索突起が前庭神経として内耳神経に加わり、回転にかかわる神経情報を中枢に伝える。

Nursing Eye

めまい

めまいは、内耳の異常、内耳から起こる知覚神経系の異常、内耳の機能を支える循環器系の異常などが原因で起こる。内耳から起こる前庭神経に障害が起こると、めまいが発生し、発作をくり返す場合にはメニエール病が疑われる。

めまいの原因は、前庭性のものと非前庭性のものとに大別される。前庭性の場合は、回転性のめまいが特徴的で、天井がぐるぐる回る感じがする。一方、非前庭性の場合は身体が宙に浮いた感じがする。前庭性のものは、炎症による場合が多く、しばらくの間安静を必要とする。

めまいに関連して、聴覚の症状として耳鳴りや難聴を伴う場合には内耳性のめまいの可能性が高く、突発性難聴の可能性も含めて対応を急がなければならない。

めまいは、しばしば吐き気や嘔吐を伴い、患者にとって非常に苦痛なものであるため、頭部の安静に配慮が必要である。

伝音性難聴と感音性難聴

末梢から中枢に至る聴覚伝導路のどこに障害があっても聴力障害、耳鳴（蝸牛管に損傷が及ぶ際の耳鳴り）が起こりうる。聴力障害は大きく2つのタイプに分けられる。

- 伝音性難聴：外耳か中耳の何らかの原因で前庭窓か蝸牛窓の運動が障害される。伝音性難聴の人は、自分の声が背景の音よりも強く聞こえるので、小さな声で話すことが多い。音を大きくすれば聞こえるため、補聴器の使用が有効である。慢性中耳炎など主に中耳の疾患でみられる。
- 感音性難聴：内耳やそれより奥の中枢神経系の原因による。高音域の音が聞こえにくくなったり、複数の音を聞き分けることが難しくなる、突発性難聴、老人性難聴、メニエール病など内耳の疾患や聴神経腫瘍など中枢の疾患でみられる。

4 舌と味覚

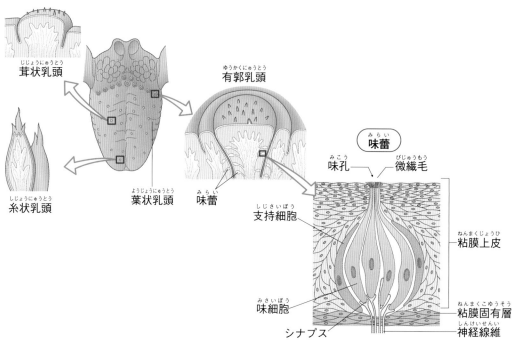

図11-11 味覚器

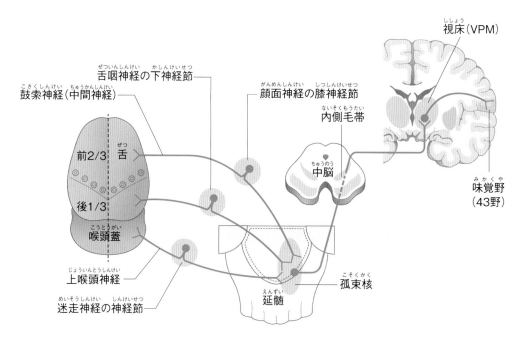

図11-12 味覚の神経伝導路

味覚器

● 味覚器として機能するのは、舌の粘膜に分布する味蕾taste budである。「つぼみ」に似た形をしているため、味蕾と名付けられているが、この味蕾は重層扁平上皮からなる舌の葉状乳頭foliate papillaeと有郭乳頭vallate papillaeの側面のなかに分布する。味蕾には味細胞とよばれる感覚細胞がある（図11-11）。1つの味蕾に20～30個の味細胞taste cellが分布している。口腔内で唾液に溶けた化学物質が、味蕾の表面にある味孔とよばれる小さな孔を通って味細胞を刺激する。

● 乳幼児では味蕾は舌乳頭のほかに口蓋、咽頭、喉頭蓋の粘膜にも分布しているが、年齢とともに減少し、40歳を過ぎると著しく退化し、感受性も低下するといわれる。

味覚の神経伝導路

● 味細胞の興奮は神経によって中枢に伝えられる。味覚を伝える神経は舌の前2／3では顔面神経が、舌の後方1／3は舌咽神経がかかわる（図11-12）。

● 顔面神経の分枝である鼓索神経や舌咽神経によって伝えられる味覚の情報は、脳幹部にあるそれぞれの味覚神経核に伝えられる。さらに脳幹部から視床を経て大脳皮質の味覚野に伝えられ味覚を感受する。

● 舌の粘膜は味覚のほかに、痛みを感受する神経の支配も受けている。三叉神経からの枝である舌神経は、口腔底や舌の粘膜に分布して、痛みを感受する。舌咽神経は舌の後方1／3の味覚と同様に、痛みにも感受する。

● 迷走神経に含まれる知覚神経は舌根や喉頭、喉頭蓋の粘膜に分布している。

味の種類

● 舌は酸味、塩味、甘味、苦味の4種類を区別して感受する。これら4種の味覚に対する感受性は舌の部位によって異なり、酸味は舌の外側縁で、塩味は舌の尖端部と周縁で、甘味は舌尖tip of tongueで、そして苦味は舌根base of tongueでもっとも強く感受するとされていた。しかし、近年では舌の部位による感受性に違いはないといわれている。

Nursing Eye

舌苔

　舌乳頭などに、はがれ落ちた粘膜上皮や食物のかす、口内細菌などが付着して舌の表面が白っぽくみえることがある。これを舌苔という。消化管の障害や高熱を出した場合にみられることがある。

　とくに高齢者では、舌がひどく乾燥している場合は肺炎などによる発熱が考えられる。このような場合は、当然ながら味の感覚は著しく低下する。

　このように、舌の表面は口腔内の清浄が不十分な場合や、胃腸などの消化管の働きをよく反映するので、日常的な観察が重要である。

嘔吐反射

　舌の前半部に触れても不快な感覚は生じないが、舌の後半部に触れると嘔吐を催す。舌咽神経と迷走神経が反応して咽頭の筋収縮をもたらす。舌咽神経の分枝が嘔吐反射の求心路となる。

感覚器系

5 皮膚と知覚①

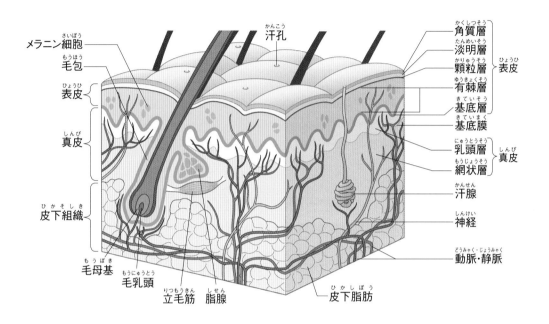

図11-13　皮膚の構造

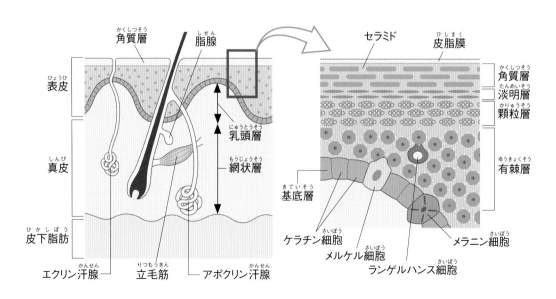

図11-14　表皮の構造

皮膚

- 皮膚 *skin* は、身体の表面をおおう重層扁平上皮からなる。これは単に表層をおおっているだけでなく、外界や身体の内部からのさまざまな刺激に対してすばやく反応できる、精密な構造になっている（図11-13）。
- 同じ上皮組織である消化管の粘膜上皮と比較しても、その機能的な特殊性は理解できる。
- 皮膚が感覚器として扱われるのは、知覚神経の支配を豊富に受けていることによる。近年、皮膚の破綻はアトピー性皮膚炎など、皮膚アレルギー疾患につながるのみならず、喘息など他臓器におけるアレルギー疾患につながることが明らかにされつつある。
- 皮膚は、身体の内部のさまざまな情報をもたらしているため、皮膚を日常的に注意深く観察することは臨床的に重要な意味があることはいうまでもない。

▶皮膚の構築

- 皮膚は身体の全体をおおい、機械的な刺激や水分の消失から身体を守り、有害物質に対する関門として機能する。
- 体温の調節や、さまざまな不要な物質を汗として排泄するほか、温覚、冷覚や触覚、痛覚などを感受する知覚神経を豊富に分布させ、外部環境の変化に対応している。
- 皮膚は表層から表皮と真皮からなる。その下にある皮下組織は疎性結合組織からなり、皮膚と深層の筋膜や骨格筋などの構造とを結びつけている（皮下組織は、皮膚の構成には加えない）。
- 爪や毛、汗腺、脂腺などは皮膚の付属器として局所的に特殊化した構造で、皮膚とこれらの付属器をあわせて外皮とよぶ。

▶表皮

- 表皮 *epidermis* は重層扁平上皮からなり、基底部から表層に向かって基底層、有棘層、淡明層、角質層が区別される（図11-14）。
- 表皮の厚さは身体の部位によって異なり、とくに薄い部位では上記の層構造の区別が明瞭でない。
- 表皮の細胞は基底層から表層に向かってしだいに成熟して角質化し、最表層は死滅した緻密な扁平細胞からなっている。
- 皮膚の色素沈着にかかわるメラニン細胞の数は少ない。
- 表皮は完全に血管を欠くので、表皮の細胞は真皮に分布する毛細血管によって養われる。
- 表皮にはこのほかにランゲルハンス細胞やメルケル細胞がみられる。発生学的観点からはマクロファージに分類されるランゲルハンス細胞は、皮膚に浸入した微生物に対する免疫反応を担う。通常、有棘層に存在しているが、活性化すると角質層直下まで樹状突起を伸ばして外界からの病原因子をとらえる。メルケル細胞はやさしくゆっくりと押される刺激を受容し、求心性神経につたえる。

▶真皮

- 身体の部位によって真皮 *dermis* の厚さが異なる。眼瞼や陰嚢ではとくに薄く、手掌や足底の真皮は厚い。
- 結合組織からなる真皮は、膠原線維や弾性線維を主成分としており、引っ張りに強く弾力性に富む。このため、真皮をつくる結合組織は緻密性結合組織 *compact connective tissue* とよばれる。
- 表皮に向かって突出する真皮乳頭は、毛細血管や知覚神経終末を進入させている。
- 知覚神経終末の構造が多様性を示すことは、皮膚が受けるさまざまな刺激に対して選択的に反応するのに有利であると思われるが、特定の構造をもつ神経終末と特定の感覚との正確な関連性は、かならずしも明らかでない。

5 皮膚と知覚②

皮下組織

● 真皮の下には皮下組織 subcutaneous tissue がある。皮下組織に分布する膠原線維の量は、真皮と比較してはるかに少ないが、多量の脂肪細胞が集合して皮下脂肪層をつくる。

● 皮下の脂肪組織は体内における脂肪の貯蔵庫でもあり、体温の調節にも役立っている。さらに、さまざまなアディポカイン（脂肪組織由来生理活性タンパク質・ペプチド）を分泌して全身代謝などに影響を与える内分泌臓器である。皮下組織における結合組織の分布が真皮にくらべて少ないため、疎性結合組織 loose connective tissue とよばれる。

● 皮下組織の線維構造は、体表面と水平に走行する傾向があるため、体表の大部分の皮膚は、下層にある筋や骨などから容易に浮かせて動かすことができる。しかし、手掌や足底などの皮膚では、皮下組織に分布する膠原線維などの線維構造が豊富で、また表皮に向かって縦に走る線維が多くみられることから、皮膚の動きは制限される。

Nursing Eye 創傷治癒過程 *wound healing*

創傷は、治癒に要する期間によって急性創傷と慢性創傷に分けられ、適切な治療を行っていても一定期間内（最近では30日あるいは3週間とする意見が多い）に治癒しない創傷を臨床的に「慢性創傷」ととらえている。

急性創傷は受傷後に、①止血、②炎症期（炎症性細胞の集積、創部の清浄化）、③増殖期（上皮形成、肉芽形成、血管新生、コラーゲン合成）、④再構築（結合組織タンパク質である細胞外マトリクスの合成と分解）のプロセスを経て順調に治癒に至る。現在では、良好な肉芽形成には適切な湿潤環境が必要であるという「Moist wound healing」理論が標準化している。

創傷と瘢痕

真皮内の膠原線維は互いに束をなして平行に配列する。皮膚を外科的に切開するときには、この線維束の走行に沿って創を加えると、皮膚に対する損傷が少なく、瘢痕の少ない創傷の治癒が得られやすい。

真皮内の膠原線維束は、皮膚の裂隙線（ランゲル線、または皮膚割線ともよぶ）の方向と一致し、上肢や下肢の皮膚では縦方向に、体幹では水平方向に走ることが知られている。

眼瞼周囲、多方向への運動性を有する頸部、呼吸運動とともに伸縮する前胸部、四肢の関節などが瘢痕の好発部位である。

基本的に手術治療が必要となることが多いが、軽度で受傷後早期の場合は圧迫やテーピングによる保存的治療で改善する可能性がある。

熱傷による皮膚損傷

熱傷の重傷度は、受創面積と皮膚損傷の深さによって決まる。受創面積は水分の喪失や循環器系の機能変化に深くかかわる。

成人の場合は、ナイン（9）の法則によって障害を受けた範囲の体表面積に占める割合を計算し、重傷度を判定している（図11-15）。

表　熱傷深度別の臨床症状、局所所見

Ⅰ度（表皮に限局）	ヒリヒリ感、発赤
Ⅱ度（表皮〜真皮） 　SDB（浅達性Ⅱ度熱傷：真皮浅層まで） 　DDB（深達性Ⅱ度熱傷：真皮深層まで）	 強い自発痛・圧痛・水疱形成 鈍い自発痛・圧痛・表皮剥離・水疱形成
Ⅲ度（表皮〜皮下組織）	自発痛・圧痛なし、白色あるいは褐色に焼け焦げて硬く伸展性のない皮膚

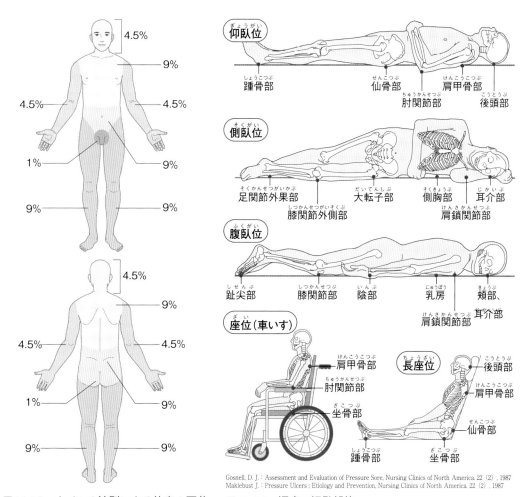

図11-15　ナインの法則による体表の区分　　図11-16　褥瘡の好発部位

仰臥位
踵骨部　仙骨部　肩甲骨部
肘関節部　後頭部

側臥位
足関節外果部　大転子部　側胸部　耳介部
膝関節外側部　肩鎖関節部

腹臥位
趾尖部　膝関節部　陰部　乳房　頬部、
肩鎖関節部　耳介部

座位（車いす）
肩甲骨部
肘関節部
坐骨部
踵骨部

長座位
後頭部
肩甲骨部
仙骨部
坐骨部

Gosnell, D. J. : Assessment and Evaluation of Pressure Sore, Nursing Clinics of North America. 22（2）, 1987
Maklebust J. ; Pressure Ulcers ; Etiology and Prevention, Nursing Clinics of North America. 22（2）, 1987

　　熱傷の深度はⅠ度からⅢ度に分けられ、Ⅱ度についてはさらにSDB (superficial dermal burn) とDDB (deep dermal burn) とに区別される。この損傷の深度の違いが、瘢痕をどの程度残すかにかかわる。
　　DDBの場合は、水疱の底部にある真皮が蒼白で貧血状態を呈し、瘢痕を残す可能性が大きい。
　　Ⅲ度の場合は、皮膚全体に損傷がおよんでいるので、皮膚移植が必要となる。

褥瘡

　　高齢化と疾病の慢性化によって、褥瘡 pressure ulcer の発症率が増加している。
　　褥瘡は治療が難しく、痛みや外観の変化を伴うことが多く長期入院の原因ともなる。
　　褥瘡とは持続的に圧迫を受けることで発症し、最終的には圧迫部の皮膚が損傷する病変のことである。骨突出部に発生することが多く（図11-16）、体表から観察される組織障害の程度によって分類される。褥瘡の深達度分類には他種類あるが、米国褥瘡諮問委員会 (NPUAP) によるステージ分類（Ⅰ〜Ⅳ度）が国内外で広く用いられている。さらに2007年の改訂で「DTI (deep tissue injury) 疑い」と「判定不能」が評価基準に加わった。「DTI疑い」とは、初期の段階では一見真皮までの損傷にみえるが、実際は皮下組織が壊死している状態を指す。褥瘡は段階的にⅠからⅣ度へと進行するとはかぎらない。皮下組織におけるポケットや空洞の拡がりなどは、Ⅳ度の特徴としてみられることが多い。
　　近年、日本褥瘡学会が作成したDESIGN-R®2020 (過去2008、2013年改訂) が浸透しており、2020年の改訂時に「深部損傷褥瘡 (DTI) 疑い」と「臨界的定着 (クリティカルコロナイゼーション) 疑い」が追加された。
　　褥瘡は、全身状態を鋭敏に反映する疾患であり、昨今の診療報酬改定に伴い、褥瘡対策チームによる診療体制が求められている。

5 皮膚と知覚③

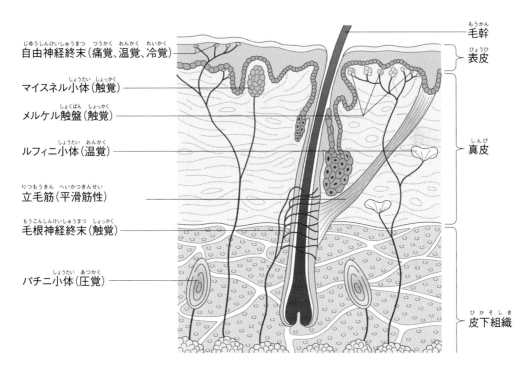

自由神経終末(痛覚、温覚、冷覚)
マイスネル小体(触覚)
メルケル触盤(触覚)
ルフィニ小体(温覚)
立毛筋(平滑筋性)
毛根神経終末(触覚)
パチニ小体(圧覚)

毛幹
表皮
真皮
皮下組織

図11-17　知覚神経終末

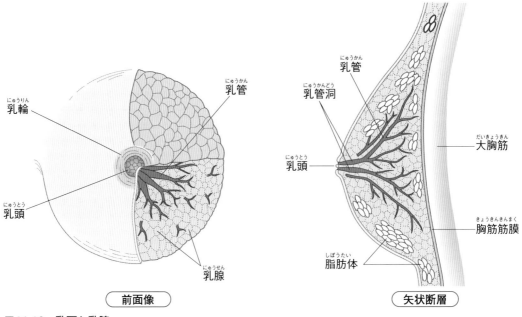

乳輪
乳管
乳頭
乳腺

前面像

乳管
乳管洞
乳頭
大胸筋
胸筋筋膜
脂肪体

矢状断層

図11-18　乳房と乳腺

知覚神経終末の構造と機能

- 皮膚で感じる感覚の質は身体の部位によって異なるように、知覚神経の分布密度も一様でなく、構造の違ういくつかの神経終末が異なる感覚に関連していると考えられている（図11-17）。
- 自由神経終末は皮下組織と真皮に分布するが、一部の終末は表皮内に達し、温覚や痛覚に関連すると理解されている。自由神経終末は毛包にも巻きついており、毛の振動の知覚に関与している。マイスネル小体は真皮乳頭内に終末を分布させ、触覚にかかわる。圧覚にかかわるパチニ小体（ファーター・パチニ小体）は真皮の深層や皮下組織層にみられ、手掌や足底に多数分布する。
- 皮膚組織のなかにはこれらの知覚神経のほかに、血管壁や立毛筋、汗腺の腺細胞を調節する自律神経が分布している。

皮膚の付属器官（皮膚腺）

▶汗腺

- 汗腺 sweat gland はらせん状の長い管状の腺で、口唇、陰茎亀頭および陰核を除くすべての皮膚に分布する。汗腺の主な機能は汗が蒸発するときに皮膚から気化熱を奪って、体温を冷却することである。汗腺は手掌や足底に多く見られ、体温調節に関係するエクリン汗腺と、腋窩や肛門周辺にあるアポクリン汗腺の2種類に区別される（p.208、図11-14参照）。
- アポクリン汗腺の導管はエクリン汗腺と構造的に類似するが、前者では毛包に開口する。体臭はアポクリン汗腺の分泌物による。外耳道の耳道腺もアポクリン汗腺の一種である。

▶脂腺

- 脂腺 sebaceous gland から分泌される脂肪性の分泌物は、毛につやを与えるとともに皮膚を滑らかにする働きがある。脂腺には毛をもつものと、もたないものがあり、毛のない陰茎亀頭、小陰唇、陰核、乳頭の脂腺は独立脂腺とよばれる。

▶乳腺

- 乳腺 mammary gland は思春期以降の女性で乳房 mamma を形づくる、大きく発達した皮膚腺 skin gland である（図11-18）。
- 多量の脂肪と少量のタンパク質を分泌するが、分泌の様式や構造はアポクリン汗腺に類似する。
- 乳腺の分泌部は平滑筋によってかご状に取り囲まれ、乳児が乳頭を吸うとその刺激で下垂体後葉からオキシトシンが分泌され、このホルモンの刺激により平滑筋が刺激され乳汁が分泌される。
- 乳頭 papillae の周辺にある円板状の部位を乳輪 areola とよぶ。ここの皮膚にはメラニン色素が多く暗調を呈する。乳輪には特殊な乳輪腺とよばれるアポクリン汗腺がある。
- 乳房は、発達した乳腺とその隙間を埋める多量の脂肪組織からなる膨らみである。
- 乳腺が皮膚の付属器官である証拠に、正常な乳房は下層にある大胸筋や、その筋膜から容易に動かすことができる。

....

Nursing Eye　乳腺の炎症

　乳腺炎は乳頭部の傷などから細菌感染を起こすもので、産褥授乳期に多い。乳腺炎の慢性型では炎症症状に乏しく、かたく膨れるため、乳癌の疑いとして検査されることがある。

乳癌

　乳癌は、一般的にはリンパ管を伝わって拡がり（リンパ行性転移）、乳房から主に腋窩リンパ節へと癌細胞を運ぶ。癌によるリンパ管の閉塞は、リンパ浮腫（皮下組織へのリンパ液の過剰な貯留）を引き起こす。その結果、乳頭の偏位、皮膚の肥厚化をきたす。乳腺と腋窩リンパ節は表層に存在するので、原発性あるいは転移性の腫瘍は乳房の触診で早期に発見し得る。

....

5 皮膚と知覚④

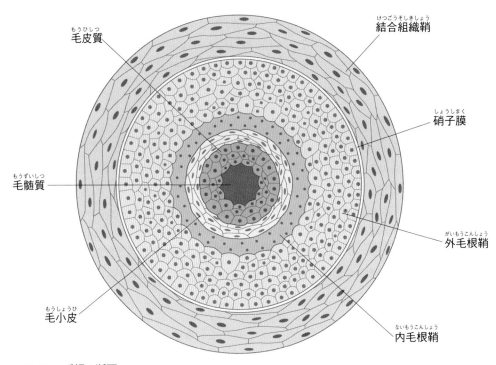

毛皮質
もうひしつ

結合組織鞘
けつごうそしきしょう

硝子膜
しょうしまく

毛髄質
もうずいしつ

外毛根鞘
がいもうこんしょう

毛小皮
もうしょうひ

内毛根鞘
ないもうこんしょう

図11-19　毛根の断面

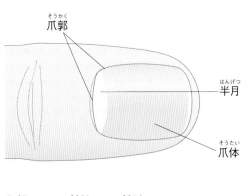

爪郭
そうかく

半月
はんげつ

爪体
そうたい

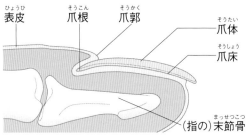

表皮
ひょうひ

爪根
そうこん

爪郭
そうかく

爪体
そうたい

爪床
そうしょう

(指の)末節骨
まっせつこつ

図11-20　爪の構造

毛

- 毛 *hair* は手掌、足底、口唇、包皮、陰茎亀頭、陰核、小陰唇および大陰唇の内面をのぞき、ほとんど全身の皮膚にみられる。毛の長さと太さは、身体の部位や人種によっても異なる。
- 1本の毛は皮膚に埋まった**毛根** *hair root* と、体表の表面からさまざまな長さで伸び出た**毛幹** *hair shaft* からなる。
- 毛根の下端部は膨らんで**毛球** *hair bulb* をつくり、その深側から真皮が円錐状に進入して**毛乳頭** *hair papilla* をつくる。毛乳頭は血管を含み毛球の細胞に栄養を与える。
- 個々の毛根は、**毛包** *hair follicle* とよばれる上皮性細胞が管状に陥入してできた鞘に包まれる。
- 深部毛包の壁と真皮浅層とを結びつけている平滑筋を**立毛筋** *arrector pili* とよぶ。立毛筋は交感神経の支配を受け、収縮すると毛を直立させるとともに、脂腺を圧迫して分泌物の放出を促す。

▶毛の構造

- 毛は毛髄質、毛皮質、毛小皮の3層からなる。毛髄質は毛の中心部にあり明るい大きな細胞が柱状に並んでいる。毛皮質は、メラニン色素を多くふくみ角化した細胞が重なり合ってできている。毛小皮は1層の薄い細胞からなり、皮質の表面を取り囲んでいる。
- 毛包は、内層にあって皮膚の上皮につづく上皮性毛包と、外層の結合組織からなる結合組織性毛包からなる。上皮性毛包はさらに内毛根鞘と外毛根鞘とが区別される。外毛根鞘のまわりを結合組織性の毛包が鞘状に取り囲んでいる（図11-19）。
- 外毛根鞘の付近には知覚神経が取り囲むように分布して、毛の触覚受容に関係している。

爪

- 爪 *nail* は、手足の指の先端部背側面をおおう硬くて弾性のあるケラチン構造物である。従来、表皮の角層が特殊に分化したものが爪と考えられていたが、近年のケラチン分子の解析により、爪は表皮と毛の両方の性質をあわせもつ組織と考えられている。
- 皮膚からつくられた角化した板状構造を**爪体** *body of nail* とよび、その基部を**爪根** *nail root* とよぶ（図11-20）。
- 爪の周囲にある皮膚の部分は、ひだ状の高まりをなし、爪体におおわれる指の背側面を**爪床** *nail bed* とよぶ。
- 爪体の大部分は明るく透明である。つめのピンクの色調は下層にある毛細血管床の色が透けてみえているからである。

Nursing Eye

脱毛
　がんの化学療法による脱毛は頭部の広範囲に起こるが、薬物の使用を止めれば回復する。しかし、毛包は胎生期に一定数つくられると、その後に新生されないため、外傷や熱傷によって破壊されると永久に発毛することはない。

爪の形態変化
　爪はさまざまな生体情報をもたらしてくれる。爪床の色があせてみえるときには貧血が疑われる。爪に縦の亀裂がある場合は、栄養状態の不良や重度の貧血が考えられる。スプーン状に陥凹した爪は、鉄欠乏性の貧血にみられる。

血中酸素飽和度（SpO₂）測定時の留意点
　血液中の血中酸素飽和度（SpO_2）は、指先にパルスオキシメーターを装着し、簡便かつ非侵襲的に測定できる。パルスオキシメーターは赤色光・赤外光の2種類の光を利用して血液中の酸化ヘモグロビンの割合を算出する。正確に測定するためには、末梢循環不全や圧迫による血流阻害、爪へのマニキュア塗布による透過光の阻害に留意する必要がある。

問1 褥瘡の深達度分類で水疱形成のステージはどれか。 （第111回、2022年）

1．Ⅰ
2．Ⅱ
3．Ⅲ
4．Ⅳ

問2 眼の遠近調節を行う筋はどれか。 （第111回、2022年）

1．下斜筋
2．下直筋
3．毛様体筋
4．上眼瞼挙筋
5．瞳孔括約筋

問3 感覚受容にリンパ液の動きが関与するのはどれか。2つ選べ。 （第110回、2021年）

1．嗅 覚
2．聴 覚
3．味 覚
4．振動感覚
5．平衡感覚

問4 眼球に入る光の量を調節するのはどれか。 （第109回、2020年）

1．角 膜
2．虹 彩
3．瞳 孔
4．水晶体
5．毛様体

問5 耳の感覚器と刺激との組合せで正しいのはどれか。 （第105回、2016年）

1．蝸牛管 —— 頭部の回転
2．球形嚢 —— 頭部の傾き
3．半規管 —— 鼓膜の振動
4．卵形嚢 —— 骨の振動

問6 皮膚の構造と機能について正しいのはどれか。 （第104回、2015年）

1．皮膚表面は弱酸性である。
2．粘膜は細菌が繁殖しにくい。
3．皮脂の分泌量は老年期に増加する。
4．アポクリン汗腺は全身に分布している。

問7 次の文を読み、問いに答えよ。 （第104回、2015年）

Aさん（35歳、男性、建設業）は、両親と3人で暮らしている。3年前の仕事中に屋根から転落して、第12胸髄を損傷した。1か月前から車で作業所に通い、作業中はほとんど車椅子に座っている。週1回の訪問看護を利用している。訪問時、仙骨部に軽度の発赤を認めた。褥瘡悪化予防のためにAさんに勧める内容で最も適切なのはどれか。

1．仙骨部のマッサージを行う。
2．リクライニング式の車椅子を利用する。
3．作業中にプッシュアップ動作を取り入れる。
4．座るときは膝関節と股関節を60度に曲げる。

問8 創傷の治癒過程における増殖期の状態はどれか。 （第103回、2014年）

1．コラーゲンが成熟する。
2．基底細胞が創面を覆い始める。
3．血管内皮細胞が新しい血管を形成する。
4．マクロファージによって創内の細菌が排除される。

問9 次の文を読み、問いに答えよ。 （第103回、2014年）

Aちゃん（1歳0か月、女児）は、つかまり立ちをしようとしてテーブルの上に手をかけたところ、熱い味噌汁の入ったお椀をひっくり返して前胸部と右前腕に熱傷を負ったため母親とともに救急外来を受診した。来院時、Aちゃんは、体温36.8℃、呼吸数36/分、心拍数120/分、血

▶解答
問1 2 問2 3 問3 2、5 問4 2 問5 2 問6 1 問7 3 問8 3

圧90/60mmHgであり、機嫌が悪く泣いている。

　Aちゃんの前胸部と右前腕には発赤と一部に水疱がみられ、看護師が創部に軽く触れると激しく泣いた。Aちゃんの熱傷の受傷深度として考えられるのはどれか。

1．Ⅰ度
2．浅達性Ⅱ度
3．深達性Ⅱ度
4．Ⅲ度

問10　加齢による視覚の変化とその原因の組合せで正しいのはどれか。

（第103回、2014年）

1．老　視　――――――　毛様体筋の萎縮
2．色覚異常　――――――　眼圧の亢進
3．視野狭窄　――――――　散瞳反応時間の延長
4．明暗順応の低下　――　水晶体の硬化

問11　チアノーゼの際の皮膚の色に最も近いのはどれか。　（第102回、2013年）

1．青
2．赤
3．黄
4．白

問12　仰臥位での褥瘡好発部位はどれか。

（第102回、2013年）

1．仙骨部
2．内顆部
3．腸骨稜部
4．大転子部

問13　表在感覚の受容器が存在する部位はどれか。　（第102回、2013年）

1．筋肉
2．皮膚
3．関節
4．骨

問14　次の文を読み、問：1〜3に答えよ。

（第102回、2013年）

　Aさん85歳、男性は、5年前に発症した右脳梗塞の後遺症のため、左半身麻痺がある。現在、療養病床に入院中である。右膝関節の軽度拘縮のため、ベッド上で過ごすことが多く、自力で体位変換をすることができない。全身の発汗が多く、便失禁と尿失禁とがあり、1日5回以上のオムツ交換を行っている。仙骨部に褥瘡を認め、創底の直径は5cm、創面は黄色、皮下脂肪組織までの欠損がある。毎日1回の褥瘡処置を行っている。現在のAさんは身長162cm、体重48kgである。

問1：Aさんの褥瘡の深達度はどれか。

　　1．ステージⅠ
　　2．ステージⅡ
　　3．ステージⅢ
　　4．ステージⅣ

問2：2週後、Aさんの褥瘡は創面に肉芽組織と軟らかい壊死組織があり、周囲に新しい直径5mmの水疱ができていた。このときのケア方法として適切なのはどれか。

　　1．水疱はつぶす。
　　2．壊死組織は取り除かない。
　　3．微温湯で創面を洗浄する。
　　4．洗浄後は創面を乾燥させる。

問3：肛門周囲の皮膚は湿潤しており暗赤色であった。看護師の対応で適切なのはどれか。

　　1．殿部をアルカリ性石鹸で洗浄する。
　　2．肛門周囲の皮膚に保護オイルを塗布する。
　　3．肛門周囲の皮膚をマッサージする。
　　4．ベッドにウレタンマットレスを敷く。

▶解答
問9　2　　問10　1　　問11　1　　問12　1　　問13　2　問14　問1：3、問2：4、問3：2

参考文献

1）吉川文雄：人体系統解剖学、南山堂、1984

2）藤田恒夫：入門人体解剖学、改訂第5版、南江堂、2012

3）藤田恒太郎：人体解剖学、改訂第42版、南江堂、2003

4）越智淳三：解剖学アトラス、第3版、文光堂、1992

5）伊藤隆：ナースのための解剖学、南山堂、1992

6）A.シェフラー、S.シュミット著、三木明徳、井上貴央監訳：からだの構造と機能、西村書店、1999

7）窪田金次郎、G.H.シューマッハー：図説体表解剖学、朝倉書店、1992

8）竹内修二：クイックマスターブックス解剖生理学、医学芸術社、2003

9）川原礼子、渡辺皓：図解人体構造学、看護の科学社、1997

10）牛木辰男：入門組織学、南江堂、2002

11）養老孟司：新版看護学全書1 人体の構造と機能、解剖学、メヂカルフレンド社、1999

12）F.H.マティーニ他著、井上貴央監訳：カラー人体解剖学—構造と機能：ミクロからマクロまで、西村書店、2003

13）境章：新訂 目でみるからだのメカニズム、医学書院、2000

さくいん

新訂版
図解ワンポイント 解剖学 第2版

編著者	渡辺 皓（わたなべ ひろし）
発行人	中村雅彦
発行所	株式会社サイオ出版
	〒101-0054
	東京都千代田区神田錦町 3-6 錦町スクウェアビル7階
	TEL 03-3518-9434　FAX 03-3518-9435
カバーデザイン	Anjelico
DTP	(有)マウスワークス
本文イラスト	(株)日本グラフィックス
印刷・製本	(株)朝陽会

2016年1月25日　第1版第1刷発行
2023年2月10日　第2版第1刷発行

ISBN 978-4-86749-010-5　　Ⓒ H.Watanabe
●ショメイ：シンテイバンズカイワンポイントカイボウガクダイニハン
乱丁本、落丁本はお取り替えします。